Markser ■ Bär

Seelische Gesundheit im Leistungssport

Valentin Z. Markser ■ Karl-Jürgen Bär

Seelische Gesundheit im Leistungssport

Grundlagen und Praxis der Sportpsychiatrie

Schattauer

Dr. med., M.A. phil. Valentin Z. Markser
Institut für Sportpsychiatrie
Cleverstraße 32a
50668 Köln
valentin.z.markser@netcologne.de

Prof. Dr. med. Karl Jürgen Bär
Klinik für Psychiatrie und Psychotherapie
Universitätsklinikum Jena
Philosophenweg 3
07743 Jena
karl-juergen.baer@med.uni-jena.de

Bibliografische Information der Deutschen Nationalbibliothek
Die Deutsche Nationalbibliothek verzeichnet diese Publikation in der Deutschen Nationalbibliografie; detaillierte bibliografische Daten sind im Internet über http://dnb.d-nb.de abrufbar.

Besonderer Hinweis
Die Medizin unterliegt einem fortwährenden Entwicklungsprozess, sodass alle Angaben, insbesondere zu diagnostischen und therapeutischen Verfahren, immer nur dem Wissensstand zum Zeitpunkt der Drucklegung des Buches entsprechen können. Hinsichtlich der angegebenen Empfehlungen zur Therapie und der Auswahl sowie Dosierung von Medikamenten wurde die größtmögliche Sorgfalt beachtet. Gleichwohl werden die Benutzer aufgefordert, die Beipackzettel und Fachinformationen der Hersteller zur Kontrolle heranzuziehen und im Zweifelsfall einen Spezialisten zu konsultieren. Fragliche Unstimmigkeiten sollten bitte im allgemeinen Interesse dem Verlag mitgeteilt werden. Der Benutzer selbst bleibt verantwortlich für jede diagnostische oder therapeutische Applikation, Medikation und Dosierung.
In diesem Buch sind eingetragene Warenzeichen (geschützte Warennamen) nicht besonders kenntlich gemacht. Es kann also aus dem Fehlen eines entsprechenden Hinweises nicht geschlossen werden, dass es sich um einen freien Warennamen handelt.

Schattauer
www.schattauer.de

Printed in Germany
Cover: Bettina Herrmann, Stuttgart
unter Verwendung eines Fotos von © Adobe Stock/Christophe Schmid
Gesetzt von Kösel Media GmbH, Krugzell
Gedruckt und gebunden von Friedrich Pustet GmbH & Co. KG, Regensburg
Lektorat: Dipl.-Psych. Mihrican Özdem
Projektmanagement: Dr. Nadja Urbani
ISBN 978-3-608-43206-0

Auch als E-Book erhältlich

Vorwort

»Der Mensch ist nur dort ganz Mensch, wo er spielt«
(Friedrich Schiller)

Über die seelische Gesundheit im Leistungssport wird in den öffentlichen Medien selten berichtet. Unterbrochen wird dieses Desinteresse durch sensationsträchtige Dopingfälle, Gehirnverletzungen, Suchtprobleme oder Suizide der bekannten Sportler. Im Laufe der Vorbereitung zu diesem Buch haben wir uns viele Gedanken darüber gemacht, wie man das Thema am besten darstellt. Wir wollten vermeiden, in die Reihe der sensationsfreudigen Berichterstatter aufgenommen zu werden, die bei jedem Scheitern und persönlichen Katastrophen von Sportlern die Medien dominieren, aber den alltäglichen unspektakulären Belastungen und Sorgen der Sportler keine Aufmerksamkeit widmen.

Unser Ziel ist es vielmehr, die im Leistungssport immer größer werdenden seelischen Belastungen zu beschreiben. Die Vorträge mit dem Titel »Was wir von den Leistungssportlern lernen können« erfreuen sich, besonders in den Wirtschaftskreisen, zunehmender Beliebtheit. Wir wollen die Vortragsreihen durch die Frage »Was wir über die Sportler wissen sollten« ergänzen. Dabei wollen wir nicht über die geheimen verdrängten Schattenseiten des Sports schreiben, sondern unseren Teil zur Aufklärung über die seelische Gesundheit in diesem Bereich beitragen. Mit unserer Arbeit wollen wir mithelfen, die seelische Gesundheit der Athleten über die Karriere hinaus zu verbessern und die Faszination des Sports zu erhalten. Das fortgesetzte Schweigen über das Thema schadet den Athleten und letztlich dem gesamten Leistungssport.

Die deutsche Olympiamannschaft ist bei den Olympischen Winterspielen in Südkorea im Februar 2018 von vielen Sportmedizinern, Sportwissenschaftlern, Physiotherapeuten, Sportpsychologen und auch von katholischen und evangelischen Seelsorgern betreut worden. Bereits seit 1972 sind sie dem deutschen Olympiateam zugehörig. Wir sind überzeugt, dass sie alle eine hervorragende und wichtige Arbeit für die Athleten leisten. Aber wir sind auch der Meinung, dass es Zeit ist, im 21. Jahrhundert für die seelische Gesundheit der Athleten und Trainer nicht nur zu beten, sondern mit Hilfe einer medizinischen wissenschaftlichen Disziplin aktiv dafür zu sorgen.

Die seelischen Belastungen sind, genau wie die körperlichen Beanspruchungen, ein fester Bestandteil des Leistungssports geworden. Psychische Störungen sind nicht nur Einzelschicksale, sondern werden durch die oft täglichen massiven sportspezifischen Belastungen mit verursacht. Die sportlichen Erfolge tragen dazu bei, die Gefahren für die seelische Gesundheit zu verdecken.

Trotz der anhaltenden gesellschaftspolitischen Bedeutung, des riesigen öffentlichen Interesses und der immer stärker werdenden Wirtschaftskraft des Sports gibt es überraschend wenig wissenschaftliche Studien zu diesem Thema. Als wir uns entschieden haben, dieses Buch zu schreiben, waren wir uns der schwierigen Aufgabe bewusst. Wir sollten über etwas schreiben, was es gar nicht geben soll, und eine medizinische Disziplin vorstellen, die angeblich nicht gebraucht wird. Wir wussten von den Sportlern, dass die seelischen Belastungen ein fester Bestandteil des Leistungssports sind und dass eine wissenschaftliche Disziplin für die seelische Gesundheit im Leistungssport dringend gebraucht wird. Wir haben uns schließlich für das Buch entschieden, um die Diskussion über das Thema in der Öffentlichkeit anzuregen und der Forschung auf dem Gebiet neue Impulse zu geben.

Die Tatsache, dass Sportpsychiatrie als medizinische Disziplin mit organisierter Ausbildung erst am Anfang ihrer Entwicklung steht, war für uns ein Grund mehr, das Buch zu schreiben. Der Aufbau der Sportpsychiatrie mit ausreichenden ambulanten und stationären Versorgungsstrukturen wird vermutlich genauso viel Zeit in Anspruch nehmen wie die Aufklärung über die seelische Gesundheit, wie der Abbau der Stigmatisierung von psychischen Störungen und die Übernahme von Selbstverantwortung der Sportler in diesem Bereich. Zudem sind wir davon überzeugt, dass wir eine eigene medizinische Disziplin mit dem Schwerpunkt für die seelische Gesundheit im Leistungssport brauchen. Ähnlich wie sich Sportmediziner, Sportorthopäden, Sportwissenschaftler und Physiotherapeuten um die körperliche Gesundheit bemühen, brauchen wir Sportpsychiatrie, die gemeinsam mit den Sportpsychologen, Mentaltrainern, Karriereberatern und Coaches um den Erhalt der seelischen Gesundheit zum Ziel hat.

Psychiatrie und Psychologie werden auch außerhalb des Sportbereichs oft verwechselt und kaum voneinander unterschieden. Sportpsychologen und sportpsychologische Experten haben ein psychologisches oder sportwissenschaftliches Studium und anschließend eine sportpsychologische Weiterbildung absolviert. Sportpsychiater haben Medizin studiert, eine Facharztausbildung absolviert und eine sportpsychiatrische Weiterbildung gemacht. Angewandte Sportpsychologie nutzt, nach Definition der Arbeitsgemeinschaft für Sportpsychologie, wissenschaftlich fundierte Methoden, um die psychischen Leistungsvoraussetzungen von Athleten und Trainern nachhaltig zu optimieren. Dabei stützen sie sich auf die physische und psychische Gesundheit als Grundlage für jede positive nachhaltige Leistungsentwicklung. Darüber hinaus beschäftigt sich die Sportpsychiatrie mit der Erhaltung der seelischen Gesundheit bei Sportlern und Trainern, trägt langfristig zur Leistungsoptimierung bei und unterstützt dadurch die Arbeit der Sportpsychologen und der Mentaltrainer.

Wir sind überzeugt, dass es aufgrund der allgemeinmedizinischen, psychiatrischen, neurologischen, psychosomatischen und psychotherapeutischen Grundausbildung keiner anderen wissenschaftlichen Disziplin besser gelingen kann, dieser Aufgabe gerecht zu werden. Allerdings brauchen wir dazu neben der allgemeinpsychiatrischen auch eine sportpsychiatrische Zusatzqualifikation, um die sportspezifischen Bedingungen und seelischen Belastungen besser zu erkennen und die seelische Gesundheit über die Karriere hinaus erhalten zu helfen.

Wir haben uns bemüht, das Buch so zu schreiben, dass es auch für die interessierten Leser ohne medizinische Vorbildung weitgehend verständlich ist. Neben den im Sportbereich tätigen Berufsgruppen und Beschäftigten sind es vor allem die Sportlerinnen und Sportler selbst, die wir mit dem Buch für das Thema der seelischen Gesundheit gewinnen wollen. Aus Angst, als unwissenschaftlich zu gelten, scheuen Fachleute oft einfache und allgemeinverständliche Darstellungen. Wir meinen aber, dass die allgemeinverständliche Sprache und Einzelfalldarstellungen dazu bestens geeignet sind, das Thema dem sportinteressierten Publikum näherzubringen und zur Diskussion, Vertiefung und Erforschung anzuregen. Am Ende jedes Kapitels haben wir die Literaturstellen zur Vertiefung und zum Nachschlagen aufgeführt. Wir halten es für wichtig, auch Aussagen der Sportler in Interviews der öffentlichen Medien als wichtiges Material zum Thema aufzunehmen.

Des Weiteren denken wir, dass die Sportler ermuntert werden können, mehr Verantwortung für die Erhaltung der seelischen Gesundheit zu übernehmen. Dies wird nur gelingen, wenn sie mehr über die Risiken für die seelische Gesundheit im Leistungssport wissen. Vielleicht ist die Aufklärung darüber der wichtigste Grund und ein Beitrag, den wir mit diesem Buch leisten können.

Wir hätten gern beim Schreiben eine echte geschlechtergerechte Sprache gewählt. Es ist uns ein großes Anliegen, auch die Sportlerinnen im Leistungssport anzusprechen. Oriana Fallaci (1979, S. 14) stellte einmal fest, dass Gott ebenso gut eine Frau sein könnte und »dass die Sünde nicht an dem Tag entstand, als Eva einen Apfel pflückte: an dem Tag wurde eine wunderbare Tugend geboren, die Ungehorsam heißt.« Wohlwissend aber, dass wir eine Sprachtradition und -verirrung in diesem Buch nicht werden korrigieren können, kommen wir nicht umhin, die übliche männliche Anrede zu benutzen und ausdrücklich darauf hinzuweisen, dass Frauen mitgemeint sind. Wir werden jedoch wo immer möglich neutrale Begriffe verwenden. Vielleicht gelingt es uns im Rahmen einer möglichen Neuauflage, diese in einer aufgeklärteren Sprache herauszugeben.

Das Buch könnte zudem allen sportinteressierten Psychiatern als Anregung dienen, Sportpsychiatrie als medizinische Disziplin für die seelische Gesundheit im Leistungssport weiterzuentwickeln. Aufgrund der sportspezifischen Besonderheiten reichen die allgemeinpsychiatrischen Kenntnisse nicht aus, um eine angemessene Diagnostik, Behandlung und Prävention in diesem Bereich gewährleisten zu können. Deshalb würden wir uns freuen, wenn das Buch auch als Ausgangspunkt einer systematischen und qualifizierten Ausbildung in der Sportpsychiatrie dienen könnte.

Und zuletzt ist es uns ein großes Anliegen, mit diesem Buch den zweiten Themenkreis eines neuen wissenschaftlichen Gebiets der Sportpsychiatrie vorstellen zu können. Mit dem bereits bei Schattauer erschienenen Buch »Sport- und Bewegungstherapie bei seelischen Erkrankungen« stellen wir mit dem Band »Seelische Gesundheit im Leistungssport« das gesamte Behandlungs- und Forschungsgebiet dieses jungen und sich entwickelnden medizinischen Schwerpunktes dar.

Damit sei auch schon angedeutet, dass wir dieses Buch nicht als Endpunkt, sondern als Beginn einer langen Entwicklung sehen. Wir würden uns besonders freuen, wenn wir von den Sportlern selbst Kritik, Anregungen und Erfahrungsberichte erhielten, um unseren Blick zu erweitern und das Thema voranzubringen.

Die Welt verändert sich durch den technischen Fortschritt und die Globalisierung immer schneller. Und die Sportwelt auch. Viele alte Strukturen müssen angepasst werden. Auf die rasanten Entwicklungen im Leistungssport brauchen wir neue Antworten. Sportpsychiatrie ist aus unserer Sicht eine davon.

Unser Dank

Unser Dank gilt vor allem den vielen Sportlern und Trainern, mit denen wir gearbeitet haben und ohne die das Buch nicht hätte entstehen können. Außerdem und ganz besonders gilt er Frau Helen Nothnagel, die uns mit großem Engagement, Wissen und Übersicht geholfen hat, das Buch in der jetzigen Form entstehen zu lassen. Danken wollen wir auch Frau Karla Butz für ihre aufopfernde Unterstützung. Unseren Kollegen Petr Günsberg, Alexander Cherdron, Werner Pohlmann und Anna Markser danken wir für Anregungen und kritische Einwände. Besonderer Dank gilt auch Dr. Peter Kästner und seiner Frau, Dr. Rosemarie Kästner, für ihre Unterstützung.

Besonderer Dank gilt weiter den Kolleginnen und Kollegen aus dem Referat für Sportpsychiatrie bei der Deutschen Gesellschaft für Psychiatrie und Psychotherapie, Psychosomatik und Nervenheilkunde (DGPPN) für anregende Diskussionen und allen sportmedizinischen und sportpsychologischen Kolleginnen und Kollegen, die uns mit ihren Erfahrungen geholfen haben, das Buch zu schreiben.

Inhalt

1 Seelische Gesundheit und mentale Stärke im Leistungssport

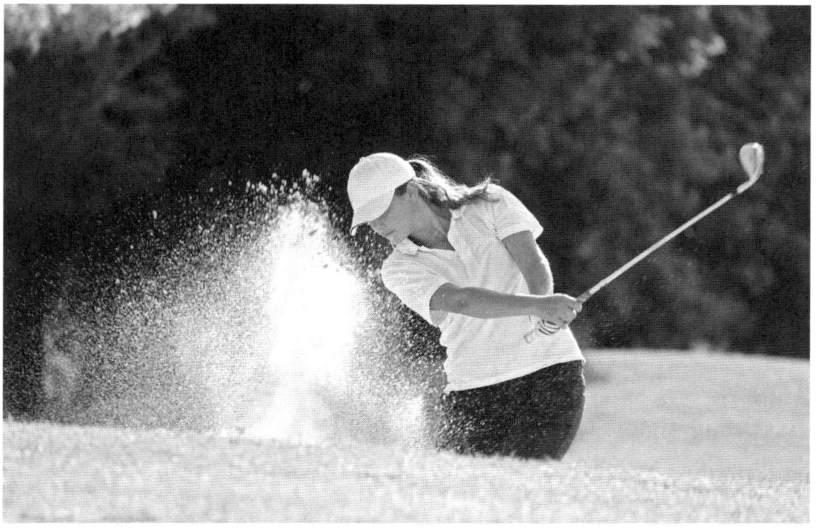

»Im Sport sind 90 Prozent mental, der Rest ist Kopfsache.«
(Robert Harting, 2016)

Die Bedeutung des Sports

Es gibt viele Versuche, den Sport zu definieren und die Faszination des Sports zu verstehen. Zwei wesentliche Elemente, die dabei häufig genannt werden, sind die Bewegung und die Beziehung des Sportlers zu seinem Körper. So verstanden, beginnt der Leistungssport schon in der frühesten Kindheit. Mit einem enormen Bewegungsdrang, der Freude am eigenen Körper und den sich weiterentwickelnden körperlichen Fähigkeiten entdecken Kleinkinder sich selbst und die Welt. Die unermüdlichen Trainingsversuche, einen Gegenstand zu greifen und ihn zu schleudern oder die Wege schneller zu laufen, die Enttäuschungen beim Misslingen und der innere Kampf gegen den Wunsch aufzugeben, werden nach Daniel Begel, einer der Autoren des ersten Buches der Sportpsychiatrie aus dem Jahre 2000, von den Leistungssportlern später wiederholt und systematisch weiterentwickelt. Dabei versuchen die Kleinkinder, ihre Eltern und Bezugspersonen zu beeindrucken und diese dazu zu bewegen, ihre körperlichen Anstrengungen zu kommentieren. Die Eltern werden somit nicht nur zu den ersten Zuschauern und Fans, sondern auch zu leidenschaftlichen Trainern und oft unerbittlichen

Schiedsrichtern. Die gesamte Laufbahn eines Leistungssportlers mit täglichen Trainingseinheiten und regelmäßigen Wettkämpfen kann sozusagen als Zeitraffer der persönlichen Entwicklungsgeschichte angesehen werden. Als Zuschauer identifizieren wir uns mit den Sportlern und werden durch sie an unsere eigenen kindlichen Versuche und Anstrengungen als »Leistungssportler« erinnert.

Zudem stellt Sport seit Jahrhunderten eine willkommene Ablenkung von der täglichen mühsamen Arbeit und den Auseinandersetzungen mit der oft unbequemen Wirklichkeit dar. Ein Teil der großen Faszination des Leistungssports kann auch heute dadurch besser verstanden werden.

Der Mensch kann sich im Spiel frei fühlen und seinen Fantasien nach seinen Regeln freien Lauf lassen. Wer erinnert sich nicht gern an die eigene Kindheit und die weltvergessenen Spiele mit den imaginären Objekten. Der Philosoph Herbert Marcuse (1977, S. 16) erkannte die Faszination des spielenden Menschen: »In einem einzigen Ballwurf des Spielenden liegt ein unendlich größerer Triumph der Freiheit des Menschenwesens über die Gegenständlichkeit als in der gewaltigsten Leistung der technischer Arbeit.« Im heutigen Leistungssport ist das Spielerische zwar ein wesentlicher Bestandteil der werbepsychologischen Vermarktungsstrategien, aber im Alltag der Athleten ist das Spiel immer weniger frei und immer mehr Arbeit.

In den gesellschaftskritischen Theorien wird eine weitere Erklärung für die staatliche Unterstützung der Verbreitung des Leistungssports diskutiert. Unter dem Slogan »Brot und Spiele« (panem et circenses) verstand der Satiriker Juvenal schon im ersten Jahrhundert unserer Zeitrechnung die politische Strategie der römischen Kaiser gegenüber dem Volk. Um Unruhen zu verhindern und von politischen sowie wirtschaftlichen Problemen abzulenken, wurde nicht nur Getreide ausgegeben, sondern auch die kostenlosen Zirkus- und Gladiatorenspiele angeboten.

In seiner Autobiografie beschreibt Thomas Bernhard (2009, S. 61), warum dem Sport zu allen Zeiten und von allen Regierungen die größte Bedeutung beigemessen wurde: »Wer für den Sport ist, hat die Massen auf seiner Seite, wer für die Kultur ist, hat sie gegen sich.« So verwundert es nicht, dass die wachsenden Angebote an Sportveranstaltungen oft die politischen und sozialen Themen aus der medialen Berichterstattung verdrängen.

Leistungssport – ein Teil der Leistungsgesellschaft

Der Leistungssport ist mittlerweile ein wichtiger Bestandteil unserer Leistungsgesellschaft. Seine politischen und wirtschaftlichen Verflechtungen werden immer komplexer. Die Jagd nach Weltrekorden ist auch Ausdruck des Imperativs der Wirtschaftsordnung in der westlichen Kulturgesellschaft. In der Weigerung, Grenzen zu respektieren, steige nach Richard Shusterman (2008, S. 74) auch die »Nachfrage nach ständig wachsender Stimulation, immer mehr Geschwindigkeit und Information«.

Weltrekorde werden immer schneller erzielt, es wird immer mehr Geld in die trainingswissenschaftliche Forschung investiert, die Siegesprämien und Gehälter der erfolgreichen Sportler brechen immer neue Rekorde, die Wirtschaftskraft der Sportindustrie wächst seit Jahrzehnten, und immer mehr Regierungen übernehmen die Steuerung des systematischen Dopings als nationale Aufgabe. Laut Ahlert (2013) machte die ermittelte sportbezogene Bruttowertschöpfung für das Jahr 2008 3,3 % der gesamtwirtschaftlichen deutschen Bruttowertschöpfung aus, vergleichbar mit dem deutschen Fahrzeugbau. Etwa 6,6 % des gesamten Konsums entfiel auf Sportdienstleistungen, Tendenz steigend. Das Endspiel im American Football Superbowl 2016 wurde in 180 Länder direkt übertragen und von etwa 120 Millionen Menschen verfolgt. 30 Sekunden Werbespot kosteten 5 Millionen Dollar. Im Sportbetrieb kann man schnell und und vor allem sehr viel Geld verdienen. Laut einer Studie des Beratungsunternehmens A. T. Kearney (Knupfer, 2014) wuchs in England der sportbezogene Umsatz zwischen 2009 und 2013 etwa viermal schneller als die Wirtschaftsleitung und 7 % stärker als das Bruttoinlandsprodukt der meisten Länder auf der Welt.

Um die Dimensionen der marktwirtschaftlichen Mechanismen des Sportbetriebs besser zu verstehen, ist es hilfreich, sich die abgeschlossenen Werbeverträge mit den Spielern Michael Jordan, LeBron James, Tiger Woods oder Cristiano Ronaldo anzuschauen. Dem Fußballer Cristiano Ronaldo wurde 2015 in einem Werbevertrag auf Lebenszeit eine Milliarde Dollar zugesichert. Laut der Berechnung des Wirtschaftsmagazin Forbes hat er bereits in einem Jahr nach dem Vertragsabschluss durch Werbepräsenz in den sozialen Medien, wo das Logo im Foto oder Video sichtbar war, dem Unternehmen eine Summe von etwa 500 Millionen Dollar eingespielt. Damit hätte er bereits in einem Jahr die Hälfte der ihm zugesicherten Summe dem Unternehmen zurückgezahlt.

Aber nicht nur die wirtschaftliche und politische Bedeutung des Sports nimmt massiv zu. Gleichzeitig werden sportwissenschaftliche Trainingsmethoden mithilfe der technischen Hilfsmittel weiterentwickelt, und die Techniken der mentalen Wettkampfvorbereitung kommen immer früher und immer effektiver zum Einsatz. Es gibt heute kaum eine ambitionierte Jugendabteilung oder ein Sportinternat von großen Sportvereinen, die ohne Vermittlung mentaler Techniken auskommen, um die Leistung der Kinder und Jugendlichen zu optimieren. Die Folgen für die seelische Gesundheit im Leistungssport sind enorm, denn nicht nur körperliche, sondern auch seelische Belastungen nehmen immer mehr zu. Dies alles bedeutet nicht, dass der Leistungssport an sich gesundheitsschädigend ist. Es drängt uns aber zunehmend zu der Einsicht, dass neben der körperlichen auch die seelische Gesundheit im Leistungssport immer wichtiger wird und deutlich mehr Beachtung verdient.

Gesundheit ist nicht das Ziel des Leistungssports. Auch wenn dies von Werbepsychologen gern verkaufsträchtig behauptet und benutzt wird. Die Gesundheit wird im Leistungssport vielmehr stillschweigend und ungefragt vorausgesetzt. Im Gesundheitssport lernt man die Grenzen der körperlichen und seelischen Belastungen zu erkennen und zu respektieren. Ein entscheidendes Merkmal des Leistungssports ist dagegen der ständige Versuch, die körperlichen und die seelischen Grenzen zu überschreiten.

Die seelische Gesundheit und die seelischen Erkrankungen im Leistungssport wurden bislang wenig beachtet und wissenschaftlich unzureichend untersucht. Die Ursachen hierfür sind vielfältig. Sie können gesucht werden in der Neigung der Zuschauer, Sportler zu idealisieren, in der Neigung der Sportler, die zugeschriebenen idealisierten Rollen bereitwillig anzunehmen, aber auch in den wachsenden wirtschaftlichen Interessen der Vereine und Verbände. Unterstützt wird dieser Umstand durch das im Leistungssport weitverbreitete und von den meisten dort tätigen Berufsgruppen noch immer vertretene Vorurteil, dass es eine Art Selektion gäbe, wonach sich im Leistungssport nur mental und seelisch starke Sportler durchsetzen und es demzufolge auch keine seelischen Erkrankungen im Leistungssport geben kann. Dies erklärt auch den weitgehenden Verzicht auf systematische wissenschaftliche Untersuchungen und das Fehlen der qualifizierten Betreuung auf diesem Gebiet.

Die protektive Wirkung der regelmäßigen körperlichen Aktivität auf die seelische Gesundheit ist mittlerweile wissenschaftlich gut untersucht und belegt. Die Ergebnisse lassen sich jedoch nicht einfach auf den Leistungssport übertragen, bei dem das Ziel nicht die Gesundheit, sondern das Erreichen einer bestimmten sportlichen Leistung ist. Mehr Sport bedeutet eben nicht zwangsläufig einen Zugewinn an körperlicher und auch nicht an seelischer Gesundheit. Immer mehr Studien lassen den Schluss zu, dass die protektive Wirkung des Breitensports durch die anhaltenden seelischen Belastungen im Leistungssport aufgehoben zu sein scheint und die seelischen Störungen bei Leistungssportlern denen der Gesamtbevölkerung entsprechen. Zusätzlich kann man beobachten, dass die seelischen Störungen aufgrund des anhaltenden und massiven Zusammenspiels der körperlichen, psychischen und sozialen Belastungen eine sportspezifische Ausprägung erfahren. Manche Sportarten weisen damit ein erhöhtes Risiko für bestimmte seelische Störungen auf und können durch die üblichen klinischen Klassifikationsinstrumente nur unzureichend oder sehr spät diagnostiziert werden.

Wenn man sich die Berichte mancher spektakulärer Sportwettbewerbe anschaut, bekommt man unweigerlich den Eindruck, dass die seelische Gesundheit im Leistungssport überhaupt kein Thema ist. Der Boxer Arthur Abraham verteidigte im Jahr 2015 seinen IBF-Titel im Mittelgewicht trotz doppelten Kieferbruchs, den er sich in der vierten Runde zugezogen hatte. In den Kommentaren vieler Zeitungen war dies mehr als ein Zeichen der Gesundheit gewertet worden. Arthur Abraham habe sich damit »unsterblich« gemacht. Bei den Olympischen Sommerspielen 2016 in Rio absolvierte der deutsche Turner Andreas Toba, trotz eines Kreuzbandrisses und Schmerzen im Knie, seine Übung am Pauschenpferd und sicherte damit der deutschen Mannschaft die Qualifikation für das Finale. Als »Olympiaheld« habe er damit in den Augen der Öffentlichkeit für einen Moment die Grenzen der körperlichen Leistungsfähigkeit aufgehoben.

Es gibt unzählige ähnliche Beispiele aus der Geschichte des Leistungssports und allen gemeinsam ist die Faszination für die Grenzüberschreitung und das Desinteresse für die seelische Gesundheit der hochgejubelten Sportler. Kaum einer wusste von den Ängsten, mit denen Muhammad Ali kämpfte, während er gleichzeitig Weltmeister im Schwergewicht wurde und später vom Internationalen Olympischen Komitee zum Sportler des Jahrhunderts gewählt wurde.

Die meisten Athleten sind und bleiben gesund und bereichern ihre persönliche Entwicklung durch die im Sportbereich gemachten Erfahrungen. Aber viele haben schon während sie große sportliche Erfolge feiern Schwierigkeiten, ihre seelische Gesundheit im Gleichgewicht zu halten. Die Öffentlichkeit erfährt davon meist nichts oder nur durch unerwartete Krisen, finanzielle Schwierigkeiten oder Suizide der berühmten Sportler. Selten erzählen die Sportler über ihre seelischen Probleme während und nach der sportlichen Laufbahn. Umso bemerkenswerter und bewundernswerter sind die offenen Interviews von den in ihren Disziplinen erfolgreichen Sportlern.

Leistungssportler öffnen sich erst allmählich

Als einer der erfolgreichsten Sportler in der Geschichte der Olympischen Spiele erzählte Michael Phelps auf einem Kongress in Chicago im Januar 2018 über seine seelischen Probleme während seiner Sportkarriere: »Nach jeden Olympischen Spielen denke ich, bin ich in Depressionen verfallen.« Dabei seien die Spiele im Jahr 2012 die schwierigsten gewesen. »Ich wollte diesen Sport nicht mehr ausüben. Ich wollte nicht mehr leben« (CBS, 2018). Er sei sehr geübt in der Abschottung und Verdrängung seiner Probleme, über die er nicht reden wollte und die er auch nicht sehen wollte. Heute sei er dankbar, dass er noch lebe und sich entschlossen habe, eine Behandlung zu beginnen. Gleichzeitig habe er es sich zur Aufgabe gemacht, jungen Athleten davon zu erzählen, wie wichtig es ist, sich schon während der sportlichen Karriere auch um die seelische Gesundheit zu kümmern.

Die mit mehr als achtzig Siegen erfolgreichste Skirennläuferin der Weltcupgeschichte Lindsey Vonn redet offen über ihre Depression und ihre Behandlung. In einem Interview der Zeitschrift Blick (2017) vor den Olympischen Winterspielen in Südkorea bestätigt sie, dass die sportlichen Leistungen und die Behandlung der Depression sich nicht ausschließen müssen. »Ich hoffe, dass ich nach meiner Karriere vielleicht ohne Antidepressiva leben kann. Aber zurzeit wäre das nicht die beste Idee.«

Auch der Footballprofi Josh Gordon von den Cleveland Browns spricht in einem Interview 2017 in Bild.de ausführlich über seine Drogenvergangenheit – die ihn bis ans Ende der körperlichen Belastung brachte: »Ich habe das Teamhotel früh am Morgen verlassen und bin zum Frühstücken nach Hause gegangen. Dort habe ich dann mein kleines Ritual abgehalten. Es gab Marihuana, Alkohol, und dann ging es zum Spiel.«

Auch in Deutschland trauen sich immer mehr Sportler, über ihre seelischen Belastungen zu sprechen. Nach einem beeindruckenden offenen Interview des Fußballspielers Per Mertesacker von Arsenal London berichtet auch der Fußballer von Werder Bremen Robert Bauer über seine Erfahrungen: »Das geht dem Großteil der Profis so, meiner Meinung nach. Aber das sieht man den Spielern meist nicht an. Man gibt sich selbstbewusst, doch innen sieht es anders aus« (MOZ.de, 2018).

Der ehemalige Fußballbundesliga- und Nationalspieler Uli Borowka beschreibt in seinem Buch von 2012, dass er trotz regelmäßigen und erheblichen Alkoholkonsums lange Zeit in der Lage war zu trainieren und zu spielen. Wenn die Leistung stimmt und man in der Mannschaft gebraucht wird, wird man aufgestellt. So kann es passieren, dass man noch lange Zeit sportlich sehr erfolgreich ist und sich trotzdem schon in einem behandlungsbedürftigen seelischen Zustand befindet.

Derzeit reagieren wir nur kurzzeitig und oft überschießend auf unerwartete Ereignisse. Meistens sind es das Bekanntwerden von Dopingfällen, massiven Essstörungen, depressiven Erschöpfungszuständen oder nicht mehr zu leugnendem Suchtverhalten eines Sportlers. Dabei wird in der Regel das Leiden als ein individuelles Schicksal des einzelnen Athleten angesehen, und es wird geglaubt, dass eine schnelle professionelle Hilfe genügt. Die Fragen nach den qualifizierten Maßnahmen zur Erhaltung der seelischen Gesundheit im System Leistungssport werden dabei nicht diskutiert. Obwohl eine breite sportinteressierte Öffentlichkeit die zunehmenden körperlichen und seelischen Belastungen für die Sportler bejaht, wird die gesamtmedizinische Versorgung der Sportler den wachsenden Herausforderungen und deren Auswirkungen auf die seelische Gesundheit nicht genügend angepasst. Die seelische Gesundheit von Sportlern im Leistungssport zu erhalten bedarf einer Veränderung aufseiten des gesamten medizinischen Betreuungssystems. Eine aufgeklärte und selbstverantwortliche Haltung der seelischen Gesundheit im Leistungssport gegenüber würde womöglich in manchen Sportarten auch zur Anpassung von Spielregeln, Sportkleidung und Spielgeräten führen. Dadurch würden vermutlich auch manche lieb gewonnenen Gewohnheiten der Zuschauer sich ändern müssen, was nicht zwangsläufig einen Schaden für den Sport bedeuten müsste. Durch die sich daraus ergebende Notwendigkeit, die kreativen und technischen Fähigkeiten mehr zu trainieren, könnte die Attraktivität für die Zuschauer sogar noch gesteigert werden.

Die Persönlichkeit der Sportler

Die Athleten, die eine herausragende mentale Stärke und Wettkampfpersönlichkeit aufweisen, zeichnen sich meist durch die Eigenschaften Willensstärke, Durchhaltevermögen, Konzentrationsfähigkeit, Selbstdisziplin und Selbstmotivation aus. Viele Sportler sind offenbar in der Lage, im Wettkampf extreme mentale Stärke zu zeigen und ungeachtet dessen, unbemerkt an seelischen Problemen oder sogar behandlungsbedürftigen seelischen Störungen zu leiden. Mentale Stärke ist eben nicht gleichbedeutend mit seelischer Gesundheit. Die beste Erklärung für diese Beobachtung, die wir gefunden haben, lieferte der amerikanische Sportpsychologe James E. Loehr. In seinem 2010 veröffentlichten Buch unterscheidet er zwischen einer Wettkampfpersönlichkeit und einer Gesamtpersönlichkeit (S. 3): »Gute Sportler sind gute Schauspieler. Sie haben, wie gute Darsteller auch, gelernt, chemische Abläufe in ihrem Körper in die erwünschte Richtung zu lenken. Für einen Wettkämpfer schreibt das Drehbuch allerdings immer das Gleiche vor: den idealen Leistungszustand. Erfolgreiche Athleten haben gelernt, Gefühle von Zuversicht, Energie, Gelassenheit, Freude und Herausforderung aufleben zu lassen – egal, wie sie sich wirklich fühlen.«

Die US-Turnerin und vierfache Goldmedaillengewinnerin Simone Biles bestätigt diese Einschätzung in einem Interview 2018: »Ich glaube, wir können sehr gut verdrängen. Wir möchten nicht, dass es jemand bemerkt und wir wollen auch nicht darüber nachdenken. Wir möchten mit ganzem Herzen unseren Wettkampf machen und unser Land vertreten« (Schültke, 2018).

Die mentalen Fähigkeiten bringen die Sportler mit oder lernen sie mithilfe der mentalen und sportpsychologischen Techniken. Bereits das Autogene Training basiert darauf, dass der Entspannungszustand die vegetativen körperlichen Reaktionen beeinflussen und beruhigen kann. Genauso funktioniert das mentale Training: Mithilfe der gezielten Vorstellungen wird versucht, die für den Wettkampf notwendigen emotionalen, mentalen und körperlichen Zustände zu erzeugen. Die Forschungsergebnisse bestätigen, dass die physiologischen Veränderungen gleiche neurobiologische Muster bedienen, unabhängig davon, ob die Emotionen echt sind oder gezielt erzeugt wurden. Dem Gehirn ist es sozusagen egal, wie die Emotionen entstanden sind. Diese Fähigkeiten zeichnen die Sieger und die Champions aus. Sie können sich im Wettkampf konzentrieren und sich in den besten körperlichen Leistungszustand versetzen, unabhängig davon, wie es ihnen wirklich geht und was sie gerade privat bewegt. Aufgrund der extremen und einseitigen Konzentration auf das Training der mentalen Fähigkeiten, ohne die im heutigen Leistungssport kein Erfolg möglich ist, kommt es fast unweigerlich zur Gefahr, dass der Sportler seine Gesamtpersönlichkeit vernachlässigt. Wenn man als erfolgreicher Sportler fast nur noch Wettkampfsituationen kennt, gebraucht man zwangsläufig viele andere seelische Fähigkeiten und Seiten der Gesamtpersönlichkeit nicht und trainiert diese auch nicht entsprechend. Die spezifischen Lebensumstände im Leistungssport mit einer wachsenden Anzahl an Wettkampfterminen und steigender Traningsintensität sowie wachsender Konkurrenz zwingen die Sportler, sich über Jahrzehnte fast ausschließlich auf den Sport zu konzentrieren. Dadurch verringern sich unweigerlich auch Möglichkeiten, außerhalb des Sportbetriebs notwendige neue soziale und emotionale Erfahrungen zu machen. Es entwickelt sich oft eine immer größer werdende Gefahr, dass wichtige Gefühle, Bedürfnisse und Wertvorstellungen vernachlässigt werden. Ein sehr erfolgreicher Sportler fasste diesen Zustand in einer der Therapiesitzungen treffend zusammen: »Außer Sport kann ich nichts und ohne Sport bin ich nichts.« Je erfolgreicher ein Sportler ist, umso größer ist die Gefahr, von wichtigen sozialen Erfahrungen ausgeschlossen zu werden. Die massiven seelischen Belastungen bestehen in den wiederholten und in diesem Ausmaß im Alltag kaum vorkommenden Ängsten vor Versagen und Verletzungen und schnell wechselnden Reaktionen auf emotional intensive Erlebnisse. Die sportspezifischen Lebensumstände und seelischen Reaktionen darauf beeinflussen und prägen im Laufe der Karriere die Persönlichkeit.

Um eine Chance auf einen späteren Erfolg zu haben, müssen Leistungssportler mit dem intensiven und systematischen Training schon früh beginnen, in einer Zeit, in der die gesamtseelische Entwicklung häufig nicht Schritt halten kann. Insbesondere in den ästhetischen Sportarten fällt die trainingsintensivste Zeit, aufgrund der disziplinspezifisch vorteilhaften Körperproportionen in die entwicklungsempfindliche Periode zwischen Kindheit und Erwachsenwerden.

Auf Pressekonferenzen erscheinen dann junge Sportler, die für ihre körperlichen Leistungen bewundert werden. Viele von diesen hatten aber aufgrund des intensiven Trainingsprogramms kaum Zeit, ihre seelische Entwicklung der körperlichen anzupassen. Daniel Begel nennt diese Form von Frühreife in einem Aufsatz von 1992 »schiefe Entwicklung«. Damit ist vor allem eine oft einseitige und isolierte Ausbildung der für den Wettkampf notwendigen psychischen Fähigkeiten und Persönlichkeitsmerkmale der Athleten gemeint. Diese werden wie die körperlichen Fähigkeiten im Leistungssport gefordert, bewundert und gut bezahlt. Vernachlässigt werden dabei oft die psychischen und sozialen Fähigkeiten, die für das Leben neben und nach dem Sport ebenfalls wichtig sind.

Den Sportlern mit ausreichend liebevollen und verlässlichen emotionalen und sozialen Erfahrungen aus der Kindheit und Jugend gelingt es dennoch, sportlichen Erfolg zu haben und die Entwicklung ihrer Gesamtpersönlichkeit nicht zu vernachlässigen. Viele andere Athleten scheitern aber aus verschiedenen Gründen an dieser schwierigen Aufgabe. Vor allem diejenigen jungen hochtalentierten Athleten, die ungünstige lebensgeschichtliche Erfahrungen in der Ursprungsfamilie gemacht haben, haben es schwer, mit den Risiken im Leistungssport umzugehen. Dann ist das körperliche Talent oft eine Chance, Selbstvertrauen aufzubauen und Bestätigung zu erfahren, die bislang versagt geblieben waren. Dadurch steigt aber auch die Versuchung, alles auf eine Karte zu setzen und in Krisensituationen unvorbereitet und gefährdeter zu bleiben.

Eine neue Disziplin für die seelische Gesundheit

Bis heute wird im Leistungssport vonseiten der Medien, der Trainer und vor allem von den Sportlern selbst nicht deutlich zwischen mentaler Stärke und seelischer Gesundheit unterschieden. Die Weiterentwicklungen im Leistungssport und die zunehmenden seelischen Belastungen und Risiken aber erfordern neue Antworten auf die neuen Herausforderungen. Eine medizinische Disziplin für seelische Gesundheit im Leistungssport könnte die Arbeit der Sportpsychologen, Mentaltrainer und Karriereberater sinnvoll ergänzen und dazu beitragen, die Wettkampfpersönlichkeit im Einklang mit der seelischen Gesundheit zu entwickeln.

Aus der Arbeit mit den Sportlern und aus eigenen Erfahrungen im Sportbereich kennen wir zahlreiche Fälle, in denen die Athleten aufgrund ihrer überragenden körperlichen Talente und mentalen Fähigkeiten in der Lage waren, die gesamte Laufbahn herausragende sportliche Leistungen zu erbringen, Weltmeister wurden und an Olympischen Spielen erfolgreich teilnehmen konnten, obwohl sie mit Ängsten und anderen seelischen Beschwerden zu kämpfen hatten. Nicht wenige scheitern jedoch auch an diesen Herausforderungen.

Derzeit werden verschiedene Methoden der Entspannung, der Stressreduktion, der sogenannten Burn-out-Prävention oder der Früherkennung des Übertrainingssyndroms vereinzelt und isoliert angeboten. Man könnte solche Hilfemaßnahmen jedoch viel effektiver anwenden, wenn sie in ein Versorgungssystem für die seelische Gesundheit eingebettet wären. Solange es keine seelischen Störungen im Leistungssport geben darf und solange die mentale Stärke mit der seelischen Gesundheit gleichgesetzt wird, wird es keine grundsätzliche Änderung der gesamtmedizinischen Versorgung geben. Viele Sportler werden weiterhin ihre sportlichen Höchstleitungen in den Wettkämpfen vollbringen und nach den Wettkämpfen isoliert und mit ihren seelischen Problemen allein bleiben. Auch wenn nach der Karriere Vorträge über die mentale Stärke gehalten werden, ändert das nichts an der oft ausweglosen Lage der vielen erfolgreichen, aber im Verborgenen seelisch stark belasteten Athleten. Im Leistungssport werden nicht nur Schmerzen, sondern auch die eigenen Grenzen und seelischen Belastungen verleugnet.

Wir sind überzeugt, dass es kein Widerspruch ist, sportliche Höchstleistungen zu erbringen, die Attraktivität und Faszination für den Leistungssport zu erhalten und seelisch gesund zu bleiben. Trotz aller unterschiedlichen gesellschaftlichen und berufspolitischen Interessen bleibt am Ende die Frage entscheidend, wie wir den Sportlern helfen können, besser mit den Risiken für die seelische Gesundheit umzugehen und gleichzeitig im Leistungssport bestehen zu können. Aber dafür ist ein Bewusstsein für die Risiken, Aufklärung und das eigenverantwortliche aktive Eintreten der Sportler für die Prävention und Erhaltung der seelischen Gesundheit unerlässlich.

Literatur

Achilles, M, Pfeiffer, C (2016). Hertha will Mental-Trainer verpflichten. Markus Flemming soll die Psyche der Spieler stärken. Bild.de vom 15. 1. 2016. Abgerufen von https://www.bild.de/sport/fussball/hertha-bsc/will-mental-trainer-verpflichten-44152788.bild.html

Ahlert, G (2013). Die wirtschaftliche Bedeutung des Sports in Deutschland. Osnabrück: Gesellschaft für Wirtschaftliche Strukturforschung (Hrsg.).

Bild.de (8. 11. 2017). NFL-Star gesteht! »Marihuana, Alkohol – dann ging es zum Spiel«. Interview mit Josh Gordon. Abgerufen von https://www.bild.de/sport/american-football/nfl/marihuana-gestaendnis-von-nfl-star-53787166.bild.html

Begel, D (1992). An overview of sport psychiatry. American Journal of Psychiatry, 149: 606 – 614.

Begel, D, Burton, RW (Hrsg.). (2000). Sport Psychiatry: Theory and Practice. New York: W. W. Norton.

Bernhard, T (2009). Die Autobiographie. Wien: Residenz.

Blick (4. 1. 2017). Vonn muss täglich Antidepressiva nehmen. Interview mit Lindsey Vonn. Abgerufen von https://www.blick.ch/sport/ski/vonn-muss-taeglich-antidepressiva-nehmen-ohne-medikamente-zu-leben-waere-nicht-die-beste-idee-id4424359.html

Borowka, U (2012). Volle Pulle. Mein Doppelleben als Fußballprofi und Alkoholiker. Edel Books.

Knupfer, G (2014). Kapital. Das lukrative Geschäft mit dem Sport, Artikel in Bilanz vom 6. 11. 2014, Aberufen von https://www.bilanz.ch/management/das-lukrative-geschaeft-mit-dem-sport-396166

Loehr, EJ (2010). Die neue mentale Stärke. München: BLV Verlagsgesellschaft.

Marcuse, H (1977). Kultur und Gesellschaft. Berlin: Suhrkamp.

MOZ.de (8. 4. 2018). Werderaner Bauer: »Dieser Druck kann einen kaputt machen«. Interview mit Robert Bauer. Abgerufen von https://www.moz.de/sport/sport/artikel-ansicht/dg/0/1/1649665/
CBSnews.com (17. 1. 2018). Micahel Phelps: Helping others with depression »light years better«

than Olympic gold. Aberufgen von https://www.cbsnews.com/news/michael-phelps-helping-others-with-depression-light-years-better-than-olympic-gold/

Schültke, A (31. 1. 2018). Sexueller Missbrauch. Turnerin Biles gibt erstes Interview. Interview mit Simone Bilkes. Deutschlandfunk. Abgerufen von https://www.deutschlandfunk.de/sexueller-missbrauch-turnerin-biles-gibt-erstes-interview.890.de.html?dram:article_id=409696

Shusterman, R (2008). Körper-Bewusstsein. Berlin: Felix Meiner.

2 Neurobiologische und neuroanatomische Grundlagen

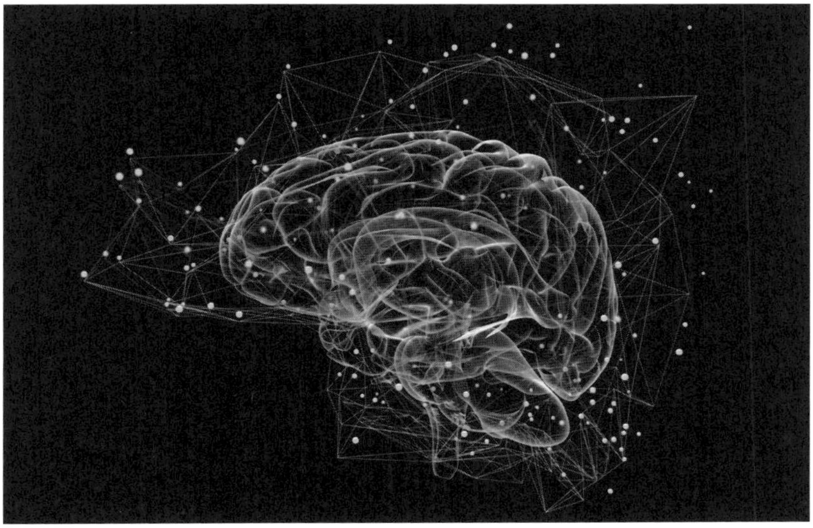

Der Satz »Mens sana in corpore sano« wird üblicherweise mit »ein gesunder Geist in einem gesunden Körper« übersetzt. Obwohl dieser Spruch beim römischen Dichter Juvenal eine andere Bedeutung besaß, wird heute damit eine enge Wechselwirkung zwischen Körper, Geist und Seele verstanden und eine gegenseitige Beeinflussung von Körper und Seele unterstrichen.

Der Forschungsstand zum Einfluss körperlicher Aktivität auf das zentrale Nervensystem hat sich in den letzten Jahren stetig erweitert. Eindeutig ist, dass das Gehirn auf physische Belastungen vielfältig reagiert und dass regelmäßige körperliche Aktivität je nach Art, Dauer und Intensität der Belastung zahlreiche Anpassungen auf neuronaler Ebene zur Folge hat. Durch regelmäßige Bewegung kann die regionale Gehirndurchblutung und der Gehirnstoffwechsel angeregt werden. Stimulierend wirkt sich das auch auf die Synapsenbildung (Nervenzellverbindungen) im Gehirn aus. Einige Befunde weisen darauf hin, dass regelmäßige körperliche Belastung möglicherweise einen Einfluss auf die Neubildung von Nervenzellen (Neurogenese) hat. Weitere Untersuchungen deuten auch auf den Einfluss von Sport auf Neurotransmitter und Nervenwachstumsstoffe (Neurotrophine, z. B. BDNF = brain-derived neurotrophic factor) hin. Ebenso zeigen Forschungsarbeiten den Einfluss von Laktat (Salze und Ester der Milchsäure) auf das zentrale Nervensystem. Das freudvolle Erleben der körperlichen Belastung zeigt den Zusammenhang zwischen der Verbesserung der Stimmung und Sport. Je nach Intensität der Belastung erfolgt unter anderem auch die Ausschüttung sogenannter Endorphine. Diese haben eine stimmungsaufhellende und schmerzlindernde Wirkung. In Einzelfällen können sogar Flow-Erlebnisse (Zustand gesteigerter Euphorie) auftreten. Regelmäßige körperliche Aktivität stellt zudem eine wichtige und wirksame Maßnahme in der Prävention und Therapie vieler seelischer Erkrankungen dar (Schulz, 2012).

2.1 Gehirnaufbau und Funktionsweise

Das Gehirn stellt das komplizierteste und zweifellos geheimnisvollste Organ des menschlichen Körpers dar. Trotz des großen Interesses und bereits jahrhundertelang anhaltender wissenschaftlicher Untersuchungen beginnen Forscher gerade erst, die komplexen Zusammenhänge zwischen Umwelteinflüssen, psychischem Erleben und neuronalen Gehirnprozessen besser zu verstehen und zu erklären (► Abb. 2-1).

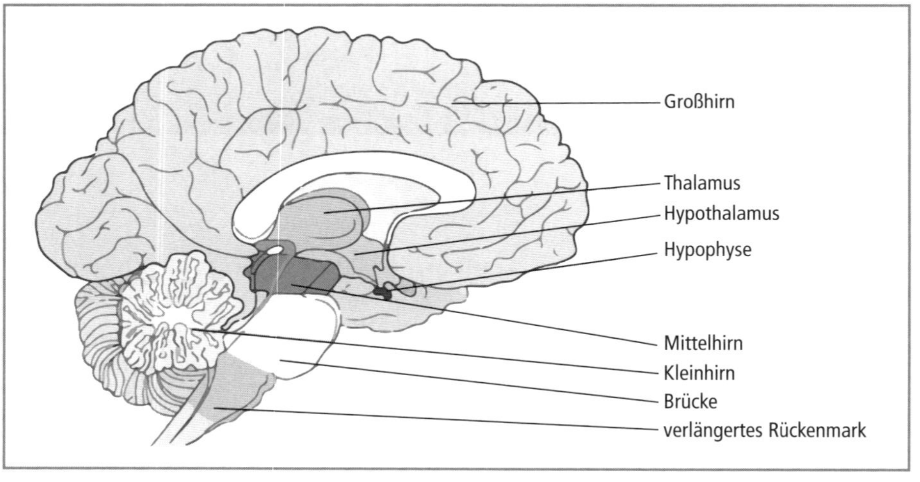

Abb. 2-1 Schematische Darstellung und Gliederung des Gehirns. Modifizert nach Birbaumer & Schmidt (2006)

Gemeinsam mit dem Rückenmark (Medulla spinalis) bildet das Gehirn (Cerebrum) das Zentralnervensystem (ZNS) als das wichtigste Steuerungs- und Regelsystem des Körpers. Vom Rückenmark leiten die motorischen Nerven Signale zu den Muskeln, und die sensorischen Nerven übermitteln sensorische Informationen wie Wahrnehmungen, Berührungen, Körperposition, Schmerz und Temperatur an das Gehirn. Das Gehirn wird von Cerebrospinalflüssigkeit (Liquor) umhüllt, die vor allem der Versorgung des Hirns mit Nährstoffen und dem Schutz vor Verletzungen dient. Das Gehirn lässt sich anatomisch und neurophysiologisch in vier Bereiche einteilen: den Hirnstamm, das Zwischenhirn, das Kleinhirn und das Großhirn (s. Abb. 2-1) (Birbaumer & Schmidt, 2006).

Der Hirnstamm (Truncus cerebri) ist entwicklungsgeschichtlich der älteste Teil des Gehirns und bildet den untersten Gehirnabschnitt. Er übermittelt Informationen vom Rückenmark zum Gehirn und verarbeitet eingehende Sinneseindrücke und ausgehende motorische und vegetative Informationen. Damit fungiert er als sogenannte Schnittstelle oder auch Relaisstation. Neuere Forschungsarbeiten betonen auch die Eigenständigkeit des Hirnstammes. Alle lebenswichtigen Funktionen werden vom Hirnstamm gesteuert. Der Hirnstamm enthält verschiedene, gut abgrenzbare Ansammlungen neuronaler Zellkörper, unter anderem die sogenannten Kerne der Hirnnerven. Diese Kerne enthalten Informationen aus der Haut und der Muskulatur des Kopfes, kontrollieren den motorischen Output zur Muskulatur von Gesicht, Hals und Augen oder übermitteln Informationen bestimmter Sinnesorgane wie Gehör, Gleichgewichtssinn und Geschmack. Der Hirnstamm reguliert über die diffus organisierte Formatio reticularis oder Retikulärformation auch den Wachheits- und Aufmerksamkeitszustand. Verlängertes Mark (Medulla oblongata), Brücke (Pons) und Mittelhirn (Mesencephalon) werden zum Hirnstamm zusammengefasst. Das verlängerte Mark, auch Nachhirn genannt, schließt an das Rückenmark an und umfasst verschiedene Zentren, die für lebenswichtige Funktionen wie Verdauung, Atmung und Kontrolle des Herzschlages bedeutend sind. Die Brücke, über der Medulla gelegen, übermittelt als wichtigste Schaltzentrale der Verbindung zwischen Großhirnrinde und Kleinhirn Informationen über Bewegungen. Das Mittelhirn kontrolliert viele sensorische und motorische Funktionen wie Augenbewegungen. Im Mittelhirn und im Hirnstamm werden wesentliche Neurotransmitter gebildet. Diese Botenstoffe dienen der Interaktion von Zellen und sind an vielen wichtigen Regelkreisen beteiligt. So wird Serotonin im Hirnstamm in den Raphekernen gebildet, Dopamin in der Substancia nigra und im ventralen Tegmentum (VTA) sowie Noradrenalin im Locus coeruleus. Diese Substanzen sind als Informationsbotenstoffe an der Regulation von Gefühlen (Emotionen), Aufmerksamkeit und Gedächtnis oder an der Steuerung des Belohnungssystems maßgeblich beteiligt (Kandel et al., 2011).

Das Zwischenhirn (Diencephalon) befindet sich zwischen dem Großhirn und dem Hirnstamm und besteht aus Thalamus, Hypothalamus, Subthalamus und Epithalamus. Der Thalamus ist das Tor zum Bewusstsein, d.h. Signale, die ihn passieren, werden bewusst wahrgenommen. Sensorische Bahnen, die vom Auge, Ohr und Gleichgewichtsorgan sowie von der Haut und den Muskeln kommen, werden auf Bahnen der Hirnrinde umgelenkt. Die Steuerung der Grobmotorik unterliegt dem Subthalamus. Der Epithalamus beinhaltet die Zirbeldrüse (Epiphyse), die für die Bildung des Hormons Melatonin zuständig ist und somit den Biorhythmus des Organismus mit beeinflusst. Der Hypothalamus ist in die Regulation des autonomen Nervensystems involviert. Dieses besteht in der Peripherie aus dem sympathischen Anteil, welcher für die Stressreaktion wichtig ist, und seinem parasympathischen Gegenspieler, der während der Verdauung, Energiespeicherung oder Entspannung eine wichtige Rolle spielt. Gemeinsam mit der Hypophyse reguliert der Hypothalamus den Hormonhaushalt des Körpers (Hollmann, 2000; Hollmann & Strüder, 2009).

Das Kleinhirn (Cerebellum) befindet sich an der Basis des Schädels unter dem Hinterhauptlappen des Großhirns und dient vor allem der Steuerung, Koordination und Rhythmisierung von Bewegungen. Das Kleinhirn empfängt sensorische Informationen aus der Körperperipherie über die Rückenmarknervenbahnen, motorische Informationen aus der Großhirnrinde und Informationen, die das Gleichgewicht betreffen, aus den Vestibularorganen des Innenohrs. Durch die Verarbeitung all dieser Informationen ist das Kleinhirn in der Lage, die Planung, den zeitlichen Ablauf einer Bewegung sowie das Aktivitätsmuster der Skelettmuskeln zu koordinieren. Weiterhin spielt es auch eine Rolle bei der Kontrolle der Körperhaltung sowie bei der Koordinierung von Kopf- und Augenbewegungen. Automatisierte Bewegungsabläufe werden im Kleinhirn abgespeichert. Darüber hinaus ist das Kleinhirn an kognitiven und emotionalen Leistungen wie Denken, Vorstellen, Fühlen und an Sprache beteiligt (Kandel et al., 2011).

Das Großhirn bzw. Endhirn (Telencephalon) ist der größte und bisher am besten erforschte Teil des Gehirns. Es besteht hauptsächlich aus zwei symmetrisch erscheinenden Großhirnhälften (Hemisphären), die über die Nervenfasern des Balkens (Corpus callosum) miteinander verbunden sind. Er ermöglicht somit die Kommunikation der linken und rechten Großhirnhälfte untereinander. Beide Hemisphären werden in vier Lappen unterteilt. Der vordere Anteil wird als Stirnlappen (Frontalkortex) bezeichnet und dient vorwiegend der Handlungsplanung und Bewegungskontrolle. Seine Funktionen umfassen die Steuerung des Sozialverhaltens, die Programmierung und Ausführung von Bewegungsfolgen und die Lenkung der Aufmerksamkeit. Seitlich des Frontalkortex befindet sich der Schläfenlappen (Temporalkortex), der den auditiven Cortex beherbergt und damit die gehörten Informationen verarbeitet. Zusätzlich erhält er Areale, die dem Gedächtnis und der Emotionsverarbeitung dienen. Der Scheitellappen (Parietalkortex), hinter dem Frontalkortex liegend, umfasst die »Körperfühlrinde« und die Zentren, in denen die räumliche Orientierung verarbeitet wird. Am Hinterhaupt ist der Hinterhauptslappen (Okzipitalkortex) zu finden, der den visuellen Cortex umfasst.

Die ca. 2 mm dicke Oberflächenschicht des Großhirns, die Großhirnrinde oder Cortex (Cortex cerebri), ist stark gefaltet. Durch Furchen (Sulci) und Windungen bzw. Auswölbungen (Gyri) wird die Oberfläche stark vergrößert. Die Fläche des Cortex beträgt beim Menschen ca. 1800 cm^2. Etwa zwei Drittel der Oberflächenschicht sind in Rindenfalten verborgen. Subkortikal, d.h. von der Hirnrinde umschlossen, befinden sich verschiedene Nervenzellgebiete, wie etwa die Basalganglien, die beiden Mandelkerne oder auch die Hippocampusstruktur. Die Basalganglien steuern sowohl motorische als auch kognitive und emotionale Funktionen. Sie dienen der Steuerung von Bewegungen und sind am prozeduralen Lernen und insbesondere am Üben und Automatisieren von komplexen Bewegungen beteiligt. Über die Pyramidenbahn werden Signale des Cortex cerebri an die motorischen Hirnnerven und Vorderhornzellen des Rückenmarks weitergeleitet. Circa 80 % der Fasern des pyramidalen Systems kreuzen in der Medulla oblongata zur kontralateralen Seite. Die Pyramidenbahn der rechten Großhirnhälfte versorgt so die linke Körperhälfte und umgekehrt. Über das pyramidale System oder den sogenannten Pyramidenbahnen werden willkürliche Bewegungen kontrolliert und gesteuert. Beispielsweise wird beim Erlernen des Fahrradfahrens unter hoher Aufmerksamkeit die Bewegung erlernt, bewusst ausgeführt und geübt. Ist das Fahrradfahren später als automatisierte Bewegung im Gehirn gespeichert, wird die Bewegung des Fahrradfahrens durch das extrapyramidale System geregelt. Das extrapyramidale System hat vorrangig die Aufgabe, Willkürbewegungen zu modifizieren. Nach heutigen Kenntnissen ist eine strikte Trennung beider Systeme weniger bedeutend, da beide Systeme stets zusammen agieren und sich funktionell bei der Ausführung der Willkürmotorik ergänzen. Diese Systeme sind natürlich für jede Sportart essenziell und spielen eine wichtige Rolle beim Trainieren von Bewegungsabläufen und beim Einstudieren von Automatismen (Hollmann & Strüder, 2009).

Die Amygdala (Corpus amygdaloideum), oder einfacher der Mandelkern, liegt im vorderen Teil des Temporallappens, unmittelbar unterhalb des Cortex auf der medialen Seite. Der Name leitet sich vom griechischen Wort für »Mandel« ab, da sie mandelförmig ist. Der Mandelkernkomplex enthält Informationen aus allen sensorischen Systemen und ist somit für die Regulierung von Aufmerksamkeit und Emotionen von Bedeutung. Mit der Steuerung von angeborenem Furcht- und Verteidigungsverhalten ist die Amygdala wesentlich am emotionalen Lernen, vor allem bei negativen Erfahrungen, und an der Angstkonditionierung beteiligt. Die Amygdala koordiniert autonome und endokrine Reaktionen in Verbindung mit emotionalen Zuständen.

Dem Hippocampus (griechisch für »Seepferdchen«) wird eine große Bedeutung für Lernen und Gedächtnis zugesprochen. Er gilt unter anderem als zentrale Schaltstation des Langzeitgedächtnisses und des limbischen Systems (Birbaumer & Schmidt, 2006; Kandel et al., 2011).

Im menschlichen Gehirn gibt es etwa 100 Milliarden Nervenzellen (Neurone), die Anzahl der Gliazellen übertrifft die der Neuronen etwa um das Zehnfache. Nervenzellen reagieren auf Veränderungen ihrer Umgebung, leiten diese an andere Nervenzellen weiter und lösen körperliche Reaktionen auf diese Wahrnehmungen aus. Gliazellen sind ebenso wichtige Zelltypen, die die benachbarten Nervenzellen isolieren (schützen), stützen und ernähren. Der Entdecker der Gliazellen Rudolf Virchow gab den Zellen diesen Namen und leitete den Wortstamm »Glia« von dem griechischen Wort »gliokytoi« für Leim ab. Man unterscheidet drei Zelltypen der Gliazellen. Die Astrozyten füllen den Bereich zwischen den Neuronen aus. Sie regulieren den Flüssigkeitshaushalt im Gehirn, kontrollieren die Konzentration an Kaliumionen und regulieren einen konstanten pH-Wert im Gehirn. Des Weiteren sind sie für den ständigen Auf- und Umbau des Informationsnetzwerks im Gehirn mitverantwortlich. Oligodendrozyten und Schwann-Zellen bilden fettreiche Membranen aus, die sie in mehreren Schichten um ein Axon (Nervenfortsatz) wickeln, um diese zu isolieren. So bilden sie eine sogenannte Myelinschicht um die Nervenstränge. Oligodendroglia- und Schwann-Zellen kommen in verschiedenen Bereichen vor. Oligodendrogliazellen findet man nur im Zentralnervensystem, während es Schwann-Zellen nur im peripheren Nervensystem gibt (außerhalb des Schädels und der Wirbelsäule).

2.2 Limbisches System als Steuerungszentrale

Neben vegetativen, sensorischen, motorischen und kognitiven Funktionen werden vom Gehirn ausgehend auch emotionale und motivationale Funktionen gesteuert. Eine besondere Rolle dabei spielt das limbische System. Es ist stark an der Entstehung von Affekten und Emotionen beteiligt. So gehen alle psychischen Erkrankungen mit Veränderungen der Aktivität im limbischen System einher. Seinen Namen erhielt das limbische System vom französischen Neurologen und Anthropologen Paul Broca (1824 – 1880), der es im Jahre 1878 erstmals als »großen limbischen Lappen« nannte. Der Begriff leitet sich aus dem Lateinischen ab und heißt so viel wie »Saum« (limbus), da sich das limbische System doppelringförmig um die Basalganglien und den Thalamus legt.

Anatomisch gliedert sich das limbische System in verschiedene Unterstrukturen: Septum, Fornix, Corpus mamillare, Gyrus cinguli, Corpus amygdaloideum (Amygdala oder Mandelkernkomplex), Nuclei anterioventrales (Thalamus), Gyrus parahippocampalis, Hippocampus, Septum pellucidum. Im Grunde ist es schwierig, das limbische System von anderen Gehirnstrukturen anatomisch eindeutig abzugrenzen, da auch wichtige funktionelle Verbindungen zu Steuerungszentren in anderen Hirnregionen bestehen. Sehr wichtig für die Verarbeitung von äußeren Reizen ist der Mandelkernkomplex (Amygdala), der besonders bei der Verarbeitung von Angst und Furcht eine wesentliche Rolle spielt.

Funktionell ist das limbische System auch in die Regulation vegetativer Grundfunktionen des Körpers wie Atmung, Blutkreislauf, Stoffwechsel, Verdauung und Hormonhaushalt sowie in die Steuerung affektiver Zustände wie Flucht, Verteidigung und Angriff involviert. Darüber hinaus obliegt den limbischen Kernen auch die Kontrolle der Nahrungsaufnahme und der Stressregulation. Funktionen der emotionalen Konditionierung und der motivationalen Verhaltenssteuerung und Verhaltensbewertung werden vornehmlich durch das mesolimbische System (Nucleus accumbens und Amygdala) übernommen. Dabei wird die einfache emotionale Konditionierung von der zentralen Amygdala übernommen, während für komplexere emotionale Bewertungsprozesse die Beteiligung der basolateralen Amygdala erforderlich ist. Beide Teile der Amygdala sind vorwiegend im Bereich negativer, furchtbesetzter, stressiger oder stark erregender Erlebnisse aktiv. Gemeinsam sorgen der Nucleus accumbens, ventrales Striatum und das ventrale tegmentale Areal für die Registrierung, Erwartung und Verarbeitung von Belohnungsereignissen. Des Weiteren dient das limbische System der emotionalen Steuerung und Beeinflussung kognitiver und exekutiver Leistungen. Damit sind vornehmlich Bewusstseins- und Aufmerksamkeitszustände, Erkennen und Kontrolle von Fehlern, Erkennen emotionaler Komponenten von Gestik, Mimik, Körperhaltung und Sprache, Lernen und Gedächtnisbildung sowie Problemlösung und Handlungsplanung gemeint. Dem limbischen System obliegt also die Bewertung von Verhalten, Handlungen und Ereignissen nach »positiv« (und damit zu wiederholen) oder »negativ« (und damit in Zukunft zu vermeiden). Die Ergebnisse der Bewertungen werden gespeichert und zur Grundlage zukünftigen Verhaltens herangezogen. Dies erst ermöglicht es dem Organismus, sich den Gegebenheiten seiner natürlichen und sozialen Umgebung effektiv und nachhaltig anzupassen. Auf der Ebene des Bewusstseins erleben wir das als Emotionen und Motive, die unser Handeln lenken. Es lässt sich ohne Übertreibung sagen, dass die wichtigsten emotionalen und sozialen Kompetenzen sowie die Funktionen zur Realitätsprüfung in diesem Hirnbereich angesiedelt sind. Entsprechend groß ist die Bedeutung dieses Areals auch im Leistungssport. Insbesondere hat es einen erheblichen Einfluss auf die unterschiedlichen Motivationen, ein hartes Training durchzuführen und damit eine lange sportliche Karriere gestalten zu können (Roth & Dicke, 2006; Roth & Strüber, 2014).

2.3 Wichtige Neurohormone, Neurotransmitter und Neuromodulatoren

Um den ständigen Informationsaustausch zwischen den einzelnen Organen des Körpers gewährleisten zu können, arbeiten zwei Systeme eng miteinander zusammen. Sowohl das Nervensystem als auch das endokrine System (Hormonsystem) versuchen, den Körper an wechselnde Belastungen anzupassen, um jederzeit schnellstmöglich die Homöostase (Gleichgewicht) des Körpers wiederherzustellen. Diese neurochemische Kommunikation hat Einfluss auf das menschliche Wahrnehmen, Fühlen, Denken und Handeln.

Als chemische Botenstoffe des menschlichen Körpers werden Hormone in hormonproduzierenden Zellen gebildet, die sich in verschiedenen Drüsen des Körpers befinden. Die Hauptdrüsen des endokrinen Systems sind im gesamten Körper verteilt: Hypothalamus, Hypophyse (Hirnanhangdrüse), Schilddrüse und Nebenschilddrüse, in den Nebennieren, in der Bauchspeicheldrüse (Pankreas) sowie in den Keimdrüsen von Mann (Hoden) und Frau (Ovarien). Die produzierten Hormone werden ins Blut abgegeben (endokrin) und über den Blutstrom im gesamten Körper verteilt und erreichen so die entsprechenden Zielorgane. Anders als exokrine Drüsen, die ihre produzierten Sekrete (z. B. Speichel, Milch oder Magensäure) an Körperhohlräume abgeben, leiten endokrine Drüsen die Hormone direkt ins Blut, in die Lymphe oder ins Gewebe. An den Zielorganen befinden sich Hormonrezeptoren, an die sich die Hormonmoleküle binden (Schlüssel-Schloss-Prinzip). Die Rezeptoren fungieren dabei als Schloss, das entsprechende Hormon wie der passende Schlüssel dazu. Danach können die Hormone ihre Wirkung entfalten und ihre spezifische Reaktion in der Zielzelle auslösen. Ein Hormon kann nur dann wirken, wenn die Zielzelle einen spezifischen Rezeptor genau für dieses Hormon besitzt. Es gibt je nach chemischer Struktur verschiedene Klassen von Hormonen. Die Mehrzahl der Hormone bilden die Peptid- oder Proteinhormone, bestehend aus Ketten von Aminosäuren. Während Oligopeptide nur aus wenigen aneinandergeketteten Aminosäuren bestehen, spricht man von Polypeptiden bei Ketten von 10 bis 100 Aminosäuren. Finden sich mehr als 100 Aminosäuren zusammen, bilden sich Proteinhormone. Peptid- und Proteinhormone sind nicht fettlöslich und können die Zellmembran nicht passieren. Als weitere Klasse der Hormone bestehen die Aminosäurederivate aus der Aminosäure Tyrosin. Sie sind klein und können deshalb die Zellmembran passieren. Ergänzt wird diese Hormonreihe durch die Klasse der Steroidhormone. Diese bestehen, im Gegensatz zu den Peptid- und Proteinhormonen, nicht aus Aminosäuren, sondern aus Fetten (Ehlert, 2011).

Neurotransmitter sind chemische Substanzen (sogenannte neuronale Botenstoffe) des Nervensystems, welche die Information von einer Nervenzelle zur nächsten Nervenzelle über die Synapse übertragen. In die Synapse einlaufende elektrische Impulse (Aktionspotenziale) veranlassen die Ausschüttung der chemischen Botenstoffe aus ihren Speicherorten, den synaptischen Vesikeln (Vorgang der Exocytose). Durch die Fusion der Vesikelmembran mit der präsynaptischen Membran gelangen die Transmittermoleküle in den synaptischen Spalt, durch den sie zu den Rezeptoren des nachgeschalteten postsynaptischen Neurons (Nervenzelle) diffundieren. In den Zielzellen können die Neurotransmitter erregend (exzitatorisch durch Depolarisation) oder hemmend (inhibitorisch durch Hyperpolarisation) wirken. Nach ihrer Ausschüttung werden die Neurotransmitter auf verschiedene Weise deaktiviert und/oder abgebaut. Zu den wichtigsten Transmittern im Gehirn zählen Glutamat, Gamma-Aminobuttersäure (GABA) und Glycin. Diese Transmitter zeigen innerhalb von Millisekunden eine schnelle Erregungsübertragung an den Synapsen. Etwas »langsamer«, innerhalb von Sekunden, erfolgt die Erregungsleitung über die sogenannten Neuromodulatoren, da sie die Arbeit bzw. Wirkung der »klassischen Transmitter« beeinflussen, eben modulieren. Zu den Neuromodulatoren zählen Noradrenalin, Serotonin, Dopamin und Acetylcholin. ► Tabelle 2-1 zeigt eine Übersicht mit den für den weiteren Verlauf des Kapitels wichtigen Hormonen und Neurotransmittern (Roth & Strüber, 2014; Rüegg, 2014).

Die verschiedenen Releasing-Hormone (Neuropeptide) werden in den Kerngebieten des Hypothalamus gebildet. Das Corticotropin-releasing-Hormon (CRH) besteht aus 41 Aminosäuren und steuert im Hypophysenvorderlappen die Synthese und Freisetzung des adrenocorticotropen Hormons (ACTH). Die Ausschüttung von CRH unterliegt einem zirkadianen Rhythmus mit einer höheren Freisetzung am Morgen. Impulse des limbischen Systems, wie Angst oder Stress, und die negative Rückkopplung der Glucocorticoide (Cortisol) regulieren die Ausschüttung dieses Hormons. Weiterhin beeinflusst die Freisetzung von CRH eine Vielzahl zentraler und peripherer Prozesse, wie beispielsweise die Thermoregulation oder die Hunger-Sättigungs-Regulation. Zahlreiche wissenschaftliche Forschungsarbeiten beschreiben eine erhöhte CRH-Aktivität bei Patienten mit Depressionen und Angstzuständen. Es ist aber auch bekannt, dass die Sportler besonders bei Ausdauersportarten einen höheren Cortisolspiegel im Blut aufweisen. Welche Konsequenzen für den Sportler daraus entstehen können, ist derzeit nicht endgültig geklärt.

Als ein weiteres Hormon spielt auch das Adrenocorticotropin bzw. das adrenocorticotrope Hormon (ACTH) eine bedeutende Rolle in der neuronalen Regulation. Bestehend aus 39 Aminosäuren wird ACTH unter Einfluss von CRH gebildet. In der Nebennierenrinde regt das ACTH die Synthese von Glucocorticoiden, Mineralocorticoiden und androgenen Steroiden an. Ebenso wie CRH zeigt auch

Tab. 2-1 Übersicht über wichtige Hormone und Neurotransmitter

Hormone/Neurotransmitter		**Bildungsort (primär)**
Corticotropin-releasing-Hormon (CRH)	Peptidhormon (Polypeptid)	Hypothalamus
Adrenocorticotropes Hormon (ACTH)	Peptidhormon (Polypeptid)	Hypophyse
Cortisol	Steroidhormon (Glucocorticoid)	Nebennierenrinde
Testosteron	Steroidhormon (Androgene)	Hoden (Mann), Eierstöcke (Frau), Nebenniere
Östrogen	Steroidhormon (Östrogene)	Ovarien/Eierstöcke
Adrenalin	Aminosäurederivat (Katecholamine)	Nebennierenmark, Zentrales Nervensystem
Noradrenalin	Aminosäurederivat (Katecholamine)	Nebennierenmark, Zentrales Nervensystem
Dopamin	Aminosäurederivat (Katecholamine)	Zentrales Nervensystem
Serotonin	Aminosäurederivat	Zentrales Nervensystem, Leber, Milz, Darm
Glutamat	Aminosäure	Zentrales Nervensystem
Gamma-Aminobuttersäure (GABA)	Aminosäure	Zentrales Nervensystem

das ACTH zirkadiane Schwankungen mit höheren Konzentrationswerten am Morgen. Die ACTH-Ausschüttung aus der Hypophyse regt die Nebennierenrinde dazu an, Glucocorticoide, beim Menschen vornehmlich Cortisol, auszuschütten. Dieses Steroidhormon zeigt neben den stoffwechselfördernden Effekten (Gluconeogenese und der Stimulation der lipolytischen Wirkung von Adrenalin und Noradrenalin) eine stressabhängige Freisetzung und beeinflusst eine Vielzahl von hormonellen und immunologischen Prozessen. Die Zona fasciculata der Nebennierenrinde produziert pro Tag 20 bis 25 mg Cortisol. Stresssituationen bewirken eine Steigerung der ACTH-Ausschüttung mit entsprechendem Anstieg der Cortisol-Konzentration im Serum. Die Cortisol-Produktion kann dabei um das Zehnfache zunehmen. Nach seiner Ausschüttung hemmt Cortisol wiederum die weitere Bildung von CRH und ACTH. Wissenschaftliche Untersuchungen weisen auch auf die Bedeutung von Cortisol für die Persönlichkeitsbildung, für den Einfluss auf die frühen emotionalen Erfahrungen sowie für die Entstehung psychischer Störungen hin.

Neben dem bereits genannten Steroidhormon Cortisol gehören noch zwei weitere Hormone in die Gruppe der Steroide, Testosteron und Östrogen. Ausgangssubstanz der Biosynthese der steroiden Sexualhormone ist Cholesterin. Sowohl Testosteron als auch Östrogen sind entscheidend für die Entwicklung und Funktion der Fortpflanzungsorgane und des Sexualverhaltens. Beim Mann werden etwa 95 % des Testosterons in den Leydig-Zellen des Hodens und weniger als 5 % in der Nebennierenrinde gebildet. Das freigesetzte Testosteron zeigt eine ausgeprägte zirkadiane Rhythmik mit maximaler Testosteronkonzentration am Morgen. Mit fortschreitendem Alter nimmt die Testosteronproduktion beim Mann stetig ab. Bei der Frau wird die größte Menge an Östrogen in den Ovarien (Eierstöcken) produziert und bei dem Mann in den Hoden. Geringe Mengen an Östrogen werden bei beiden Geschlechtern auch in den Nebennierenrinden produziert. Verschiedene Faktoren wie Stress, körperliche Aktivität, soziale Probleme, Wut und Aggressionen nehmen Einfluss auf die Freisetzung der Steroide. Die Testosteronkonzentration beeinflusst auch die emotionale Befindlichkeit und Stimmung sowie das Aggressionspotenzial der Leistungssportler.

Welchen Einfluss im Einzelnen der Testosteronspiegel bei riskanten, aggressiven, unkontrollierten und gefährlichen Aktionen im Leistungssport hat, bleibt den künftigen Forschungen vorbehalten.

Zu den Katecholaminen zählen der Neurotransmitter Dopamin, die Hormone Adrenalin und Noradrenalin, das sowohl Neurotransmitter als auch Hormon ist. Die Biosynthese der Katecholamine findet in den Nebennieren, im zentralen Nervensystem (u. a. Substantia nigra) und in den Varikositäten (blasige Anschwellungen bzw. Verdickungen) der postganglionären sympathischen Fasern statt. Die Freisetzung der Katecholamine ist zur Bewältigung von Stresssituationen und schwerer körperlicher Arbeit bedeutend. Bei körperlicher oder psychischer Belastung steigen die Katecholaminspiegel unmittelbar nach Stressbeginn an.

Neurone, die Dopamin als Neurotransmitter benutzen, ziehen in klar abgrenzbaren Projektionsbahnen durch das Gehirn. Dabei lassen sich drei dopaminerge Systeme unterscheiden. Das nigrostriatale Dopaminsystem verläuft ausgehend von der schwarzen Substanz (Substantia nigra) im Mittelhirn zum dorsalen Striatum (Teil der Basalganglien). Im Striatum und der Substantia nigra steuert Dopamin im extrapyramidalen System unwillkürliche Bewegungsabläufe. Weitere dopaminerge Neuronen ziehen vom ventralen tegmentalen Areal (VTA) zum limbischen System: Hippocampus, Amygdala, Corpus mamillare, Fornix (mesolimbisches Dopaminsystem) spielen eine wichtige Rolle in der Entwicklung von Suchtverhalten und Psychosen. Das mesocorticale Dopaminsystem entspringt ebenfalls im VTA und projiziert zum Frontallappen des Kortex. Diese Projektionsbahn zeigt sich bedeutsam für exekutive Funktionen wie Handlungsplanung und Motivation. Die Wirkung der Dopaminausschüttung hängt vom Dopaminrezeptortyp in der Postsynapse ab. Derzeit sind fünf Dopaminrezeptoren bekannt. Bindet Dopamin an einen D1- oder D5-Rezeptor, erfolgt in der Postsynapse eine Depolarisation (d. h. es wird ein erregendes Potenzial erzeugt), koppelt sich Dopamin an einen D2-, D3- oder D4-Rezeptor, wird die nachgeschaltete Zelle hyperpolarisiert (hemmendes Potenzial). Wissenschaftliche Befunde deuten auf einen möglichen Zusammenhang zwischen Störungen des Dopaminsystems und psychischen Krankheiten hin. So spielt Dopamin eine essenzielle Rolle bei der Entstehung verschiedener Suchterkrankungen. Ein überaktives Dopaminsystem in bestimmten Hirnarealen zeigt sich vor allem bei Patienten mit einer Psychose oder Schizophrenie. Dagegen zeigt sich bei Patienten mit einem Aufmerksamkeitsdefizit-Hyperaktivitäts-Syndrom (ADHS) fehlendes Dopamin im frontalen Cortex.

Noradrenalin wird über die Vorstufe des Dopamins gebildet und als Hormon durch das Nebennierenmark in das Blut oder als Neurotransmitter im Gehirn freigesetzt. Im Nebennierenmark werden ca. 80 % des Noradrenalins zu Adrenalin umgewandelt. Vor allem bei der Bewältigung von Stresssituationen spielen beide Hormone eine entscheidende Rolle. In akuten Belastungssituationen zeigen sich verschiedene physiologische Reaktionen. Eine beschleunigte Atmung, eine erhöhte Herzfrequenz und ein erhöhter Blutdruck pumpen mehr Blut durch den Körper. Organe wie das Herz, das Gehirn, die Lungen und die Muskulatur werden angeregt, kraftvoller und intensiver zu arbeiten. Eine erhöhte Sauerstoffversorgung des Gehirns ermöglicht eine schnellere Reaktionsfähigkeit. Des Weiteren findet eine Beeinflussung der Alarmbereitschaft, eine Erhöhung der Aufmerksamkeit und Wachheit, eine Steigerung der Konzentration, der Motivation und der Motorik sowie eine Regulierung des Schlaf-Wach-Rhythmus und des Sexualverhaltens statt. Nur so kann die in Stresssituationen benötigte erhöhte Leistungsfähigkeit erreicht werden (Kampf-oder-Flucht-Reaktion). Forschungsstudien stellen einen möglichen Zusammenhang zwischen den Hormonen Noradrenalin und Adrenalin und psychischen Erkrankungen her. Eine dauerhaft gestörte Konzentration von Noradrenalin und Adrenalin kann möglicherweise zu Burn-out, zum Übertrainingssyndrom, zur Depression oder zu ADHS führen. In Post-mortem-Untersuchungen wurden bei Patienten mit Schizophrenie erhöhte Noradrenalinkonzentrationen sowohl im Nucleus accumbens als auch im Liquor beschrieben.

Serotonin wird im zentralen Nervensystem, in den Zellen der Darmschleimhaut, in der Leber sowie in der Milz gebildet. Die Auswirkung der Serotoninausschüttung hängt davon ab, welche Rezeptortypen in welchen Gehirnregionen aktiv sind. So zeigt sich entweder eine hemmende Wirkung oder eine erregende Wirkung des Serotonins. Serotonin steuert eine Vielzahl psychischer Funktionen wie Stimmungen, Emotionen, Gedächtnis, Schlaf-Wach-Rhythmus, Appetit und Temperaturregulation. Der Neurotransmitter Serotonin scheint einen Zusammenhang zwischen Stimmung und Nahrung herstellen zu können. Mit der Aufnahme von Kohlenhydraten steigt der Gehalt an Tryptophan im Blut und Serotonin im Gehirn – eine sehr vereinfachte Erklärung für den stimmungshebenden Effekt von kohlenhydratreicher Nahrung, beispielsweise Schokolade. Bei Essstörungen wie Anorexia nervosa oder Bulimia nervosa wurde eine gestörte Serotoninregulation im Gehirn beschrieben. Ebenfalls hervorzuheben ist der Einfluss von Serotonin auf die emotionalen Zustände Furcht und Angst. Auch Aggressionen und Impulsivität werden über die Serotoninausschüttung gesteuert. Neben dem dopaminergen und noradrenergen System scheint auch das serotoninerge System eine essenzielle Rolle bei der Entstehung von Depressionen zu spielen. In wissenschaftlichen Studien mit depressiven Patienten konnten eine zu niedrige Serotoninkonzentration im Liquor sowie Veränderungen der Serotoninrezeptoren festgestellt werden.

Glutamat ist der wichtigste exzitatorische (erregende) Transmitter und wird aus Glutamin synthetisiert. In den meisten Projektionsneuronen des ZNS vorkommend, gelangt Glutamat in die synaptischen Vesikel und wird bei der Neurotransmission in den Synapsenspalt freigesetzt.

Aus Glutamat entsteht Gamma-Aminobuttersäure (γ-Aminobuttersäure, GABA), der wichtigste inhibitorische (hemmende) Transmitter im Gehirn. GABAerge Interneurone (Nervenzellen) finden sich vor allem im Kleinhirn, im Thalamus, im gesamten Kortex, im Hippocampus und in der Amygdala. GABA-erge Projektionsneurone liegen zahlreich im Striatum, in der Substantia nigra und im Globus pallidus. Die Hauptwirkung von GABA besteht in der Hyperpolarisation und damit in der Hemmung der Zielzelle. Defizite der GABAergen Transmission können möglicherweise bei neurologischen und psychiatrischen Störungen wie Angst- und Panikstörungen, Schizophrenie und Epilepsie eine Rolle spielen (Pajonk, 2015).

2.4 Psychoneuronale Systeme

2.4.1 Stressverarbeitung

Die gesundheitserhaltenden und -fördernden Wirkungen regelmäßiger körperlicher Aktivität wurden bereits vielfältig erforscht und sind allgemein bekannt. Nichtsdestotrotz zählt körperliche Aktivität neben Lärm, Hitze, Schmerzen, Zeit- und Leistungsdruck, Geldsorgen und Angst zu den Faktoren, die Stress erzeugen können (Stressoren) und infolgedessen Stressreaktionen im Körper auslösen. Physiologische Reaktionen auf stressauslösende Reize entfalten ihre Wirkung hauptsächlich über zwei Achsen: über die Sympathikus-Nebennierenmark-Achse und Hypothalamus-Hypophysen-Nebennierenrinden-Achse (► Abb. 2-2)

Zunächst wird die neuronale Stressachse, die Sympathikus-Nebennierenmark-Achse (SNN-Achse), aktiviert. Über den Hypothalamus aktiviert der Stressor den Sympathikus, der wiederum das Nebennierenmark stimuliert, die Stresshormone Adrenalin und Noradrenalin vermehrt freizusetzen. Diese werden in den Blutkreislauf abgegeben und zeigen sekundenschnell erste physiologische Reaktionen: Anstieg der Herzfrequenz und des Herzminutenvolumens, Anstieg des Blutdrucks und des peripheren Gefäßwiderstands, verstärkte Durchblutung von Muskeln, Haut und Gehirn. Die Erweiterung der Bronchien und eine tiefere Atmung erlauben eine erhöhte Sauerstoffaufnahme, und der vermehrt aus der Leber freigesetzte Zucker liefert Energie für die Muskelarbeit. Aufmerksamkeit, Entscheidungsschnelligkeit und Gedächtnisleistung sind verbessert. Ein kurzer

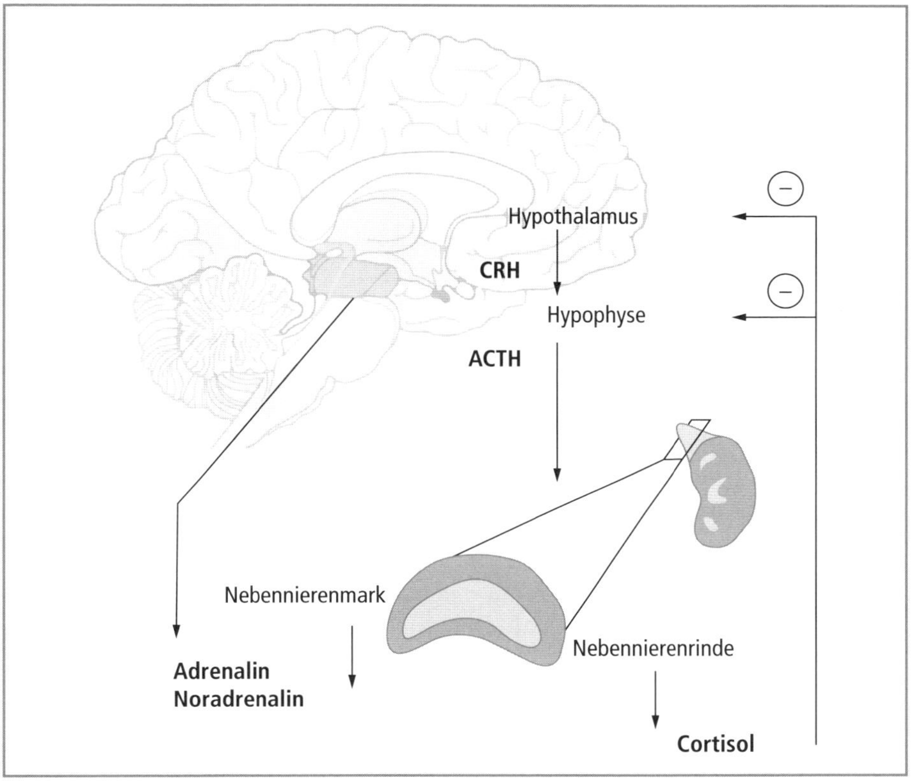

Abb. 2-2 Schematische Darstellung der Stressverarbeitung

gedanklicher Exkurs in die Zeit des Urmenschen zeigt die enorme Bedeutung dieser sekundenschnellen Aktivierung. Stets auf der Suche nach etwas Essbarem, blieben Begegnungen mit wilden Tieren nicht aus. Dieser bedrohlichen Gefahr konnte entweder mit einer Kampf- oder einer Fluchtreaktion begegnet werden. In beiden Fällen reagiert der Körper mit erhöhter Alarmbereitschaft und gesteigerter Leistungsfähigkeit. Die zusätzlich gelieferte Energie benötigt der Körper, um beispielsweise im Leistungssport maximale Leistungsfähigkeit und Aufmerksamkeit zu erreichen. Nur so können Bestleistungen entstehen.

Bleibt der Stressor über längere Zeit bestehen, kommt es zur Aktivierung der Hypothalamus-Hypophysen-Nebennierenrinden-Achse (HNN-Achse). Diese endokrine Stressachse beschreibt einen Regelkreislauf auf drei Ebenen: dem Hypothalamus, der Hypophyse (Hirnanhangdrüse) und der Nebennierenrinde. Durch den Stress auslösenden Reiz kommt es im Hypothalamus zur Freisetzung des Corticotropin-releasing-Hormons (CRH), welches zum Hypophysenvorderlappen gelangt und dort die Sekretion des adrenocorticotropen Hormons (ACTH) stimuliert. Das ACTH gelangt über den Blutkreislauf zur Nebennierenrinde und regt dort die Freisetzung von Glucocorticoiden (Cortisol beim Menschen) an. Der Cortisolspiegel im Blut steigt, Glucose- und Fettreserven im Körper werden freigesetzt und Hirnfunktionen werden verbessert (Hollmann, 2000). Nach erfolgreicher Bewältigung des Stresszustandes kehrt der Organismus zurück in den Zustand der Homöostase (Gleichgewicht). Das freigesetzte Cortisol wirkt in Form einer negativen Rückkopplung hemmend auf die weitere Freisetzung des hypothalamischen CRH und des hypophysären ACTH und reguliert somit das hormonelle Gleichgewicht des Körpers (von Dawns & Heinrichs, 2018).

Die Achsen der Stressverarbeitung sorgen für die Bewältigung körperlicher und psychischer Belastungen und Herausforderungen, um die Homöostase im Organismus wiederherzustellen. Welcher Reiz als Stressor bewertet und damit als Stress empfunden wird, ist bei jedem Menschen unterschiedlich. Je nach psychischer, biologischer und genetischer Disposition sowie der aktuellen psychischen und physiologischen Verfassung wird der Stressor als Eustress (als eine Herausforderung) oder als Distress (als eine Überforderung) bewertet. Somit entwickelt jeder Mensch seine individuelle Stressresistenz, die sogenannte Widerstandsfähigkeit gegen Stress. Diese Widerstandskraft schützt vor einem Übermaß an Stress, Stressreaktionen und stressbedingten Beeinträchtigungen der Gesundheit und Leistungsfähigkeit. Bleiben die Stressoren aber bestehen und eine Beendigung der Stressantwort bleibt aus (wie beim chronischen Stress), kommt es zu einer anhaltenden Aktivierung der Stressachsen. Eine andauernd erhöhte Konzentration der Glucocorticoide und Katecholamine kann zu körperlichen und seelischen Erkrankungen führen. Der Zusammenhang zwischen chronischem Stress und dem Auftreten verschiedener psychischer Störungen, insbesondere zwischen Stress und Depressionen, ist wissenschaftlich bestätigt und anerkannt. Einige Forschungsarbeiten übertragen diese Erkenntnisse auf die Verhältnisse im Leistungssport und zeigen auch hier einen signifikanten Zusammenhang zwischen chronischem Stress und verschiedenen seelischen Störungen, die erst bei anhaltenden seelischen Belastung auftreten bzw. verstärkt werden.

Man sollte meinen, Leistungssportler erleben belastende Situationen ständig und können diese dementsprechend spielerisch bewältigen. Sie vollbringen körperliche Höchstleistungen, müssen sowohl physisch als auch psychisch zu einem bestimmten Zeitpunkt des Wettkampfes in der Lage sein, ihre beste Leistung abzurufen. Ein Sportler setzt sich zudem ständig mit belastenden Situationen auseinander. Dazu zählen die Anforderungen im Sport (Leistungsdruck im Training und Wettkampf, Umgang mit Sieg und Niederlage, Beziehung zum Trainer und Coach, Einbindung in die Mannschaft, die eigenen Erwartungen an die Leistung), die Sorgen um die körperliche Gesundheit (Erkrankungen und Verletzungen), Belastungen im Privatleben, Doppelbelastung durch zusätzliche schulische oder berufliche Belastungen, Umgang mit den Medien und vieles mehr. Mit andauerndem oder steigendem Stressempfinden wird die Stressschwelle angehoben. Inwiefern sich dauerhafte Stressbelastungen im Falle eines Leistungssportlers gesundheitsschädigend auswirken können, wurde bisher unzureichend erforscht. Man kann aber davon ausgehen, dass die Persönlichkeit des Sportlers, seine Erfahrungen im Umgang mit Stress sowie seine Copingstrategien eine entscheidende Rolle im Prozess des Stresserlebens und der Stressbewältigung spielen. Forschungsergebnisse belegen, dass Sportler unter Stressbedingungen weniger gesundheitsbeeinträchtigende physiologische Stressreaktionen, wie beispielsweise Infekte, zeigen als sportlich nicht aktive Menschen. Sportler reagieren unter akuter Stressbelastung mit einem geringeren Anstieg der Herzfrequenz, des Blutdrucks und der Cortisolkonzentration als Nichtsportler. Weiterhin zeigen Sporttreibende nach einer akuten Stressbelastung einen schnelleren Rückgang der kardiovaskulären und endokrinen Stressparameter zum Ausgangsniveau (Erholung) als Nichtsportler. Das bedeutet jedoch nicht, dass Stress für die Athleten unproblematisch oder unschädlich wäre. Es wird zunächst nur die Stressschwelle angehoben (Fuchs & Klaperski, 2012).

Eine dauerhaft erhöhte Stressschwelle kann sich bei Sportlern in Symptomen des Übertrainingssyndroms äußern, das zunächst durch eine Leistungsstagnation und schließlich durch einen Abfall der sportartspezifischen Leistungsfähigkeit trotz weitergeführtem oder sogar intensiviertem Training gekennzeichnet ist. Das Übertrainingssyndrom entspricht möglicherweise auf der neurobiologischen Grundlage vermutlich einem sogenannten Poststresssyndrom. Wenn der langanhaltende Verbrauch der Hormone und insbesondere des Noradrenalins die Neubildung übersteigt, kommt es zur Gleichgewichtsstörung mit Symptomen der Erschöpfung, Reizbarkeit, Antriebsschwäche und Leistungsabfall. Auch nach einer verlängerten Regenerationsphase ist der Abfall der Leistungskurve weiterhin zu verzeichnen. Zu häufiges und zu anstrengendes Training, mitunter ein hoher Wettkampfdruck über eine längere Zeit mit zu wenig und zu kurzen Erholungszeiten zwischen den Trainingseinheiten, führen regelmäßig zum Übertrainingssyndrom. Dadurch entsteht über längerer Zeit ein Missverhältnis zwischen Belastung und Belastbarkeit bzw. zwischen Training und Regeneration. Die Kombination sportbedingter und externer (familiärer, beruflicher) Belastungen kann das Übertrainingssyndrom entscheidend verstärken. Leistungssportler mit Übertrainingssyndrom berichten von chronischer Müdigkeit und dem Gefühl einer schweren Arbeitsmuskulatur – dabei werden häufig die »schweren Beine« zitiert. Dies geht mit weiteren Symptomen wie erhöhter Herzfrequenz (Tachykardie), Myalgien, erhöhter Infektanfälligkeit, erhöhter Verletzungsanfälligkeit und gastrointestinalen Störungen einher. Des Weiteren zeigen sich auch depressive Symptome wie Niedergeschlagenheit, emotionale Instabilität, Aufmerksamkeits- und Konzentrationsstörungen, Schlafstörungen, Gleichgültigkeit, erhöhte Reizbarkeit sowie verringertes Selbstvertrauen (Schulz et al., 2012).

Um eben genau dieses Übertrainingssyndrom und Übersteigen der individuellen Stressresistenz zu verhindern, werden Interventionen zur Förderung der oben genannten Stressresistenz angeboten, die unter dem sogenannten Stressresistenz-Training zusammengefasst werden können. Dabei werden diese Stressresistenz-Trainings in verschiedenen Formaten (Antistress-Training, Stressbewältigungstraining, Stressmanagementtraining, Training zur Stressprävention) und für verschiedene Zielgruppen (spezielle Trainings für Kinder, für Jugendliche und für Erwachsene) angeboten. Auch für Leistungssportler auf nationalem und internationalem Niveau spielt das Stress-Resistenz-Training eine große Rolle. Interventionen des Stress-Resistenz-Trainings für den Leistungssportler sollen der Verbesserung der sportlichen Leistungsfähigkeit (Leistungsoptimierung) und der Beseitigung von mentalen Beeinträchtigungen bzw. Störungen dienen. Wie präsent das Thema unter Athleten ist, zeigt eine Befragung von 394 Jugendlichen an Eliteschulen des Sports. Demnach gaben 65 % der jungen Befragten ein »sehr großes« bis »eher großes« Teilnahmeinteresse an Stress-Resistenz-Trainings an. Weitere Studien zeigten vor allem jugendliche Individual- und Mannschaftssportler als Hauptzielgruppe. Die Dauer der Interventionen variiert deutlich. Mehr als die Hälfte der Interventionen für Topathleten (54 %) erstrecken sich über mindestens 5 Wochen bis hin zu über 6 Monaten. Überwiegend greifen Sportler auf multimodale Interventionen zurück, also variable Kombinationen verschiedener Bestandteile, wie z. B. Aufmerksamkeitstraining, Fokussierung, Hypnose, Meditation, teambildende Maßnahmen. Kognitive (Verhaltenstraining, Selbstgesprächstraining, Vorstellungstraining) und alternative Interventionen (Progressive Muskelrelaxation, Biofeedback) finden dagegen seltener Anwendung unter Athleten (Sallen, 2018).

An dieser Stelle sei betont, dass Maßnahmen des Stress-Resistenz-Trainings ohne die Einbindung in eine nachhaltig sportpsychiatrische Versorgung auch erhebliche Gefahren für die seelische Gesundheit des Athleten bedeuten können. Durch die antrainierte Widerstandsunempfindlichkeit gegenüber dem Stress optimiert sich zwar in der Regel die Leistungsfähigkeit, gleichzeitig wächst aber auch die Gefahr für die seelische Gesundheit des Sportlers, weil sie ihre Belastungsgrenzen verschieben oder missachten.

2.4.2 Belohnungssystem

Das menschliche Belohnungssystem entstammt einer zufälligen Entdeckung der Wissenschaftler James Olds und Peter Milner (1954). Um neue Erkenntnisse über Lernprozesse im Gehirn zu erhalten, untersuchten die beiden Forscher am California Institute of Technology das Verhalten von Laborratten. Den Tieren wurden Elektroden im Gehirn eingebaut, die regelmäßig leichte elektrische Stromschläge abgaben, um einen Reiz im Gehirn der Tiere auszulösen. Versehentlich wurde bei einer Laborratte die Elektrode in ein falsches Hirnareal verpflanzt. Anders als bei den anderen Ratten kehrte diese Ratte immer wieder in die Ecke der Untersuchungsbox zurück, in der sie den Stromschlag erhalten hatte, anscheinend in der Erwartung, weitere Stromschläge zu erhalten. In einer weiteren Untersuchungsbox befand sich in einer Ecke ein Hebel, der den Versuchstieren bei Betätigung einen Stromschlag über die Elektrode in ihrem Gehirn auslöste (Olds & Milner, 1954). Immer wieder kehrten die Laborratten in die Ecke des Käfigs zurück, um den Hebel zu drücken. Die Versuchstiere empfanden die elektrische Selbststimulation des betreffenden Hirnareals offenbar als angenehm, als Belohnung sozusagen. Das wiederum verstärkte das Verhalten, immer wieder den Hebel zu betätigen, bis zur völligen Erschöpfung. Einige der Versuchstiere brachen sogar zusammen, da sie aufgrund der ständigen Betätigung des Hebels die Nahrungsaufnahme vergaßen.

Dopaminerge Neuronen im ventralen Tegmentum im Mittelhirn spielen für die positive Verstärkung eine wesentliche Rolle. Die Aktivität der dopaminergen

Neurone ändert sich in Abhängigkeit der Belohnungserwartung. Fällt die Belohnung aus wie erwartet, so bleibt die Aktivität der Dopaminneurone konstant. Ist die Belohnung dagegen höher als erwartet, so verstärkt sich ihre Aktivität. Im Gegensatz dazu vermindern die dopaminergen Neuronen ihre Aktivität bei einer im Vergleich zur Erwartung niedrigeren Belohnung (Roth & Strüber, 2014).

Das Belohnungssystem im Gehirn kann durch alle möglichen Stimuli aktiviert werden. Essen, Trinken und Sexualität lassen positive Emotionen entstehen. Neben Wohlbefinden und Befriedigung dienen sie vor allem dem Selbsterhalt und haben eine entscheidende Funktion zur Arterhaltung in der Evolution. Auch angenehme Reize wie Musik hören oder lachen stimulieren das Belohnungssystem. Werden die Neuronen der positiven Verstärkung direkt (chemisch) oder sehr überschwellig gereizt, kann bei einer entsprechenden Veranlagung Sucht entstehen. So können beispielsweise Substanzen wie Alkohol, Nikotin, Heroin, Kokain, Marihuana oder Amphetamine Sucht erzeugen. Die Drogen greifen auf unterschiedliche Weise in die komplexen Mechanismen des Belohnungszentrums ein. Während Kokain zum Beispiel den Dopamintransporter hemmt bzw. blockiert und so zu einem gesteigerten Transmitterspiegel im synaptischen Spalt führt, führen Amphetamine zu einer verstärkten Freisetzung von Dopamin aus präsynaptischen Vesikeln. Letztendlich bewirken alle Drogen stets denselben Effekt. Die Zellen im Nucleus accumbens, die Dopaminrezeptoren auf ihrer Oberfläche tragen, werden stärker und länger aktiviert, und das Gehirn signalisiert Belohnung. Durch die stärkere und längere Aktivierung der Zellen im Nucleus accumbens sind Drogen in der Lage, das Lustzentrum bis zu zehnmal intensiver zu stimulieren, als es beispielsweise ein Stück Schokolade vermag. Die Sucht zeigt eine große Bedeutung auf neuronaler Ebene. Der Rest des Gehirns ordnet sich dem veränderten Belohnungssystem unter, und der Suchtbetroffene legt seinen Fokus hauptsächlich auf die Beschaffung der nächsten Dosis. Freunde, Familie, Karriere treten dabei in den Hintergrund. Gleichzeitig stellt sich ein fataler Nebeneffekt ein: Die Dosis muss häufig erhöht werden, um denselben Effekt zu erzielen. Der Grund dafür liegt im »abstumpfenden« Belohnungssystem, welches mit immer größeren Mengen der jeweiligen Substanz wieder wachgerüttelt werden muss. Der Abhängige gerät in einen Spiralprozess der Suchtentwicklung, der ihn wie in einem Strudel in die Sucht zieht (Bear, 2009).

Auch körperliche Aktivität bzw. der Drang nach Bewegung lässt das Belohnungssystem arbeiten. Wird das Belohnungssystem durch Bewegung dauerhaft »auf Trab« gehalten, kann sich daraus eine Sportsucht entwickeln. Die unter substanzungebundene Abhängigkeit zählende Sportsucht, die bisher aber noch nicht als eigenständige medizinische Diagnose gilt, zeigt ganz ähnliche Symptome wie andere Süchte. Wird eine Trainings- oder Regenerationspause eingelegt, zeigen sich Entzugserscheinungen, wie sie auch bei anderen Suchterkrankungen auftreten.

2.5 Neurobiologische Veränderungen der Gehirnstrukturen durch Sport

Die neurobiologischen Veränderungen des Gehirns infolge von jahrelangem Leistungssport sind weitgehend unbekannt und nicht einfach zu erforschen, da dafür Längsschnittuntersuchungen nötig wären. Man müsste also zwei Gruppen von Menschen – eine Gruppe der Leistungssportler und eine Gruppe von Menschen, die keinen Leistungssport treiben – über viele Jahre parallel untersuchen, um herauszufinden, welchen Einfluss jahrelanges Training auf die Hirnstruktur und -funktion hat. Das wäre wissenschaftlich sehr interessant, ist aber methodisch sehr aufwendig und ethisch fraglich, da die Studie ja im sehr frühen Kindesalter beginnen müsste.

Dagegen haben sich deutlich mehr Untersuchungen mit der kurzzeitigen Wirkung von regelmäßiger körperlicher Bewegung auf das Gehirn beschäftigt, da sich die Effekte vor und nach einer solchen Intervention, beispielsweise von 8 bis 12 Wochen, sehr gut untersuchen lassen. Des Weiteren sind auch Tierversuche sehr hilfreich, um Veränderungen im Gehirn beschreiben zu können. So konnte in Tierversuchen mit speziell gezüchteten Mäusen, die besonders ausdauernd auf dem Laufrad waren, gezeigt werden, dass deren Hirnarchitektur und die Größe verschiedener Strukturen im Vergleich zu Kontrollmäusen verändert waren. Ob Kurzzeitinterventionen von Bewegung das Gehirn zur Neubildung von Nervenzellen anregen können, wird derzeit intensiv diskutiert, wobei das Ergebnis noch nicht eindeutig feststeht. Im Tierversuch und in Studien mit Menschen wurde jedoch wiederholt bestätigt, dass Sport bzw. Bewegung die kognitiven Funktionen verbessern und das Lernen erleichtern. Als Ursachen hierfür wurden unter anderem eine Zunahme der Synapsen im Hippocampus, eine veränderte Durchblutung und eine veränderte Bildung von Eiweißmolekülen, die mit Lernen und Gedächtnis verbunden sind, beschrieben. Das Eiweiß Irisin wäre z. B. ein solches Molekül, das im Muskel gebildet wird (Boström, 2012). Beim Menschen stieg der Irisin-Spiegel nach 10 Wochen regelmäßiger körperlicher Aktivität auf das Doppelte an. Da es im Gehirn die Synapsenbildung zwischen den Nervenzellen im Gehirn beeinflusst, wird es sogar als möglicher Stoff für die Behandlung der Alzheimer-Demenz diskutiert (Lourenco, 2019).

Eine Metaanalyse an gesunden jüngeren Erwachsenen bestätigte, dass kurzzeitiges aerobes Training zu signifikanten moderaten Verbesserungen bei Aufmerksamkeit, Verarbeitungsgeschwindigkeit, Exekutivfunktion und Gedächtnis, nicht aber beim Arbeitsgedächtnis führte. Eine zentrale Rolle für die Auswirkungen von Sport- und Bewegungstherapie auf die Hirnstruktur und -funktion spielen Nervenwachstumsfaktoren (neurotrophe Faktoren). Hier scheint ein enger Zusammenhang zwischen körperlicher Aktivität und der Expression des Wachstumsfaktors BDNF (brain-derived neurotrophic factor) zu bestehen (Smith et al., 2010).

Es ist wichtig zu verstehen, dass körperliche Aktivität eine ganze Kaskade von Veränderungen auslöst, die von Nervenwachstumsfaktoren über Entzündungsmediatoren bis hin zu Neurotransmittern reichen. So sind die Auswirkungen von kurzzeitigem Sport- und Bewegungstraining auf das Serotoninsystem gut untersucht und belegt. Leider ist die Frage, wie sich diese Transmittersysteme bei Leistungssportlern, die bereits seit sehr vielen Jahren Leistungssport betreiben, verändern, bisher nicht geklärt. Aus unserer Sicht wäre auch eine simple Übertragung der Ergebnisse auf den Leistungssport nicht wissenschaftlich begründbar.

Literatur

Bear, M, Connors, BW, Paradiso, MA, Engel, AE (Hrsg.). (2009). Neurowissenschaften. Ein grundlegendes Lehrbuch für Biologie, Medizin und Psychologie. Heidelberg: Springer Spektrum.

Birbaumer, N, Schmidt, RF (2006). Biologische Psychologie. Heidelberg: Springer.

Boström, P, Wu, J, Jedrychowski, MP et al. (2012). A PGC1-α-dependent myokine that drives brown-fat-like development of white fat and thermogenesis. Nature, 481: 463–468.

Ehlert, U (2011). Das endokrine System. In U Ehlert, R von Känel (Hrsg.), Psychoendokrinologie und Psychoimmunologie (S. 3–36). Heidelberg: Springer.

Fuchs, R, Klaperski, S (2012). Sportliche Aktivität und Stressregulation. In R Fuchs, W Schlicht (Hrsg.), Seelische Gesundheit und sportliche Aktivität (S. 100–121). Göttingen: Hogrefe.

Hollmann, W, Strüder, HK (2000). Gehirn, Psyche und körperliche Aktivität. Der Orthopäde 11, 948–956.

Hollmann, W, Strüder, HK (2009). Sportmedizin. Grundlagen für körperliche Aktivität, Training und Präventivmedizin. Stuttgart: Schattauer.

Kandel, ER, Schwartz, JH, Jessell, TM (2011). Neurowissenschaften. Eine Einführung. Heidelberg: Spektrum Akademischer Verlag.

Lourenco, MV, Frozza, RL, de Freitas, GB et al. (2019). Exercise-linked FNDC5/irisin rescues synaptic plasticity and memory defects in Alzheimer's models. Nature Medicine, 25: 165–175.

Olds, J, Milner, P (1954). Positive reinforcement produced by electrical stimulation of septal area and other regions of rat brain. Journal of Comparative and Physiological Psychology, 47: 419–427.

Pajonk, F-GB (2015). Neurobiologische und neuroendokrinologische Grundlagen. In VZ Markser, KJ Bär (Hrsg.), Sport- und Bewegungstherapie bei seelischen Erkrankungen (S. 18–35). Stuttgart: Schattauer.

Roth, G, Dicke, U (2006). Funktionelle Neuroanatomie des limbischen Systems. In H Förstl, M Hautzinger, G Roth (Hrsg.), Neurobiologie psychischer Störungen (S. 1–74). Heidelberg: Springer.

Roth, G, Strüber, N (2014). Wie das Gehirn Seele macht. Stuttgart: Klett-Cotta.

Rüegg, JC (2014). Gehirn, Psyche und Körper. Neurobiologie von Psychosomatik und Psychotherapie. Stuttgart: Schattauer.

Sallen, J (2018). Stress-Resistenz-Trainings für Topathleten. In R. Fuchs, M Gerber (Hrsg.), Handbuch Stressregulation und Sport (S. 505–535). Berlin: Springer.

Schulz, K-H, Meyer, A, Langguth, N (2012). Körperliche Aktivität und psychische Gesundheit. Bundesgesundheitsblatt-Gesundheitsforschung-Gesundheitsschutz, 55: 55–65.

Smith, PJ, Blumenthal, JA, Hoffman, BM, Cooper, H, Strauman, TA et al. (2010). Aerobic exercise and neurocognitive performance: A meta-analytic review of randomized controlled trials. Psychosomatic Medicine, 72: 239–252.

Von Dawns, B, Heinrichs, M (2018). Physiologische Stressreaktionen. In R Fuchs, M Gerber (Hrsg.), Handbuch Stressregulation und Sport (S. 67–78). Berlin: Springer.

3 Studien über seelische Störungen im Leistungssport

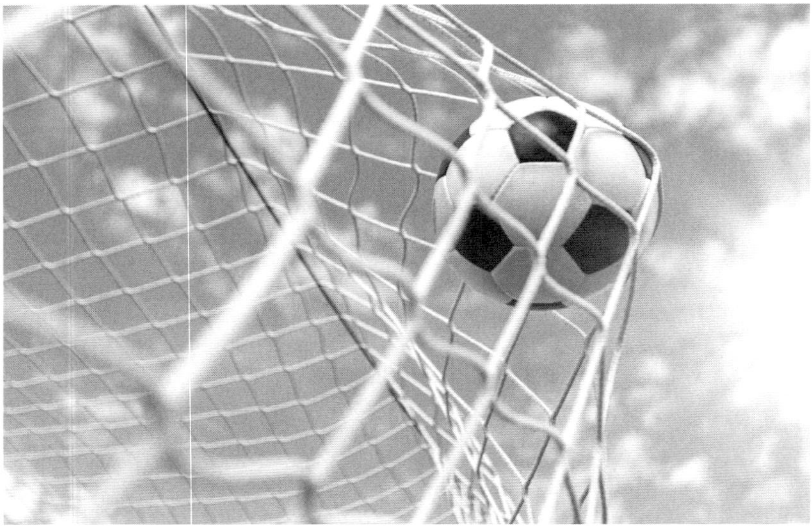

Es gibt verhältnismäßig wenig wissenschaftliche Studien über die seelische Gesundheit sowie Verbreitung und Häufigkeit von seelischen Störungen im Leistungssport. Jahrelang ging man davon aus, dass ein erfolgreicher Leistungssportler zwangsläufig gesund sein muss und dass eine seelische Störung sportlichen Erfolg unmöglich macht. Entsprechend mussten keine wissenschaftlichen Studien bemüht werden. Unterstützt wurde diese weitverbreitete Meinung in der Öffentlichkeit von den in vielen wissenschaftlichen Veröffentlichungen diskutierten Entwicklungs- und Selektionshypothesen.

Nach der Entwicklungshypothese unterstützt eine erfolgreiche sportliche Karriere die Ausbildung der mentalen Stärke. Und die Selektionshypothese besagt, dass sich im Leistungssport nur mental starke Sportler durchsetzen. Unabhängig von den jahrelangen Bemühungen um die Beweiskraft für die eine oder die andere Hypothese – entscheidend und folgenschwer war die Gleichsetzung der mentalen Stärke mit der seelischen Gesundheit. Leichtfertig wurde daraus gefolgert und danach verfahren, dass die erfolgreichen Sportler seelisch gesund sein müssen und dass es im Hochleistungssport keine seelischen Störungen geben kann. Diese Haltung wird zum großen Teil auch heute noch vertreten, obwohl es keine wissenschaftlich ernstzunehmenden Untersuchungen gibt, die das annähernd bestätigen könnten.

Die Sportler selbst wissen es schon seit langem besser. In einem Interview mit der Süddeutschen Zeitung 2010 spricht der ehemalige Torwart von Bayern München und der Deutschen Nationalmannschaft Oliver Kahn über die psychischen Störungen im Leistungssport. »Egal, ob man sich Andre Agassi anschaut oder Tiger Woods, eines ist bei Menschen im Hochleistungsbereich weit verbreitet: die Anfälligkeit für psychische Störungen. Dass Menschen, die sich in extremen Sphären bewegen, unter Ängsten, Depressionen oder Ähnlichem leiden, ist für mich nicht neu.«

Als immer mehr auch erfolgreiche Sportler bereit waren, über seelische Probleme zu reden, änderte sich auch die wissenschaftliche Diskussion. So verwundert es nicht, dass erst in den letzten Jahren vermehrt wissenschaftliche Forschungen zur seelischen Gesundheit im Leistungssport betrieben und mehr Studien veröffentlicht wurden.

Gefördert durch das Bundesinstitut für Sportwissenschaften wurde 2010 eine sozialwissenschaftliche Analyse zur Gesundheit im Spitzensport veröffentlicht (Thiel et al., 2010). Insgesamt wurden über 700 Leistungssportler aus Handball und Leichtathletik untersucht. Beinahe 50 % der Athleten berichteten über die Erschöpfungszustände, etwa 30 % gaben an, mindestens einmal im Monat an Schlafstörungen zu leiden, und mehr als 20 % litten unter gelegentlichen Depressionszuständen. Die Bewertung der Ergebnisse müsste aber einige Besonderheiten des Leistungssports berücksichtigen. Die Autoren machten die Erfahrung, dass die Sportler aufgrund der starken Fixierung auf die körperliche Leistungsfähigkeit und den Erfolg eine ausgeprägte Leidensfähigkeit entwickelt haben. Entsprechend ist davon auszugehen, dass die Athleten eine Bewertung des eigenen Zustandes dementsprechend vornehmen und viel seltener und später bereit sind, solche als Störungen anzuerkennen.

Im Jahre 2013 wurde eine durch die Deutsche Sporthilfe in Auftrag gegebene Studie veröffentlicht, für die über 1000 Hochleistungssportler und über 2000 Menschen aus der Bevölkerung durch Zufallsauswahl zum Thema Gesundheitsgefährdung befragt wurden (Breuer & Hallman, 2013). Dabei gaben 9,6 % der Athleten an, an einer Essstörung zu leiden. 9,3 % glaubten, an einer Depression zu leiden, und weitere 11,4 % der Sportler waren der Meinung, bei sich Symptome eines Burn-out-Syndroms zu erkennen. Selbst wenn der Kenntnisstand über die jeweiligen Krankheitsbilder unter den Athleten stark variieren dürfte, sind die Zahlen besorgniserregend und zeugen von dem bislang verkannten Risiko für die seelische Gesundheit im Leistungssport. Dieser Tatbestand wird noch unterstrichen durch weitere Erhebungsergebnisse in der Studie, wonach 10,8 % der Athleten regelmäßig Schmerzmittel zu sich nehmen und sogar 40,5 % von ihnen bereit waren, bewusst gesundheitliche Risiken in Kauf zu nehmen. Erstaunlicherweise schätzen die Athleten ihre Lage und Gefährdung im Vergleich zur Gesamtbevölkerung durchaus realistisch ein. Während bei der Bevölkerung 12,7 % Existenzangst als Motiv des Handels ansieht, sind es bei den Athleten 57,7 %. Bei den Fragen nach dem sozialen Druck der Umgebung und dem Erfolgsdruck waren die Unterschiede noch deutlicher. Während in der Bevölkerung 26,9 % an sozialen Erwartungen und 63,6 % an Erfolgsdruck leiden, sind es bei den Athleten erstaunliche 79,8 % und 88,6 %.

International gibt es ähnliche Erhebungen mit vergleichbaren Ergebnissen.

2015 wurden 224 australische Athleten mithilfe von Fragebögen zum Thema seelische Störungen befragt (Gulliver et al., 2015). Insgesamt gaben 46,4 % der Sportler an, schon Erfahrungen mit seelischen Störungen gemacht zu haben. Im Einzelnen klagten 27,2 % über eine Depression, 22,8 % über eine Essstörung, 26,3 % berichteten über soziale Ängste, Panikattacken oder eine generalisierte Angststörung. Das zeigt ein deutlich höheres Aufkommen der seelischen Störungen als in der Allgemeinbevölkerung und ist vergleichbar mit bislang bekannten Erhebungen im Leistungssport. Die Interpretation der Ergebnisse und ein Vergleich mit der Allgemeinbevölkerung kann aufgrund der methodischen Begrenzungen nicht direkt gezogen werden. Dazu bedarf es weiterer methodisch hochwertigerer Untersuchungen. Die Ergebnisse decken jedoch unmissverständlich den Bedarf an Ausweitung der medizinischen Betreuung in diesem Bereich auf und zeigen einen großen Bedarf an qualifizierter epidemiologischer Forschung im Leistungssport.

In den Jahren 2008 und 2009 wurden retrospektiv Befunde der jährlich stattfindenden psychologischen und medizinischen Untersuchung von 13 % der französischen Hochleistungssportler ausgewertet (Schaal et al., 2011). Ziel der repräsentativen Untersuchung war die Beurteilung der seelischen Gesundheit der Athleten. 16,9 % gaben an, aktuell oder erst kürzlich an einer seelischen Störung zu leiden oder gelitten zu haben. Die häufigste Störung in dieser Untersuchung war die generalisierte Angststörung, gefolgt von nicht näher bezeichneten Essstörungen. Die Autoren betonen in der Diskussion zwei wichtige Ergebnisse der Studie: Wie in vielen anderen Untersuchungen konnte ein Geschlechterunterschied festgestellt werden. Bei den Frauen litten 20,2 % an einer seelischen Störung, bei den Männern waren es 15,1 %. Und es wurden sportartspezifische Unterschiede deutlich. In den ästhetischen Sportarten wie Gymnastik, Eiskunstlaufen oder Synchronschwimmen wurde deutlich mehr die generalisierte Angststörung registriert als in anderen Sportarten. Erklärt wurde der Unterschied mit dem sportartspezifischen Umstand der direkten Bewertung seitens der Schiedsrichter, Trainer und Teamkollegen. Bei der Interpretation der Ergebnisse muss der Umstand berücksichtigt werden, dass die Untersuchung der Athleten durch Psychologen und Ärzte ohne psychiatrische, psychosomatische oder psychotherapeutische Ausbildung erfolgte.

In der Literatur werden vor allem zwei Ereignisse angeführt, die die Anfälligkeit für psychische Störungen im Leistungssport deutlich erhöhen: Verletzungen und das Karriereende. Neben der Unsicherheit über die Fortsetzung der sportlichen Laufbahn kommt es dann zu einer Unterbrechung der körperlichen Aktivität und zum Wegfall der oft jahrelang gewohnten Tagesstruktur. Dazu kommen noch ausbleibende sportliche Erfolge und Bestätigungen vonseiten der Zuschauer und der Medien. Bei Karriereende wird es vielen Sportlern erst bewusst, dass die intensivste und erfolgreichste Zeit eines Lebensabschnitts zu Ende ist, die auf einem anderen Gebiet kaum zu wiederholen ist. Oft wird man sich erst dann der vernachlässigten, aber für die Lebensbewältigung dringend notwendigen Fähigkeiten bewusst. Damit erscheinen die finanziellen Schwierigkeiten vieler erfolgreicher und ehemals reicher Sportler wie beispielsweise Mike

Tyson und verschiedener nordamerikanischer Basketball- und Footballspieler bereits 5 Jahre nach dem Karriereende leichter nachvollziehbar. Auch eine Befragung ehemaliger Fußballspieler zeigte besorgniserregende Ergebnisse. Etwa 40 % von ihnen leiden an Depressionen und Angstzuständen (Gouttebarge et al., 2015).

Genauso wie die Sportler sind auch die Trainer und Schiedsrichter den immer steigenden Leistungsdruck und -erwartungen ausgesetzt. Beide Berufsgruppen wurden bislang fast vergessen und mit den Belastungen allein gelassen. Die Trainer tragen in der Regel die alleinige Verantwortung für den sportlichen Erfolg und müssen immer komplexere Aufgaben und Funktionen bewältigen. Neben den Trainingsaufgaben müssen sie immer mehr Zeit und Energie für die Öffentlichkeitsarbeit und die Erhaltung der seelischen Gesundheit der Spieler aufwenden. Da die Ausbildung diesen Teil nur unzureichend ernst nimmt, sind die Trainer heutzutage immer größeren psychischen und sozialen Belastungen ausgesetzt und müssen immer häufiger die Karriere krankheitsbedingt unterbrechen. Dann werden Erschöpfungszustände meist als Burn-out oder Stoffwechselerkrankung beschrieben.

Die Schiedsrichter werden insbesondere durch die mittlerweile vollständige Videoüberwachung starken Belastungen, Beschimpfungen und nicht selten körperlichen Angriffen ausgesetzt. Die seelische Gesundheit der Trainer und Schiedsrichter war bislang nur in Einzelfällen das Thema der öffentlichen Diskussion. Entsprechend gibt es kaum methodisch verwertbare wissenschaftliche Untersuchungen dazu.

Im Jahre 2016 wurde in einer Studie der Versuch unternommen, alle bis 2015 veröffentlichten Untersuchungen zum Thema seelische Gesundheit und Hochleistungssport nach ihrer methodischen Qualität und Beweiskraft systematisch einzuordnen (Rice et al., 2016). Von den insgesamt 2279 Datensätzen aus den bekannten Suchmaschinen (PubMed, EMBASE, SPORTSiscus, PsychINFO, Cochrane Database und Google Scholar) blieben nur 60 Studien mit hoher methodischer Qualität und Beweiskraft im Sinne der evidenzbasierten (nachweisorientierten) Medizin. Diese betrafen vor allem die erhöhten Risiken für depressive Erkrankungen und Angststörungen im Hochleistungssport.

Die relativ geringe Anzahl an methodisch hochwertigen wissenschaftlichen Untersuchungen und Veröffentlichungen in diesem Bereich ist insgesamt das Resultat von lange vorherrschenden Vorurteilen, Stigmatisierungen und der Verleugnung der seelischen Belastungen und Störungen im Leistungssport. Unterstützt wurde diese Einstellung in vielen wissenschaftlichen Diskussionen durch die bereits beschriebene Entwicklungshypothese und die Selektionshypothese. Mittlerweile werden diese Hypothesen durch die immer größer werdende Zahl an Berichten und Studien über die seelischen Störungen der erfolgreichen Sportler viel differenzierter diskutiert und machen allmählich den Weg frei für die dringend notwendige Forschung in diesem Bereich.

Literatur

Breuer, C, Hallman, K (2013). Dysfunktionen des Spitzensports: Doping, Match-Fixing und Gesundheitsgefährdungen aus Sicht von Bevölkerung und Athleten, Bundesinstitut für Sportwissenschaften.

Gouttebarge, V, Frings-Dresen, MHW, Sluiter, JK (2015). Mental and psychosocial health among current and former professional footballers. Occupational Medicine, 65 (3), 190 – 196.

Gulliver, A, Griffiths KM, Mackinnon, A et al. (2015). The mental health of Australian elite athletes. Journal of Science and Medicine in Sport, 18: 255 – 261.

Rice, SM, Purcell R, De Silva S et al. (2016). The mental health of elite athletes: A narrative systematic review. Sports Medicine, 46: 1333 – 53.

Schaal K. et al. (2011). Psychological balance in high level athletes: Gender-based differences and sport-specific patterns. PLoS One, 6 (5).

Süddeutsche Zeitung (3.4.2010). Oliver Kahn: »Irgendwann war das Rad überdreht.« Interview mit Oliver Kahn. Abgerufen von https://www.sueddeutsche.de/sport/oliver-kahn-irgendwann-war-das-rad-ueberdreht-1.22343

Thiel, A, Mayer, J, Digel H (2010). Gesundheit im Spitzensport: Eine sozialwissenschaftliche Analyse. Schorndorf: Hofmann-Verlag.

4 Affektive Störungen und Übertrainingssyndrom

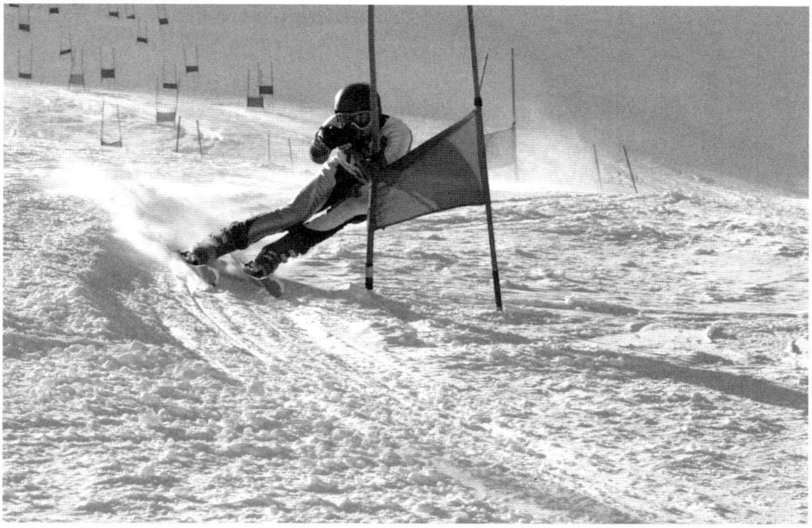

4.1 Symptome der Depression und Manie

Die Depression ist eine der häufigsten seelischen Störungen und wird neben der reinen Manie und der bipolaren Störung zu den affektiven Erkrankungen gezählt. Die Erkrankungen haben gemeinsam, dass sie episodisch auftreten und in der Regel nach einer gewissen Zeit wieder verschwinden. Nach den diagnostischen Kriterien der ICD-10-Klassifikation zählen eine getrübte Grundstimmung, Interessen- und Freudlosigkeit und Antriebsminderung bzw. Energieverlust sowie Müdigkeit zu den Hauptsymptomen einer Depression. Als Zusatzsymptome gelten verminderte Konzentration und Aufmerksamkeit, reduziertes Selbstvertrauen, Schuldgefühle, pessimistische Zukunftsperspektiven sowie verminderter Appetit, Schlafstörungen und Suizidgedanken. Die Patienten wirken an ihrer Umwelt deutlich weniger emotional beteiligt. Sie grübeln sehr häufig und machen sich intensive Gedanken und Sorgen. Je nach der Anzahl der Haupt- und Zusatzsymptome unterscheidet man eine leichte, mittelgradige und schwere depressive Episode. Je schwerer die Depression ist und je länger sie dauert, umso häufiger kommen auch Selbstmordgedanken vor. Es ist wichtig zu erwähnen, dass diese Symptome mindestens 2 Wochen anhalten müssen und nicht mit einer kurzzeitigen »schlechten Laune« bei Gesunden verwechselt werden dürfen.

Neben diesen psychischen Symptomen kommen häufig auch körperliche Symptome während depressiver Episoden vor und beeinträchtigen die körperlichen

Funktionen. So kommen mehr als die Hälfte der später als depressiv diagnostizierten Patienten mit körperlichen Beschwerden zum Hausarzt. Besonders im Sportbereich sind es oft körperliche Schmerzen, Muskelverspannungen, metabolische Störungen oder unklare Infektionen, die zunächst monatelang erfolglos behandelt werden und die Diagnose einer Depression erschweren können.

Manische Störungen sind gekennzeichnet durch gehobene Stimmung, gesteigertem Antrieb und rastloser Aktivität; sie verlaufen auch in Episoden. In schwerer Ausprägung kommt es zu einem verminderten Schlafbedürfnis, Rededrang, gereizte Stimmung und unkontrolliertem Umgang mit Geld.

Bipolare Störungen können als seelische Erkrankungen mit extremen Schwankungen der Stimmung, des Antriebs und der Aktivität bezeichnet werden. Zwischen den Phasen befinden sich die Menschen weitgehend im seelischen Gleichgewicht und ausgeglichener Stimmung.

4.2 Studienlage und Häufigkeit des Vorkommens

Depressionen zählen zu den häufigsten Erkrankungen überhaupt (Murray & Lopes, 1996). Sie werden aber in Bezug auf ihre individuelle und gesellschaftliche Bedeutung häufig unterschätzt. Von 100 Personen erkranken neu pro Jahr ein bis zwei an einer Depression (Jahresinzidenz). Die Lebenszeitprävalenz, das bedeutet das Risiko, im Laufe des Lebens an einer Depression zu erkranken, liegt in Deutschland wie auch international bei 16 bis 20 % (Ebmeier, 2006). In einer Studie zur Gesundheit mittels Selbstauskunft wurde in der ersten Erhebungswelle bei Erwachsenen in Deutschland (DEGS1) ein Lebenszeitrisiko einer diagnostizierten Depression von 11,6 % gefunden (Jacobi et al., 2014). So liegt die Anzahl der Menschen in Deutschland, die in einem Zeitraum von 12 Monaten an einer unipolaren Depression erkranken, bei ca. 6,2 Millionen (Jacobi et al., 2004).

Es wurde lange Zeit darüber diskutiert, ob Depressionen bei Leistungssportlern seltener oder häufiger vorkommen. Die Frage ist bisher nicht abschließend geklärt. Eine Metaanalyse aus dem Jahr 2017, die die Daten von über 1500 Leistungssportlern untersuchte, fand keine Unterschiede zur Normalbevölkerung (Gorczynski et al., 2017). In einer Befragungsstudie (Frank et al., 2013) an 162 deutschen Leistungssportlern wurden bei 15 % der erwachsenen professionellen Athleten depressive Symptome festgestellt. Bei den jungen professionellen Sportlern waren es sogar 20 %. Die Anfälligkeit der jugendlichen und jungen erwachsenen Athleten für eine Depression wurde auch in anderen Studien bestätigt.

Vereinzelte Studien berichten über ein vermehrtes Auftreten depressiver Symptome bei Profisportlern, insbesondere nach Verletzungen und nach einer erzwungenen Trainingspause. Andere Studien sehen ein vermehrtes Auftreten der depressiven Episode bei Sportlern nach dem Ende der Karriere und bei Sportlern mit Gehirnerschütterungen in der Vorgeschichte (Guskiewicz, 2007). In einigen Studien wird berichtet, dass die Sportler nach einer Gehirnerschütterung dreimal häufiger an einer Depression erkranken und vermehrt Selbstmordgedanken haben. Es sind vor allem die Boxer und American Football Spieler, an denen der

Zusammenhang zwischen Kopfverletzungen mit Gehirnfunktionsstörung und Depression untersucht und beschrieben wurde (Erlanger, 1999).

In einer Studie an Collegeathleten mit depressiver Episode nach einer Gehirnerschütterung konnten auch Einschränkungen der neurokognitiven Funktionen wie Reaktionszeit und Erinnerung festgestellt werden (Kontos et al., 2012).

In den letzten Jahren wurden vermehrt Untersuchungen mit Fußballspielern durchgeführt, bei denen ein Zusammenhang zwischen Kopfzusammenstößen, Depression, neuroanatomischen Veränderungen und Entzündungszeichen im Gehirn hergestellt wurde (Koerte et al., 2016). Dies ist deshalb so bedeutsam, weil die Neuroinflammation (Entzündung von Nervengewebe) immer wieder auch als eine mögliche Depressionsursache diskutiert wird.

In einer Befragung der Fußballerinnen der deutschen Bundesliga (Prien et al., 2017) klagten 32,3 % über depressive Symptome während ihrer Karriere. Die deutlich höhere Prävalenz bei den Fußballerinnen im Vergleich zur Allgemeinbevölkerung hängt möglicherweise mit der Erhebungsmethode zusammen, zeigt aber auch das Ausmaß der Risiken für die seelische Gesundheit, die bislang offenbar unterschätzt wurden.

Laut einer Studie mit australischen Sportlern (Gulliver et al., 2015) leiden 27,2 % der untersuchten Athleten an einer Depression. Auch wenn die Methode der Selbstauskunft mithilfe der Fragebögen kritisch bewertet werden muss, unterstreichen die Befunde den Bedarf an Forschung in diesem bislang vernachlässigten Gebiet des Leistungssports.

Ähnlich wie in der Allgemeinbevölkerung wird auch im Spitzensport über vermehrtes Auftreten der Depression bei den weiblichen Athleten berichtet. Erklärt wird das meistens neben den physiologischen Geschlechtsunterschieden mit den zusätzlichen geschlechts- und rollenspezifischen Belastungen, denen vor allem junge Athletinnen ausgesetzt sind (Baron et al., 2013). Es lassen sich auch sportartspezifische Unterschiede in der Prävalenz einer Depression feststellen. Demnach seien Individualsportler häufiger von depressiven Syndromen betroffen als Mannschaftssportler. Jedoch ist hierbei die Datengrundlage bei weitem noch nicht ausreichend und die Diskussion über die Gründe erst im Anfang begriffen.

Gouttebarge und Kollegen (2015) aus den Niederlanden beschäftigten sich mit psychischen Gesundheitsproblemen sowohl aktueller als auch ehemaliger Profifußballspieler. Die untersuchten Athleten spielen bzw. spielten bei international erfolgreichen Clubs in Australien, Irland, Neuseeland, Schottland, in den Niederlanden und den USA. 26 % der aktuellen und 39 % der ehemaligen Profifußballer zeigten demnach Symptome einer Depression. Diese Ergebnisse verweisen auf einen möglichen Zusammenhang zwischen dem Rückzug aus dem Leistungssport und einem erhöhten Risiko, eine depressive Erkrankung zu entwickeln. Typischerweise entwickelt sich eine depressive Symptomatik erst nach 2 bis 3 Jahren nach Beendigung der sportlichen Laufbahn. Auch für verletzte Athleten scheint die Prävalenz für eine Depression deutlich höher zu sein.

Über die bipolare Störung im Leistungssport gibt es bislang kaum oder nur vereinzelt Berichte. Manische Stimmungen werden am häufigsten im Zusammenhang mit der Einnahme anaboler Steroide in Gewichts- und Kraftsportarten beobachtet (Malon et al., 1995).

4.3 Ursachen und Entwicklung der depressiven Störung

Die derzeitig in Deutschland verwendete ICD-Klassifikation beschreibt lediglich Symptome einer Erkrankung und nimmt keine Stellung zu den Ursachen der depressiven Störung. Eine Depression ist immer multifaktoriell bedingt und beruht nicht nur auf einer einzigen Ursache. Die Depression ist keine genetische Erkrankung im eigentlichen Sinne, vielmehr bestimmen biologische Faktoren wie Erbanlagen die Anfälligkeit für die Entwicklung einer Depression. Aus Adoptions- und Zwillingsstudien lassen sich Rückschlüsse auf eine Anfälligkeit für die Entwicklung einer Depression ziehen. Hinzu kommt eine Vielzahl an psychischen und sozialen Faktoren, die die Entstehung einer Depression begünstigen. Das bedeutet, dass unsere frühen Erfahrungen in der Ursprungsfamilie uns prägen. Sportler haben sowohl unterschiedliche Familienverhältnisse als auch verschiedene frühkindliche Beziehungserfahrungen und bringen entsprechend sehr unterschiedliche individuelle emotionale und soziale Kompetenzen mit in den Leistungssport. Das bedeutet, dass die Athleten auf psychische und psychosoziale Herausforderungen und Belastungen verschiedene Antwortmöglichkeiten entwickeln. So wurde in einer Studie von Jensen und Kollegen (2018) nicht nur bei 16,7 % der dänischen und schwedischen Fußballspieler depressive Symptome gefunden, sondern auch ein enger Zusammenhang mit der Persönlichkeitseigenschaft Perfektionismus und mit verschiedenen Ängsten.

Neben dem ausgeprägten Perfektionismus als Charaktereigenschaft werden auch körperliche Verletzungen, das Karriereende und vor allem der als Überforderung erlebte Dauerstress als Krankheitsursache immer wieder diskutiert. Durch ihre extreme Lebens- und Trainingssituation sind die Athleten auch großen psychischen und sozialen Belastungen ausgesetzt. Spitzensportler verbringen meist ihre gesamte Jugend in einem Leistungszentrum oder in einem Sportinternat und nicht in ihrer Herkunftsfamilie. Ihr Tagesablauf ist von frühester Kindheit an genau vorgegeben. Der Rückhalt aus der Familie und von engen Freunden ist nicht bei jedem Athleten immer gegeben.

Dem dauerhaften Leistungs- und Wettkampfdruck sind neben den Athleten selbst auch die Trainer, Physiotherapeuten und das gesamte Team ausgesetzt. Hinzu kommen oft Frustrationen und Kränkungen aufgrund von Misserfolgen oder Verletzungen, Versagensängste, Unzufriedenheit und mögliche Konflikte mit Trainern, Partnern oder Familien. Die frühkindlichen Beziehungserfahrungen und die Persönlichkeit des Sportlers entscheiden darüber, ob und wie der Sportler die Belastungen erlebt und mit diesen umgehen kann (Hammond et al., 2013). Trotz des immer häufiger angebotenen Stress- und Resilienztrainings lässt sich die Widerstandsfähigkeit nicht unbegrenzt verbessern.

Im Leistungssport spielt noch ein ganz anderer Faktor eine bedeutende Rolle. Aus verschiedenen Untersuchungen weiß man, dass multiple Kopfverletzungen bei einem Leistungssportler das Risiko, eine Depression zu entwickeln, um ein Vielfaches erhöhen können. Das hängt ganz erheblich von der Häufigkeit, der Schwere und der Mechanik der entsprechenden Verletzung ab (Yrondi et al., 2017).

Ein weiterer Schnittpunkt im Leben eines Sportlers ist das Karriereende. Der Sportler verliert seine für viele Jahre gewohnte Tages- und Lebensstruktur, vieles muss er nun selbst und anders organisieren. Viele Spitzensportler konzentrieren sich ausschließlich auf den Sport und vernachlässigen die berufliche Qualifikation. Nach Karriereende wird dieser Mangel oft unerwartet und schmerzhaft bewusst. Hinzu kommt der überraschend einsetzende Geltungsverlust. Die Aufmerksamkeit und der Ruhm, den ein Athlet während seiner aktiven Zeit erfuhr, sind möglicherweise bald Geschichte, weil andere, jüngere Sportler nun im Zentrum des öffentlichen Interesses stehen. Das alles kann sich negativ auf den Selbstwert, die Zufriedenheit und das seelische Gleichgewicht auswirken und die Entwicklung einer Depression begünstigen.

Es gibt seit Jahrzehnten viele wissenschaftliche Arbeiten über den Zusammenhang zwischen Stress, psychischer Gesundheit und sportlicher Aktivität in der Allgemeinbevölkerung, aber nur wenige Studien, die den Zusammenhang zwischen dem enormen Stress und der Entstehung einer Depression im Leistungssport untersuchen. Gerber und Kollegen (2011) konnten bei jungen Athleten in der Schweiz eine Korrelation zwischen Stresslevel und dem Entstehen von Depressionen finden. Sie warnen davor, Leistungssport als einen Stresspuffer zu betrachten. Aber sportlicher Wettbewerb im Hochleistungsbereich führte wiederum zunächst zu einer Reduktion depressiver Symptome, weniger empfundenem Stress und zu einem besseren Schlaf. Offenbar bedarf es weiterer methodisch anspruchsvoller Untersuchungen an größeren Sportlergruppen über längere Zeiträume, um den Zusammenhang zwischen empfundenem Stress und der Entwicklung einer Depression besser verstehen zu können

4.4 Schwierigkeiten der Diagnostik

Depressive Stimmung und depressive Symptome sind nicht mit einer diagnostizierten Depression gleichzusetzen. Da Leistungssportler schon sehr früh lernen, sich auf den Wettkampf zu konzentrieren und alle für den sportlichen Erfolg unpassenden Emotionen zu verdrängen, ist die Diagnose einer Depression im Leistungssport eine Herausforderung, auch für den erfahrenen Psychiater. Das mentale Training und die sportpsychologischen Techniken verbessern zwar die Wettkampffähigkeit, erschweren aber oft die rechtzeitige diagnostische Einschätzung einer depressiven Entwicklung. Die Athleten werden mental immer stärker, lernen immer besser, sich auf den Wettkampf zu konzentrieren, und können immer besser die depressiven Stimmungen verdrängen. Sie verfügen lange Zeit über eine beeindruckende mentale Stärke bei gleichzeitigem Vorliegen von subklinischen Symptomen. Wie schon oft betont: Mentale Stärke und seelische Gesundheit sind nicht gleichbedeutend. Noch immer gelten die depressiven Symptome als Schwäche und noch immer sind seelische Störungen in der Gesellschaft und besonders im Leistungssport stigmatisiert. Die Sportler möchten weder vor den anderen noch vor sich selbst als schwach erscheinen oder unfähig sein, eigene Stimmungen zu kontrollieren. Deshalb verwundert es nicht, dass die meisten depressiven Menschen beim Hausarzt zuerst über körperliche Beschwerden klagen. Im Leistungssport dürfte das noch ausgeprägter sein. Der Umstand verdeutlicht aber auch die Notwendigkeit der zusätzlichen Fortbildungen der Trainer, Sportmediziner und Sportpsychologen in diesem Bereich. Umso wichtiger erscheint es, frühzeitige und regelmäßige sportpsychiatrische Untersuchung in einen Gesamtbehandlungsplan aufzunehmen und die enge Zusammenarbeit aller Berufsgruppen zu intensivieren.

Es gibt unzählige Screeninginstrumente für die Früherkennung einer Depression, aber nur wenige sind im Sportbereich getestet worden. Als erste grobe Orientierung ergeben sie oft bis zu 50 % falsch-positive Ergebnisse. Ein für den Leistungssport entwickelter Fragebogen ist der Baron-Fragebogen, abgekürzt BDSA (Baron Depression Screener for Athletes), bei dem jede der zehn Fragen mit 0 (nie), 1 (zeitweise über einen Zeitraum von 2 Wochen) oder 2 (meistens über einen Zeitraum von 2 Wochen) bewertet wird (Baron et al., 2013):

1. I feel sad even after a good practice session or successful competition. (Ich fühle mich traurig, auch wenn ich erfolgreich trainiert habe oder im Wettkampf erfolgreich war.)
2. I rarely get pleasure from competing anymore and have lost interest in my sports. (Ich empfinde kaum noch Freude am Wettkampf und habe das Interesse an meinem Sport verloren.)
3. I get little or no pleasure from my athletic successes. (Ich habe kaum oder keine Freude an meinen sportlichen Erfolgen.)
4. I am having problems with my appetite and weight. (Ich habe keinen Appetit und Probleme, mein Gewicht zu halten.)
5. I do not feel rested and refreshed when I wake up. (Beim Erwachen fühle ich mich nicht ausgeruht und frisch.)
6. I am having problems maintaining my focus and concentration during training and competition. (Ich habe Schwierigkeiten, mich während des Trainings und während des Wettkampfs zu fokussieren und meine Konzentration aufrechtzuhalten.)
7. I feel like a failure as an athlete and person. (Ich habe das Gefühl, als Athlet und Mensch versagt zu haben.)
8. I cannot stop thinking about being a failure and quitting sports. (Ich kann den Gedanken nicht loswerden, ein Versager zu sein und mit dem Sport aufzuhören.)
9. I am drinking alcohol or taking supplements to improve my mood. (Ich trinke Alkohol oder nehme etwas, um meine Stimmung aufzuhellen.)
10. I have thoughts of ending my life. (Ich habe die Gedanken, mein Leben zu beenden.)

Bei einem Gesamtergebnis von 5 oder mehr sollten sich unbedingt weiterführende sportpsychiatrische diagnostische Maßnahmen anschließen. Der Fragebogen wurde mittlerweile auch im Sportbereich auf Validität erfolgreich getestet.

Die Diagnostik depressiver Symptome umfasst einen Komplex verschiedener Untersuchungen. Beginnend mit einer ausführlichen Befragung zu aktuellen Beschwerden, Problemen und möglichen Vorerkrankungen des Sportlers, wird auch die aktuelle sportspezifische Lebenssituation des Athleten erfragt. Das Gespräch ist das wichtigste diagnostische Instrument und sollte, wenn möglich, auch die nächsten Angehörigen miteinbeziehen. Wie alle seelischen Störungen ist auch die Depression eine Erkrankung des gesamten Menschen und kann nicht nur anhand der psychischen Symptome diagnostiziert werden. Vielmehr müssen auch mögliche körperliche Ursachen und Erkrankungen ausgeschlossen werden. Deshalb sind zunächst allgemeinmedizinische Untersuchungen notwendig, um eine körperliche Grunderkrankung, die auch eine depressive Erkrankung mitbeeinflussen kann, auszuschließen:

- Laboruntersuchung: Im Blutbild kann man Infektionen oder eine Blutarmut feststellen.
- Zucker: Diese Blutglukosebestimmung ist wichtig, damit eine Stoffwechselerkrankung ausgeschlossen werden kann.
- Elektrolyten: Diese Untersuchung ist besonders bei den Ausdauersportarten oder als Folge der verminderten Nahrungsaufnahme in gewichtsabhängigen Sportarten aussagekräftig, weil Konzentrationsverschiebungen von Elektrolyten bei Dehydratation und Fehlernährung auftreten können.
- Leberwerte: Mit der Enzymbestimmung der Leber kann man unter anderem den schädlichen Gebrauch von Alkohol und anderen Substanzen feststellen.
- Schilddrüsenfunktionsprüfung: Eine unbehandelte und unentdeckte Hormonstörung kann die Stimmung der Sportler sowohl in Richtung Depression als auch in Richtung Manie wesentlich beeinflussen.

Letztlich ist nach Auswertung aller Befunde entscheidend, ob es sich um eine depressive Episode handelt, bei der Haupt- und Nebensymptome nach ICD-Klassifikation mindestens 14 Tage andauern. Für die Sportler ist es wichtig, welcher Schweregrad der Episode vorliegt, damit die Behandlungs- und Trainingsplanung danach ausgerichtet und mit den Therapeuten besprochen werden können.

4.5 Differenzialdiagnose: Übertrainingssyndrom

Das Übertrainingssyndrom ist der Zustand chronischer Überlastungsreaktion mit dem Gefühl der Erschöpfung, verzögerter Erholung und nachlassender Leistungsfähigkeit trotz anhaltendem oder gesteigertem Trainingsaufwand. Neben dem Leistungsabfall leiden die Sportler in unterschiedlicher Ausprägung an Schlafstörungen, Kopfschmerzen, Unruhe, Appetitmangel, Antriebsstörung, Interessenlosigkeit, Herzrhythmusstörungen, vermehrter Infekt- und Verletzungsanfälligkeit sowie in schweren Stadien an eindeutigen Symptomen einer Depression. Je ausgeprägter die Überforderung ist, umso mehr kommen die depressiven Symptome im Übertrainingssyndrom zum Vorschein. Deshalb neigt ein Sportmediziner eher dazu, ein Übertrainingssyndrom zu diagnostizieren, und ein Sportpsychiater könnte im gleichen körperlichen und seelischen Zustand eine depressive Störung erkennen. Die Unterscheidung kann aber auch für beide Berufsgruppen sehr schwierig und manchmal unmöglich sein.

Im Gegensatz zur Depression kommt es zum Übertrainingssyndrom oft nach einer veränderten Intensität des Trainings oder des Wettkampfs, bei anhaltenden latenten körperlichen Erkrankungen, Ernährungsumstellung, häufigen interkontinentalen Reisen mit anschließenden Schlafstörungen, aber auch bei psychischen und sozialen Belastungen in der aktuellen Lebenssituation der Athleten.

Das Phänomen des Übertrainings ist im Leistungssport vermutlich genauso alt wie der Leistungssport selbst. Schon auf dem ersten deutschen Kongress der Sportmedizin 1912 in Oberhof wurde über den Vortrag zum Thema Sportübertreibung diskutiert (Greiner & Arndt, 2004). Seit Jahrzehnten gibt es wissenschaftliche Arbeiten zum Thema Überforderung und Übertrainingssyndrom. Meistens sind es sportmedizinische Untersuchungen, die entweder körperliche Folgeerscheinungen beschreiben oder sich mit den möglichen körperlichen Frühzeichen des Syndroms beschäftigen.

Der Leistungssport ist definiert als ein ständiges Bemühen, die bestehende Leistungsgrenze zu verschieben und zu steigern. Die gesamte Trainingsplanung und Trainingssteuerung sind darauf gerichtet, die richtige Balance zwischen Beanspruchung und Erholung für jeden einzelnen Athleten zu finden. Den Zeitpunkt zu finden, wann der Athlet mit der nächsten Stufe des Trainings beginnen kann, die dann in der sogenannten Superkompensationsphase die Leistungssteigerung bedeutet, ist eine der schwierigsten Entscheidungen im Leistungssport. Sie hängt nicht nur von den oft hilfreichen körperlichen Parametern und von den Fragebögen zur Beanspruchung und Erholung ab. Sie ist vielmehr auch von dem jeweiligen seelischen Zustand des Athleten und von seiner Gesamtpersönlichkeit abhängig.

Es gibt Berichte, wonach in Langlaufdisziplinen etwa 60 % der Athleten mindestens eine Episode des Übertrainingssyndroms in ihrer Laufbahn erlebt haben. In einer Untersuchung an schwedischen jungen Athleten verschiedener Sportarten konnten in 37 % der Fälle Anzeichen des Übertrainingssyndroms gefunden werden. Bei den Individualsportarten waren mit 48 % deutlich mehr Sportler betroffen als in den Mannschaftssportarten mit 30 % (Markser et al., 2016).

Durch die zunehmende Professionalisierung und Wettkampfdichte gibt es kaum ausreichend Zeit für Erholung und Regeneration. Deshalb ist es nicht verwunderlich, dass die erfahrenen Trainer mittlerweile davon ausgehen, dass jeder Leistungssportler mindestens einmal in seiner Karriere den Zustand der Überforderung und des Übertrainings in unterschiedlicher Ausprägung erlebt. Zusätzlich wird beobachtet, dass der Sportler nach einer Erschöpfungsphase in den folgenden 3 Jahren in 80 bis 90 % der Fälle erneut ein Übertrainingssyndrom erleidet. Die Zahlen ähneln denen der Depression, wonach eine Episode die Anfälligkeit für weitere Episoden deutlich erhöht.

Seit Jahren gibt es auch unterschiedliche Versuche, die Früherkennung zu verbessern und somit ein Übertrainingssyndrom frühzeitig zu verhindern. Beginnend mit der Messung der psychomotorischen Geschwindigkeit, die auch bei depressiven Störungen frühzeitig verlangsamt ist, über die Bestimmung der neuroendokrinologischen Dysregulation, Laktatkurvenmessung, Funktionsbeeinträchtigungen der Lymphozyten und Infektanfälligkeit bis hin zum Erholungs-Stress-Fragebogen, haben alle Versuche bislang keinen sicheren Erfolg gebracht. Ein wesentlicher Grund für das bisherige Scheitern liegt hauptsächlich in der Weigerung, das Übertrainingssyndrom als gesamtmedizinisches und ganzheitliches Problem der Athleten zu sehen. Die einseitige Konzentration auf die somatischen Folgeerscheinungen oder psychischen Befindlichkeiten sind wichtige Bausteine in der Diagnostik, werden aber dem eigentlichen Problem der Athleten nicht gerecht. Nach Auswertung der bisherigen Einzelbefunde hat das Gehirn, neben seiner Aufgabe der Koordination der muskulären Aktivität, auch eine zentrale Rolle in der Auswertung und Koordination von ankommenden biochemischen, neuroendokrinologischen und neuroimmunologischen Parametern. Beim Versagen der psychischen Schutzfunktionen scheint dem Gehirn die Aufgabe zuzukommen, auf diese Weise die körperliche Gesundheit der Athleten zu schützen.

Die psychische Fähigkeit des Sportlers, die Leistungsgrenze behutsam zu steigern und gleichzeitig auf die Belastungsgrenze zu achten, ist eine individuell früh erworbene Erfahrung im Umgang mit den wichtigsten Bezugspersonen und mit sich selbst. Nicht jeder Sportler hat in dieser Hinsicht gute Erfahrungen sammeln können und hatte die Möglichkeit, die entsprechende psychische Fähigkeit der Selbstwahrnehmung und des Selbstschutzes zu entwickeln. Entsprechend ist die Fähigkeit individuell unterschiedlich und für jeden Athleten einzigartig. Deshalb ist sowohl der Beginn als auch das Ende eines Übertrainingssyndroms nicht nur ein körperliches, sondern auch ein seelisches Geschehen. Am Anfang steht die Herausforderung, die Belastungsgrenze zu erkennen und zu respektieren, und das Ende ist oft eine klinische behandlungsbedürftige depressive Störung.

Morgan und Mitarbeiter haben in diesem Zusammenhang schon 1987 eine kontinuierliche Begleitung der Athleten und Untersuchung der Stimmungsparameter während der gesamten sportlichen Laufbahn gefordert. Eingebettet in eine kontinuierliche sportpsychiatrische Betreuung der Athleten und seines gesamten seelischen Gesundheitszustandes können sowohl sportmedizinische Parameter als auch der in der Sportpsychologie entwickelte Erholungs-Belastungs-Fragebogen für Sportler wertvolle Hilfen leisten. Erst dann kann man besser verstehen, warum ein Sportler bei vergleichbarer aktueller Belastung in seiner Lebenssituation mit den Überforderungs- und Übertrainingssymptomen reagiert und ein anderer sein Training weiter ungemindert fortsetzen kann.

Um das Übertrainingssyndrom zu verhindern, werden heutzutage Interventionen zur Förderung der Stressresistenz angeboten, die unter dem Stress-Resistenz-Training zusammengefasst werden können. Dabei werden Stress-Resistenz-Trainings in verschiedenen Formaten (Anti-Stress-Training, Stressbewältigungstraining, Stressmanagementtraining, Training zur Stressprävention) und für verschiedene Zielgruppen (spezielle Trainings für Kinder, für Jugendliche und für Erwachsene) angeboten. Auch für Leistungssportler spielt das Stress-Resistenz-Training eine immer größere Rolle. Interventionen des Stress-Resistenz-Trainings sollen dem Ausbau der sportlichen Leistungsfähigkeit (Leistungsoptimierung) und der Beseitigung von mentalen Beeinträchtigungen bzw. Störungen der sportlichen Leistungsfähigkeit dienen. Überwiegend greifen Sportler auf multimodale Interventionen zurück, also variable Kombinationen verschiedener Bestandteile wie Aufmerksamkeitstraining, Fokussierung, Hypnose und Meditation.

Wie alle Maßnahmen, die wirken, hat auch diese Vorgehensweise Nebenwirkungen. Ohne die Einbindung in eine nachhaltig sportpsychiatrische Versorgung können die Stress-Resistenz-Trainings auch erhebliche Gefahren für die seelische Gesundheit der Athleten bedeuten. Durch die antrainierte Widerstandsunempfindlichkeit gegenüber dem Stress optimiert sich zwar in der Regel die Leistungsfähigkeit, gleichzeitig wächst aber auch durch das Verschieben und Missachten der Belastungsgrenzen die Gefahr für die seelische Gesundheit des Sportlers.

Für den Leistungssportler entscheidend ist die Frage, wie man ein diagnostiziertes Übertrainingssyndrom behandeln kann und vor allem wann er wieder mit dem Training beginnen kann. Der Schwergrad und die Ausprägung der depressiven Symptome entscheiden über die Notwendigkeit der psychotherapeutischen und psychopharmakologischen Maßnahmen und auch über die Wiederaufnahme des Trainings. Grundsätzlich ist sowohl bei dem Übertrainingssyndrom im Leistungssport wie auch bei der Depression nichtsportlich aktiver Patienten wichtig, zunächst Gesundheitssport zu betreiben. Dies bedeutet, dass die Gesundheit und nicht die Leistungssteigerung das Ziel jeglicher sportlicher Betätigung ist. Da man sich aus bereits beschriebenen Gründen nicht darauf verlassen kann, dass die Sportler bei der Rückkehr in das Trainingsprogramm psychisch fähig sind, die eigenen Belastungsgrenzen einzuhalten und zu beachten, sollte man sich anfangs an den physiologischen Parametern orientieren, wie einige englische Sportpsychiater raten. Nach einer vollständigen Unterbrechung von 2 Wochen folgt ein langsam ansteigendes Training auf einem niedrigen Belastungsniveau. In der ersten Woche wird eine Belastung von 20 bis 30 Minuten täglich mit einer maximalen Herzfrequenz von 120 Schlägen pro Minute bei 1 bis 2 trainingsfreien Tagen empfohlen. In den darauffolgenden 6 bis 12 Wochen sollte eine Belastung mit einer Herzfrequenz von etwa 160 Schlägen pro Minute angestrebt werden. Erst nach Auswertung der körperlichen Befunde und des seelischen Zustandes sollte in Absprache mit dem Trainer, Sportmediziner und Sportpsychiater die Belastung individuell variabel weiter gesteigert werden. In der Literatur gibt es keine allgemeine, verbindliche Empfehlung, außer dass die Gesundheit der Athleten Vorrang vor der sportlichen Leistung haben muss und die Wiederaufnahme des Trainings individuell in Abhängigkeit von möglichen Gefahren geplant werden sollte.

4.6 Behandlung der Depression

Die Diagnose einer depressiven Erkrankung bedeutet nicht das Ende der Karriere. Wird eine depressive Episode frühzeitig erkannt und mit qualifizierter Unterstützung behandelt, sind eine deutliche Besserung der Symptomatik und die Fortsetzung der Karriere zu erwarten.

Für die Wahl der adäquaten Behandlungsmethode ist der Schweregrad der Störung entscheidend. Jeder Sportler ist bestrebt, trotz notwendiger Behandlung, im Training und im Wettkampf zu bleiben. Bei leichten und mittelgradigen Episoden ist das möglich und oft sogar therapieunterstützend. Dabei sind es vor allem ambulante psychotherapeutische Maßnahmen, die erfolgreich angewandt werden können. Als Behandlungsmethoden kommen, abhängig von den Therapiezielen und der Persönlichkeit, kognitive Verhaltenstherapie und tiefenpsychologische Psychotherapie in Betracht. Für den Leistungssport ist erfahrungsgemäß die kognitive Verhaltenstherapie geeigneter, die handlungsorientiert ist und sich mit der Änderung der falsch gelernten Gewohnheiten im Denken, Fühlen und Verhalten beschäftigt.

In den verhaltenstherapeutischen Sitzungen werden Fragen der strengen Selbstbewertung (»Ich kann gar nichts«) und Selbstverurteilung, von hohen und unrealistischen Ansprüchen an sich und die eigene Leistungsfähigkeit sowie die Themen des Gleichgewichts zwischen Belastung und Erholung bearbeitet. Im Rahmen des sozialen Kompetenztrainings werden die für einen Sportler wichtigen Themen und schwierigen Situationen wie der Umgang mit den Medien, dem ständigen Leistungsdruck, Konflikte mit dem Trainer oder innerhalb der Mannschaft besprochen und gemeinsam nach besseren Lösungen gesucht. Das Behandlungsziel ist dabei, die für den Sportler gesünderen und effektiveren Gewohnheiten im Denken, Fühlen und Verhalten zu trainieren.

Für die Behandlung einer mittelschweren bis schweren depressiven Episode ist häufig eine Therapie notwendig, bei der Psychotherapie und Pharmakotherapie kombiniert sind. Auch wenn die Sportler alles daransetzen, ohne Medikamente das Training fortsetzen zu können, reicht manchmal alleinige ambulante Psychotherapie nicht aus. Um die eingetretene Störung effektiver zu behandeln, ist dann eine zusätzliche medikamentöse Behandlung sinnvoll. Und bei Versagen der ambulanten Maßnahmen muss, wie bei den schweren körperlichen Erkrankungen auch, eine teilstationäre oder stationäre Behandlung empfohlen werden.

Antidepressiva werden in der Psychiatrie seit mehr als 60 Jahren zur Behandlung der Depression eingesetzt. Sie beeinflussen die Konzentration der Botenstoffe (Neurotransmitter) zwischen den Nervenzellen und entfalten ihre stärkste Wirkung bei den schweren depressiven Episoden. Es gibt keine methodisch anspruchsvollen wissenschaftlichen Untersuchungen über die antidepressive Wirkung der einzelnen Medikamente bei Leistungssportlern. Aus den einzelnen Berichten kann man schließen, dass derzeit vor allem selektive Serotonin-Wiederaufnahmehemmer (SSRI) wie Fluoxetin, Bupropion und Citalopram bevorzugt eingesetzt werden. Die Auswahl des Medikamentes muss aufgrund der spezifischen Wirkungen und Nebenwirkungen individuell und sorgfältig mit den

Sportlern besprochen und geplant werden. Obwohl die Antidepressiva nicht auf der Liste der verbotenen Substanzen stehen, empfiehlt es sich, vor dem Behandlungsbeginn die aktuelle Stellungnahme der Nationalen Anti Doping Agentur (NADA) zu erfragen. Auch die Anfrage bei dem betreffenden Sportverband ist wichtig, weil es abweichende Regelungen geben kann.

Die Athleten interessiert vor allem die Frage, ob die eingesetzten Medikamente die Leistungsfähigkeit negativ beeinträchtigen. Auch dazu gibt es keine eindeutigen wissenschaftlichen Daten. Der Leichtathlet Derrick Atkins gewann bei den Olympischen Spielen 1996 in Atlanta die Goldmedaille im 400-Meter-Hürdenlauf, obwohl er aufgrund von depressiver Stimmung, Schlafstörungen und Suizidgedanken Antidepressiva nahm. Nach eigener Aussage habe er sie vor dem Rennen abgesetzt.

Die US-amerikanische Skirennläuferin und mehrfache Gewinnerin des Gesamtweltcups Lindsey Vonn spricht offen über ihre immer wiederkehrenden depressiven Episoden und hat vor, erst nach Beendigung ihrer Karriere die Antidepressiva abzusetzen.

In einigen Sportlerkreisen gibt es seit Jahrzehnten die verbreitete Meinung, dass die Antidepressiva vom SSRI-Typ (selektive Serotonin-Wiederaufnahmehemmer) auch bei Gesunden das Wohlbefinden verbessern und Wettbewerbsvorteile bringen. In den USA war lange Zeit das Antidepressivum Fluoxetin (Prozac®) beliebt. Obwohl es keine eindeutigen wissenschaftlichen Beweise dafür gibt und man eher vor unerwünschten Nebenwirkungen warnen muss, steigt offenbar auch in Deutschland die Einnahme. In einer Studie von Reinartz (2014) an 11 500 Hochleistungssportlern zwischen 1999 und 2008 wurde ein im Vergleich zur Gesamtbevölkerung um das Sechsfache höherer Anstieg der Antidepressivaeinnahme festgestellt. Betroffen waren vor allem Athleten aus den Ausdauersportarten.

4.7 Suizid

Obwohl es seit Jahrzehnten Berichte über Suizide von Athleten gibt, existiert bislang keine Statistik über die Zahl der Suizidversuche und vollendeten Suizide im Leistungssport. Wissenschaftliche Untersuchungen und Veröffentlichungen zum Thema sind ebenfalls rar. Beide Tatsachen tragen wesentlich zur Tabuisierung des Themas bei und verstärken die damit einhergehende vernachlässigte Aufklärung und Prävention.

Im Jahre 2005 veröffentlichte Baum eine Auswertung der medizinischen Literatur über 35 Jahre und fand 71 Beschreibungen versuchter oder vollendeter Suizide (Baum et al., 2005). Darunter waren 61 männliche und 10 weibliche Sportler mit einem durchschnittlichen Alter von 22,3 Jahren. Die meisten von ihnen spielten American Football.

Suizidgefährdung besteht bei verschiedenen seelischen Zuständen und Störungen, die mit selbstschädigendem Verhalten einhergehen. Vor allem schwere Depressionen gehen sehr häufig mit Suizidgedanken einher. Bei anderen seelischen Zuständen ist die Gefährdung häufig nicht so einfach zu erkennen. Viele Extremsportarten sind Varianten der Selbstgefährdung, die aber vom Zuschauer und Athleten selbst nicht als solche gesehen werden. Häufig sind es massive und unerwartete Ereignisse wie Verletzungen oder Karriereende, die eine Depression nach sich ziehen und eine Suizidgefährdung heraufbeschwören können. Manchmal werden die Krisen von Alkohol- oder Drogenmissbrauch begleitet, die an sich schon Selbstgefährdung darstellen. Des Weiteren sind es oft narzisstische Kränkungen bei sensiblen und perfektionistischen Persönlichkeiten, die eine Suizidgefährdung zur Folge haben können. Auch Essstörungen sind zu erwähnen, die im Sportbereich überproportional häufig vorkommen. Abgesehen von oft begleitenden depressiven Episoden sind Essstörungen seelische Erkrankungen mit der höchsten Sterblichkeitsrate. Ungefähr 18 % der meist Patientinnen mit einer Anorexia nervosa sterben an medizinischen Komplikationen oder Suizid (Deutsches Ärzteblatt, 2008).

Für die erfolgreiche Prävention der Suizidgefährdung im Leistungssport sind mehrere Maßnahmen notwendig. Zunächst ist eine qualifizierte Weiterbildung der Trainer und Berufsgruppen im Sportbereich über die beschriebenen Risikosituationen ein erster wichtiger Schritt. Eine weitere Maßnahme ist die Einschätzung des Suizidrisikos und der Notwendigkeit, professionelle Hilfen zu suchen. Es ist wichtig zu verstehen, dass man ein offenes Gespräch darüber führen kann und sollte. Die Angst, dass man den Menschen vielleicht erst auf die Idee bringt, sich das Leben zu nehmen, ist unbegründet. Im Gegenteil, ein solch offenes Gespräch wird häufig auch als entlastend empfunden. Viele Betreuer im Sportbereich wissen nicht, wie sie die Aussagen der Sportler bewerten sollen. Wichtig ist es, bei ernstzunehmenden lebensmüden Gedanken von Athleten einen im Sport erfahrenen Psychiater um professionelle Hilfe und die Einschätzung des Suizidrisikos zu bitten. Die Psychiater werden dann das Risiko von den allgemeinen Fantasien über den Tod, den Drang, sich zu verletzen, bis hin zu den konkreten Suizidplänen einschätzen und die notwendigen Behandlungsmaßnahmen treffen.

Und zuletzt ist es für die Trainer und Betreuer wichtig zu wissen, dass ein Entschluss für den Suizid häufig lange Zeit vorbereitet wird und dass es nicht selten Anzeichen gibt, die Entwicklung dorthin zu erkennen. Der österreichische Psychiater Erwin Ringl hat viele Gespräche mit Überlebenden geführt und drei Gemeinsamkeiten entdeckt, die man seitdem als »präsuizidales Syndrom« bezeichnet und für die Einschätzung der Suizidgefährdung nutzt:

1. Einengung: Die Welt und die eigenen Möglichkeiten werden immer kleiner und eingeengter erlebt. Die Einengung betrifft die Gefühle, das Denken und das Verhalten mit der Konsequenz der Isolation, Passivität und Arbeitsunfähigkeit.
2. Aggressionsumkehr: Die meist stille und gehemmte Aggression richtet sich in Gedanken mit Selbstverurteilungen und Selbstabwertungen zunehmend gegen den Betroffenen selbst.
3. Suizidfantasien: Die Flucht aus der Realität beflügelt die Fantasien, in denen die Gedanken an den Tod immer größeren Raum einnehmen. Mit den Vor-

stellungen über die Handlungsplanung wird die Suizidgefährdung immer größer. Unmittelbar vor dem Suizid kommt es beim Betroffenen oft zu einer Beruhigung, die von Außenstehenden als Besserung missverstanden wird.

Im Leistungssport sind es besonders zwei Phasen, die eine verlässliche Einschätzung erschweren können. Zum einem ist es die beginnende Einengung der Emotionen, des Denkens und der Kontakte und dann wieder die Beruhigung unmittelbar vor dem Suizid und nach dem Entschluss über die Ausführung. Oft werden der Rückzug und die Einengung der Sportler als Konzentration auf den Wettkampf missverstanden und falsch interpretiert. Sehr schnell sagt man, dass der Athlet sich im »Tunnel« befindet, in dem die Außenwelt ausgeblendet ist und nur der Wettkampf zählt. Auch hier ist eine gute und enge Beziehung das wichtigste Instrument. Wenn man den Sportler lange kennt und den Kontakt auch in der Wettkampfvorbereitung hält, besteht eine gute Möglichkeit, seinen seelischen Zustand richtig einzuschätzen.

Literatur

Baron, D, Reardon, CL, Baron, SH (2013). Clinical Sports Psychiatry. An International Perspective. Chichester, West Sussex: Wiley-Blackwell.

Baum, AL (2005). Suicide in athletes: A review and commentary. Clinical Sports Medicine, 24: 853 – 869.

Deutsches Ärzteblatt (2008). Essstörungen. Einfluss auf Suizidrisiko. Heft 5, Mai 2008.

Ebmeier, KP, Donaghey, C, Steele, JD (2006). Recent developments and current controversies in depression. Lancet, 367: 153 – 167.

Erlanger, DM, Kutner, KC, Barth, JT, Barnes, R (1999). Neuropsychology of sports-related head injury: Dementia Pugilistica to Postcussion Syndrom. Cilinical Nuropsychology, 13: 193 – 2019.

Frank, R, Nixdorf, I, Beckmann, J (2013). Depressionen im Hochleistungssport: Prävalenzen und psychologische Einflüsse. Deutsche Zeitschrift für Sportmedizin, 64: 320 – 326.

Gerber, M, Holsboer-Trachsler, E, Pühse, U et al. (2011). Elite sport is not an additional source of distress for adolescents with high stress levels. Perceptual and Motor Skills, 112: 581 – 599.

Gorczynski, PF, Coyle, M, Gibson, K (2017). Depressive symptoms in high-performance athletes and non-athletes: A comparative meta-analysis. British Journal of Sports Medicine, 0: S.1 – 8.

Gouttebarge, V, Frings-Dresen, MH, Sluiter JK (2015). Mental and psychosocial health among current and former professional footballers. Occupational Medicine, 65: 190 – 196.

Greiner E, Arndt KH (2004). Der erste deutsche Sportärztekongress 1912 – Programm für ein Jahrhundert. Deutsche Zeitschrift für Sportmedizin, 55: 310 – 314.

Gulliver, A, Griffiths, KM, Mackinnon, A, Batterham, PJ, Stanimirovic, R (2015). The mental health of Australian elite athletes. Journal of Science and Medicine in Sport, 18: 255 – 261.

Guskiewicz, KM, Marshall, SW, Bailes, J et al. (2007). Recurrent concussion and risk of depression in retired professional football player. Medicine and Science in Sport and Exercise 39 (Seite 903 – 909).

Hammond, T, Gialloreto, C, Kubas, H, Davis, H (2013). The Prevalence of Failure-Based Depression Among Elite Athletes. Clinical Journal of Sports Medicine, 23: 273 – 277.

Jacobi, F, Höfler, M, Strehle, J et al. (2014). Psychische Störungen in der Allgemeinbevölkerung – Studie zur Gesundheit Erwachsener in Deutschland und ihr Zusatzmodul Psychische Gesundheit (DEGS1-MH). Nervenarzt, 85: 77 – 87.

Jensen, SN, Ivarsson A, Fallby J, Dankers S, Elbe AM (2018). Depression in Danish and Swedish elite football players and its relation to perfectionism and anxiety. Psychology of Sport and Exercise, 36: 147 – 155.

Koerte, IK, Mayinger, M, Muehlmann, M et al. (2016). Cortical thinning in former professional soccer players. Brain Imaging and Behavior, 10: 792 – 798.

Kontos, AP, Covassin, T, Elbin, RJ, Parker, T (2012). Depression and neurocognitive performance after concussion among male and female high school and collegiate athletes. Archieves of Physical Medicine and Rehabilitation, 93: 1751 – 1756.

Malone, DA Jr, Dimeff, RJ, Lombardo, JA, Sample, RH (1995). Psychiatric effects and psychoactive substance use in anabolic-androgenic steroid users. Clinical Journal of Sports Medicine, 5: 25 – 31.

Markser, ZV, Curie, A, Mc Allister-Williams, R (2016). Mood Disorders. In A Currie, B Owen (Eds), Sports Psychiatry (S. 31 – 52). Oxford University Presss.

Morgan, WP, Brown, DR, Raglin, JS et al. (1987). Psychological monitoring of overtraining and staleness. British Journal of Sports Medicine, 21: 107 – 14.

Murray, CJ, Lopez, AD (1996). The global burden of disease. A comprehensive assessment of mortality and disability from diseases, injuries, and risk factors in 1990 and projected to 2020. Cambridge: Harvard University Press

Prien, A, Prinz, B, Dvořák, Junge, A (2017). Health problems in former elite female football players: Prevalence and risk factors. Scandinavian Journal of Medicine and Science in Sports, 27: 1404 – 1410.

Reinartz, A (2014). Untersuchungen zur Prävalenz von Psychopharmaka im Hochleistungssport mittels gaschromatographisch-massenspektrometrischer Analyse von Dopingkontrollproben. Dissertation. Sporthochschule Köln.

Yrondi, A, Brauge, D, LeMen, J, Arbus, C, Pariente, J (2017). Depression and sports-related concussion: A systematic review. Presse Médicale, 46: 890 – 902.

5 Essstörungen

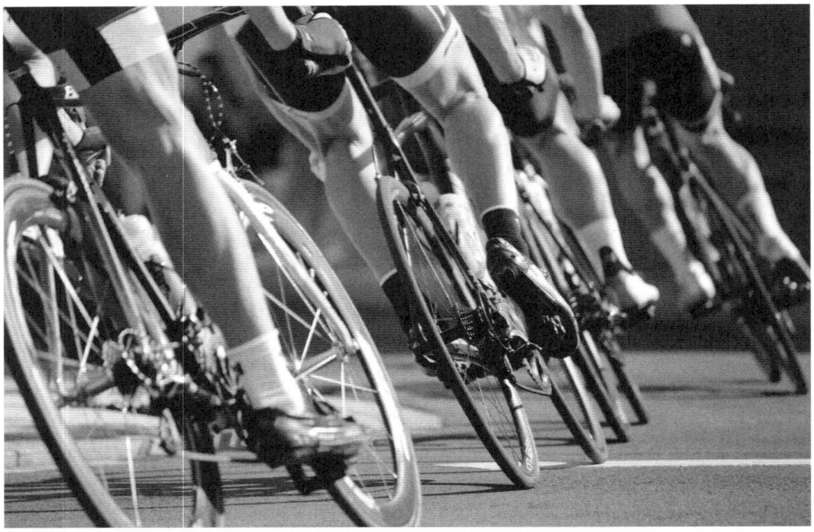

5.1 Leistungssport als Risiko für Essstörungen

Selten kann man die Arbeit der Athleten an den körperlichen und seelischen Belastungsgrenzen besser beobachten als bei Essstörungen. Und selten wird die Diagnose so schwierig und die Verleugnung der Gefahr so eindringlich wie in den ästhetischen und gewichtsabhängigen Sportarten. Man gewöhnt sich daran, Hunger zu haben, und lebt und trainiert jahrelang am Gewichtslimit. Viele Sportler verinnerlichen die Devise »mehr verbrennen als essen«. Einige schaffen es, mit 200 kcal am Tag noch über lange Zeit erstaunliche sportliche Leistungen zu vollbringen. Zum Vergleich: Ein Gewichtheber verbrennt durchschnittlich ca. 6000 kcal am Tag.

Eine optimale Ernährung und das passende Körpergewicht sind für die Leistungssportler von grundlegender Bedeutung und entscheiden oft über Erfolg oder Niederlage. Dabei bezieht sich das ideale Körpergewicht im Leistungssport nicht auf die Gesundheit, sondern auf die jeweilige Sportdisziplin. Da mit einem intensiven und systematischen Training mittlerweile schon in der Kindheit begonnen wird und die jungen Sportler in den Wachstumsphasen ihren Körper besonders kritisch wahrnehmen, stellt der Leistungssport ein zusätzliches Risiko für die Ausbildung einer Essstörung dar. Zu den körperlichen Veränderungen in der Adoleszenz und den modebedingten Rollenerwartungen ist oft die Leistungserwartung an den Körper die letzte zusätzliche Belastung bei der Entwicklung der subklinischen und klinischen Symptome einer Essstörung.

Wie alle seelischen Erkrankungen ist auch die Essstörung das Resultat einer multifaktoriellen biopsychosozialen Ätiologie. Die Erklärungsmodelle beschreiben eine Interaktion von genetischen, neurobiologischen, soziokulturellen und psychischen Faktoren. Dabei spielen individuelle Risikofaktoren eine entscheidende Rolle. Leistungssport wird als ein möglicher Risikofaktor für die Entwicklung einer Essstörung seit vielen Jahren diskutiert. Es ist bekannt, dass die meisten Störungen im Jugendalter auftreten, da es während dieser Zeit zu schnellem Wachstum und Körperveränderungen kommt. In diesem Alter beginnt auch das intensive Training im Leistungssport, was bei manchen Athleten zu einer zusätzlichen Belastung führen kann. Die neue Trainingssteuerung nach High-Tech-Methoden und die sogenannten Sportler nach Maß mit der genauen Messung der physiologischen Parameter während des Trainings stellen ein neues Risiko dar. Vor allem, weil sie die Athleten verleiten, auf Kosten des eigenen Körpergefühls die vorgegebenen Parameter zu erfüllen. Je früher mit dem Leistungssport begonnen wird, umso größer ist das Risiko.

Die Leistungssportler sind gezwungen, während der gesamten sportlichen Laufbahn an der Grenze zwischen Leistungsoptimierung einerseits und Gewichtskontrolle andererseits zu trainieren. Aufgrund des trainingsbedingten Muskelzuwachses bleibt das Körpergewicht im Normbereich und die Erkrankung oft lange Zeit unerkannt. Die Tatsache, dass ein Teil der Sportler die sportartspezifische Gewichtsreduktion wieder aufgeben kann, andere aber behandlungsbedürftig bleiben, kann als Hinweis für die bedeutende Rolle der Primärpersönlichkeit des Sportlers für die Genese der Erkrankung verstanden werden. Ungeachtet der Diskussion über die sportspezifischen Essstörungen als eigenständige Erkrankungen kann aber als gesichert gelten, dass die Bedingungen des Leistungssports ein erhöhtes Risiko für die Entwicklung der Essstörungen darstellen.

5.2 Studienlage und Häufigkeit des Vorkommens

Seit Jahrzehnten gibt es wissenschaftliche Untersuchungen, die belegen, dass Leistungssportler deutlich gefährdeter sind, an einer Essstörung zu erkranken, als der Rest der Bevölkerung.

Bei australischen Athletinnen konnten Byrne und MacLean 2002 nachweisen, dass im Vergleich zu 1 % in der Allgemeinbevölkerung 15 % der Sportlerinnen in ästhetischen Sportarten Symptome der Anorexie oder Bulimie aufweisen.

Sundgot-Borgen und Torstveit (2004) stellten in einer großangelegten Studie mit 1620 norwegischen Leistungssportlern fest, dass 20,1 % der weiblichen Athleten im Vergleich zu 9 % der Vergleichsgruppe und 7,7 % der männlichen Athleten im Vergleich zu 0,5 % der Vergleichsgruppe an einer Essstörung (Anorexia nervosa, Bulimia nervosa und nicht näher bezeichneten Formen) leiden. Besonders wertvoll ist diese Studie, weil auch über 600 männliche Athleten untersucht wurden. Bezogen auf die unterschiedlichen Sportarten gab es 42 % Athleten mit einer Essstörung in den ästhetischen Sportarten, bei den Ausdauersportarten waren es 24 %, in den technischen Sportarten betrug die Rate 17 % und in den Ballsportarten 16 %.

Essstörungen sind allgemein häufiger bei Frauen anzutreffen. Im Leistungssport sind aber auch die Männer im Vergleich zu nichtsporttreibenden Personen einem höheren Risiko ausgesetzt, subklinische Symptome zu entwickeln. In einer Untersuchung mit 59 Ruderern und 25 Ringern konnte festgestellt werden, dass 11 % subklinische Symptome einer Essstörung aufwiesen (Thiel et al., 1993).

In einer Untersuchung im Jahr 2009 wurde die Prävalenz von Essstörungen bei männlichen Athleten in Ausdauersportarten mit 10 %, im gewichtsabhängigen Sport mit 17 % und in den Antigravitationssportarten wie Skispringen, Klettern und Hochsprung sogar mit 42 % angegeben (Rosendahl et al., 2009).

Neuere Untersuchungen gehen von einer Prävalenz von 3 bis 17 % der Essstörungen bei Athleten aus (Thiemann et al., 2015). Verglichen mit der Häufigkeit von 0,5 bis 1 % in der Allgemeinbevölkerung sind die Zahlen im Leistungssport insgesamt besorgniserregend.

5.3 Sportspezifische Essstörungen

Sport-Anorexie (Anorexia athletica)

Bei der Anorexia nervosa liegt das Körpergewicht mindestens 15 % unter der Altersnorm, was einem BMI von weniger als 17,5 entspricht (BMI errechnet sich aus dem Körpergewicht in Kilogramm dividiert durch das Quadrat der Körpergröße in Meter). Normal liegt der BMI bei Männern zwischen 20 und 25 und bei Frauen zwischen 19 und 24.

Neben deutlich erhöhten Häufigkeiten der klinischen Diagnose Anorexie im Leistungssport wurde seit Jahrzehnten auch ein vermehrtes Auftreten der subklinischen Symptome beobachtet. Dabei handelt es sich um sportbedingte einzelne Beschwerden, die auf eine Essstörung hindeuten, aber aufgrund des Fehlens der vollständigen Diagnosekriterien nicht als solche diagnostiziert werden können. Viele Sportler verspüren den starken Drang, ihre Nahrungsaufnahme zu verringern und das Körpergewicht zu reduzieren, sind äußerst kritisch und ablehnend dem eigenen Körper gegenüber und riskieren die körperlichen Folgeerscheinungen wie Müdigkeit, Konzentrationsschwäche, Elektrolytstörungen, Herzrhythmusstörungen, Menstruationsstörungen, Osteoporose und Knochenbrüche. Die Athleten können aber aufgrund des intensiven Trainings ihre Muskelmasse vergrößern und erreichen dadurch problemlos die 85 % des Körpergewichts der Altersnorm. Mit den in der Psychiatrie, Psychotherapie und Psychosomatik üblichen ICD-10- und DSM-IV-Klassifikationskriterien kann damit eine Essstörung nicht diagnostiziert werden. Diese Beobachtungen führten zu der Einführung des Begriffs Anorexia athletica von Smith (1980) und Pugliese und Kollegen (1983), um deutlich zu machen, dass es sich hier um eine sportspezifische und gewollte Essstörung handelt, die zum Ziel hat, die Leistungsfähigkeit in bestimmten Sportarten zu steigern. Geplant ist die Rückkehr zu gesunden Essgewohnheiten und damit zum Verschwinden der Symptome nach der Karriere, was leider nicht in allen Fällen gelingt. Von der Anorexia athletica betroffen sind vor allem Athletinnen in den ästhetischen Sportarten, Ausdauer- und Gewichtsklassensportarten.

1994 wurde das Risiko für die Entwicklung eines Vollbildes der Anorexia nervosa im Sportbereich von einer norwegischen Forschergruppe erkannt und das Konzept der Anorexia athletica modifiziert (Sundgot-Borgen, 1994). Es wurde deutlich, dass die Abgrenzungen zu einer voll ausgeprägten Essstörung in der Praxis schwierig und eher graduell sind. Als Merkmale zur besseren Unterscheidung einer Anorexia athletica wurden folgende Kriterien empfohlen:

- Die Motivation für die Reduktion des BMI oder des Körperfetts ist sportbezogen und nicht das Ergebnis der Sorge um das Dicksein.
- Typisch sind wettkampfbezogene Körpergewichtschwankungen.
- Die Anorexia athletica verschwindet nach dem Karriereende.

In der Konsequenz bedeutet das für die betreuenden Ärzte, dass die übliche Diagnoseklassifikation mit dem Kriterium BMI im Leistungssport nur begrenzt angewandt werden kann. Es sind sportspezifische Kenntnisse erforderlich, um rechtzeitig den Verdacht auf die Entwicklung einer Essstörung stellen zu können.

Da man nicht wissen kann, auf welche individuelle Vulnerabilität die sportbedingten Essgewohnheiten treffen, muss in Anbetracht der schnellen Chronifizierung und gefährlichen körperlichen Komplikationen jeder Verdacht auf eine Anorexia athletica ernst genommen werden und von im Sport erfahrenen Psychiatern in ihrem Verlauf begleitet werden.

Eine weitere differenzialdiagnostische Schwierigkeit im Leistungssport ist oft die Unterscheidung der Essstörung von der Sportsucht. Intensives Training ist im Leistungssport die Grundvoraussetzung des Erfolgs. Gleichzeitig wird es als Mittel benutzt, um das Körpergewicht zu regulieren. Neben den individuellen biologischen und psychosozialen Faktoren gibt es zunehmend auch neurobiologische Befunde, die dazu beitragen, den Zusammenhang besser zu verstehen und zu erklären.

Gewichts- und Appetitregulation erfolgt im Hypothalamus nach hormonellen Rückmeldungen aus der Peripherie des Körpers. Längerfristige Nahrungskarenz führt zu einer Veränderung von Metaboliten unterschiedlichster Ebenen der verschiedenen Regelkreise von Hypothalamus, Hypophyse, Schilddrüse, Nebenniere, Leber, Ovarien bis hin zum Fettgewebe (Schorr & Miller, 2017). Dabei spielt offenbar das Hormon Leptin, das überwiegend von Fettzellen produziert wird und lange Zeit als Wundermittel gegen Übergewicht galt, eine wichtige Rolle. Im Blut korreliert der Leptinserumspiegel mit dem BMI und dem prozentualen Anteil der Fettmasse am Gesamtkörpergewicht. Mittlerweile weiß man, dass die Reduktion des Hungergefühls nicht nur von der Konzentration, sondern auch von der Aufnahme und Verwertung des Leptins in den Zellen abhängt. Außerdem hat man festgestellt, dass die Hungerphasen nicht nur mit sinkendem Leptinspiegel, sondern auch mit gesteigerter körperlicher Aktivität einhergehen. Inwieweit diese neurobiologischen Mechanismen zusätzlich dazu führen, dass die Athleten mehr trainieren, mehr Muskelmasse aufbauen und über längere Zeit Hungergefühl unterdrücken können, ist derzeit noch nicht genügend erforscht (Holtkamp et al., 2006).

Athletinnen-Trias (Female Athlete Triad)

Im Jahre 1992 wurde von der Amerikanischen Sportmedizinischen Gesellschaft ein Symptomtrias beschrieben, die häufig bei heranwachsenden Frauen im Leistungssport vorkommt (Otis et al., 1997). Es handelt sich um ein durch unzureichende Ernährung bedingtes vermindertes Energieniveau, ein Ausbleiben der monatlichen Regelblutung und eine hormonmangelbedingte Osteoporose. Was zunächst von Vorteil sein kann, vor allem in gewichtabhängigen Sportarten, wendet sich bei manchen Athletinnen ins Gegenteil. Während die Häufigkeit der Symptomentrias in der Literatur mit 0 bis 16 % stark variiert, ist das Vorkommen von einem oder zwei Symptomen mit 50 bis 60 % recht hoch und konstant (Barrack et al., 2013).

Das problematische an dem Übersehen der Störung ist das chronische Energiedefizit, das durch das körperliche Talent lange ausgeglichen werden kann, aber langfristig den Körper veranlasst, auf Sparmodus zu gehen. Die Konsequenzen sind Störungen der Hypothalamus-Hypophysen-Achse mit reduzierter Hormonproduktion und daraus folgenden Menstruationsstörungen und Osteoporose. Früherkennung ist für den Erfolg der Behandlung entscheidend, weil gerade in der Adoleszenz eine adäquate Ernährung und normale Hormonfunktion für das Körperwachstum dringend gebraucht werden.

Um die Prävention in diesem Bereich zu verbessern und die Vollausprägung der Symptome der Athletinnen-Trias und Essstörungen allgemein zu verhindern, hat das Internationale Olympische Komitee 2005 vorgeschlagen, vermehrt das relative Energiedefizit im Sport (RED-S) als Richtlinie des Handels zu beachten (Mountjoy et al., 2014). Dabei entscheidend ist die Energieverfügbarkeit. Sie wird errechnet, indem von der täglichen Energiezufuhr der Energieverbrauch abgezogen und durch die fettfreie Körpermasse geteilt wird. Für die Aufrechterhaltung der gesunden physiologischen Funktionen sind etwa 45 kcal/kg/Tag notwendig. Deutliche körperliche Beeinträchtigungen sind bei weniger als 30 kcal/kg/Tag zu befürchten (Curie, 2016).

Adipositas athletica

Eine bislang kaum beachtete sportspezifische Essstörung ist die Adipositas athletica. Hierbei haben die Athleten weit über die Norm erhöhte Körpergewichte und einen erhöhten Fettanteil. Anzutreffen ist die Störung vor allem bei Sumoringern und Langstreckenschwimmern. Die Störung wurde 2011 von Berglund und Kollegen beschrieben, um die sportbedingten Ursachen, die schwierige diagnostische Einschätzung und die medizinischen Risiken zu betonen.

Bei Extremschwimmern schützt Übergewicht und ein übermäßiger Fettanteil vor der Unterkühlung und hält die Körpertemperatur oft auch nach 50 Kilometern noch bei 37 Grad Celsius. Ein Sumoringer profitiert von hohem Körpergewicht und nach unten verlagertem Schwerpunkt des Körpers. Um dieses Körpergewicht zu erreichen, werden systematisch spezielle Mastkuren durchgeführt. Die dadurch erreichten sportlichen Vorteile werden langfristig von Herz-Kreislauf-Krankheiten und einer sehr geringen Lebenserwartung von 38 bis 45 Jahren in ihr Gegenteil verkehrt.

Sport-Bulimie (Exercise-Bulimie)

Diese Essstörung ist am häufigsten in ästhetischen und gewichtsabhängigen Sportarten zu beobachten. Bisher nicht als eigenständige Diagnose anerkannt und kaum untersucht, wird die Sport-Bulimie bis heute in ihrer Gefährdung für die Gesundheit der Athleten stark unterschätzt. Um das Körpergewicht zu reduzieren, werden nach Heißhungeranfällen und Essattacken Trainingsintensität und Trainingshäufigkeit gesteigert. Da die Differenzialdiagnose schwierig und die Übergänge zu anderen Formen der Essstörung häufig zu erwarten sind, kommt der Benennung der Störung eine wichtige Funktion zu. Es ist sowohl für die Früherkennung als auch für die zukünftige Forschung von Bedeutung, an der Bezeichnung festzuhalten, weil körperliche Folgeerscheinungen für die Athleten schwerwiegend und oft lebensbedrohlich sein können.

5.4 Schwierige Diagnosesuche und Screeninginstrumente

Trotz klarer Vorgaben der Internationalen Klassifikationen ICD-10 und DSM-IV ist die Diagnose der Essstörungen im Leistungssport auch für im Sport erfahrene Psychiater eine Herausforderung. Zum einen sind die Athleten gewohnt und trainiert, alle psychischen und körperlichen Störungen, die die Wettbewerbsfähigkeit beeinträchtigen könnten, zu ignorieren, zu verdrängen und zu verheimlichen. Die eigentliche Gefahr besteht dabei weniger im Verheimlichen vor anderen als vielmehr im Verheimlichen vor sich selbst, also im Nicht-wahrhaben-Wollen, im Verdrängen. Zudem verlangen die Besonderheiten vieler sportlicher Disziplinen von den Sportlern gerade das Einhalten bestimmter Körpergewichte und Körpermaße, um erfolgreich sein zu können.

Die Unterscheidung, was sportlich notwendig und was schon individuell aus der innerseelischen Konfliktlage der Athleten bedingt ist, fällt schwer und ist oft in Wettkampfzeiten unmöglich. Dieser Umstand unterstreicht noch einmal das Risiko für die seelische Gesundheit in ästhetischen, gewichtabhängigen, Antigravitationssportarten und Ausdauersportarten und betont, dass qualifizierte Beratung, Untersuchung und ein Screening schon im Jugendbereich notwendig sind. Zu bedenken ist, dass Essstörungen neben der Depression die höchsten Mortalitätsraten aufweisen.

Die Diagnose einer Essstörung wird im Leistungssport durch die sportspezifische Muskel- und Fettverteilung oft erschwert. Die Tatsache, dass Athleten an einer Essstörung leiden, aber einen BMI von 17,5 aufweisen und damit nicht die Diagnosekriterien der üblichen Klassifikation erfüllen, führte zu der Einführung der bereits beschriebenen sportspezifischen Essstörungen.

Deutliche Symptome einer Essstörung sind übermäßige Beschäftigung mit dem Essen, Gewicht und dem Körperaussehen, starke Gewichtsschwankungen,

Erbrechen, Fasten, Heißhungerattacken, exzessives Training, Gebrauch von Diätmedikamenten, Abführmitteln und Entwässerungsmedikamenten. Viele Athleten haben ein schlechtes Gewissen nach dem Essen, was leicht mit der Sorge um den sportlichen Erfolg gleichgesetzt und verkannt werden kann. Ähnlich schwierig ist die Beurteilung des Kalorienzählens. Manche Sportler meiden die gemeinsamen Mahlzeiten oder besuchen danach regelmäßig die Waschräume, um zu erbrechen.

An körperlichen Symptomen einer Essstörung sind vor allem trockene Haut, Verstopfung, kalte Hände und Füße, übermäßige Müdigkeit und Schlafstörungen zu nennen. Eine beeinträchtigte Immunabwehr führt häufig zu wiederholten Infektionen.

Trotz vieler Anzeichen für den Verdacht auf eine Essstörung führen die Verleugnung der seelischen Belastungen im Leistungssport, die sportdisziplinspezifische Anforderungen, unzureichend ausgebildete Trainer und Betreuer sowie mangelnde Präventionsprogramme dazu, dass die Diagnose oft erst gestellt wird, wenn es zu schwerwiegenden körperlichen Folgeerscheinungen wie verminderte Knochendichte und Knochenbrüche gekommen ist.

Nicht alle Sportler sind gleich anfällig für die Entwicklung einer Essstörung. Neben den unterschiedlichen genetischen Prädispositionen werden vor allem die Persönlichkeitsmerkmale immer wieder diskutiert. Dabei sind es perfektionistische und zwanghafte Charaktereigenschaften, die zusammen mit der ausgeprägten Zielorientierung und Selbstdisziplin bei den Athleten beobachtet werden. Da diese Eigenschaften im anspruchsvollen Leistungssport besonders gefragt und notwendig sind, werden sie selten als problematisch gesehen. Mit den zusätzlichen sportbedingten Belastungen und Überforderungen können sie, bei anfälligen Sportlern, zu der Entwicklung einer Essstörung führen.

Für eine effektivere und frühe Diagnoseerhebung in diesem Bereich werden daher sowohl sportunspezifische als auch mehr oder weniger sportspezifische Screeninginstrumente benutzt. Die international anerkannten Fragebögen und Skalen wie das EDI-2 (Eating Disorders Inventory-2) können dabei hilfreich sein, um das Ausmaß der Unzufriedenheit mit dem Körper, Angst vor dem Erwachsenwerden, Perfektionismus, Askese, aber auch Impulskontrolle und innere Wahrnehmungsfähigkeit besser beurteilen zu können (Paul & Thiel, 2004).

Für die Athleten im Jugendbereich wurde ein sportspezifischer Fragebogen entwickelt und im Sportbereich erfolgreich getestet. Im BEDA-Q (Brief Eating Disorder in Athletes Questionnaire) werden neun Fragen zur Körperzufriedenheit, Diätverhalten, Schlankheitsbemühungen und Perfektionismus gestellt und ausgewertet (Martinsen et al., 2014). Auch wenn nicht sportspezifisch ausreichend getestet, ist der Fragebogen SCOFF nach Morgan und Mitarbeitern (1999) oft ein brauchbares Screeninginstrument im Jugendbereich des Leistungssports. Es handelt sich um einen Kurzfragebogen mit 5 Fragen (► Abb. 5-1).

Gerade in Risikosportarten kann er von den geschulten Trainern, Sportmedizinern und Sportpsychologen angewandt werden, um bei Verdacht (mindestens zwei bejahende Antworten) weitere sportpsychiatrische Untersuchungen zu veranlassen.

	ja	nein
1. Übergeben Sie sich, wenn Sie sich unangenehm voll fühlen?	☐ 1	☐ 0
2. Machen Sie sich Sorgen, weil Sie manchmal nicht mit dem Essen aufhören können?	☐ 1	☐ 0
3. Haben Sie in letzter Zeit mehr als 6 kg in 3 Monaten abgenommen?	☐ 1	☐ 0
4. Finden Sie sich zu dick, während andere Sie zu dünn finden?	☐ 1	☐ 0
5. Würden Sie sagen, dass Essen Ihr Leben sehr beeinflusst?	☐ 1	☐ 0

Abb. 5-1 SCOFF-Fragebogen nach Morgan et al. (1999)

Die Auswertung der Testergebnisse ist oft ein hilfreiches erstes Instrument der Früherkennung. Die Gesamtbewertung und Diagnosestellung sind aber immer abhängig von der sich anschließenden sportpsychiatrischen Untersuchung.

5.5 Behandlungsmöglichkeiten und Präventionsmaßnahmen

Für den Behandlungserfolg und -umfang entscheidend sind der Zeitpunkt und die Umstände der Diagnose. Oft werden die Diagnosen sehr spät gestellt, nach dem sich bereits chronische dysfunktionale Denk- und Verhaltensmuster ausgebildet haben. Oder nach dem es bereits zu den körperlichen Folgeschäden gekommen ist und das Leistungsniveau dadurch in Mitleidenschaft gezogen wurde.

Für die Behandlungsplanung ist weiterhin die Frage wichtig, ob die Essstörung geheim gehalten wird oder ob sie mit den Trainern, Mannschaftskollegen und den Betreuern besprochen werden kann. Da die Struktur des Leistungssports eine wichtige Rolle bei der Entstehung der Essstörung spielt, ist die Zusammenarbeit aller Beteiligten für das Gelingen einer Behandlung sehr wichtig. Für die Athleten dagegen ist die Frage entscheidend, ob sie mit dem Training und Wettkampf, trotz Behandlung, fortfahren können. Eine Unterbrechung der sportlichen Aktivitäten hängt von der Ausprägung der Symptome ab und ist eindeutig anzuraten, wenn bereits die körperliche Gesundheit und die Leistungsfähigkeit beeinträchtigt sind. Weiterhin ist eine Sportauszeit zu empfehlen, wenn zusätzliche Anzeichen der Sportsucht oder Depression festgestellt werden. Die Rückkehr ins Training kann erst nach erfolgreicher Behandlung und veränderter Haltung gegenüber dem Körper und dem Training geplant werden.

Ob eine ambulante Behandlung ausreichend ist oder bereits stationäre Maßnahmen ergriffen werden müssen, hängt von dem Schwergrad und der Ausprägung der Symptome ab. Während die Bulimia nervosa und manch atypische und vor allem sportspezifische Essstörungen des leichteren und mittleren Grades gut ambulant behandelt werden können, muss bei einer voll ausgebildeten Anorexia nervosa die stationäre Behandlung eingeleitet werden. Als wichtigste Behandlungsmethode wird die Psychotherapie empfohlen. Dabei gibt es für die kognitive Verhaltenstherapie die beste Studienlage. In vielen Fällen können auch psychodynamische und familientherapeutische Behandlungen hilfreich sein, auch wenn die Studienlage zu diesen Verfahren bislang sehr rar ausfällt. Als unterstützende Maßnahme wird die antidepressive Medikation mit selektiven Serotonin-Wiederaufnahme-Hemmern (SSRI) bislang nur bei Bulimia nervosa als erfolgversprechend erachtet (Herpertz et al., 2011).

Bei problematischen und konflikthaften Autonomiebemühungen sowie schwierigen Geschlechtsidentitätsprozessen kann auch familientherapeutische Intervention hilfreich und notwendig sein. Das ist dann besonders ratsam, wenn die Eltern der Athleten aktiv an der sportlichen Karriere beteiligt sind. Ebenso wichtig ist die Einbeziehung der Trainer und Betreuer in die Therapieplanung, weil im Leistungssport geltende Haltungen bis zur Genesung außer Kraft gesetzt werden müssen. Es ist dann oft eine besondere Herausforderung für alle Beteiligten, in diesen Phasen Geduld und Verständnis aufzubringen und dem Gesundheitssport mehr Raum als dem Leistungssport zu gewähren. Obwohl alle wissen, dass die Gesundheit langfristig die Voraussetzung jeglicher Leistung ist, fällt dieser vorübergehende Verzicht auf die Leistungsorientierung vielen Sportlern sehr schwer.

Für den Athleten geht es vor allem darum, eine andere Haltung dem eigenen Körper gegenüber zu entwickeln. Entscheidend ist das Erlernen der Fähigkeit, den eigenen Körper anzunehmen, Freude an ihm zu empfinden und die eigenen Belastungsgrenzen wahrzunehmen und zu respektieren. Dabei sind die im Leistungssport erlernten Messungen der geleisteten Aktivität, das Kalorienzählen und die täglichen Körpergewichtskontrollen in dem Stadium der Behandlung kontraproduktiv.

Bei der oft vorliegenden Körperschemastörung (die Person nimmt ihren Körper verzerrt wahr) ist das Akzeptieren der Belastungsgrenzen für Leistungssportler eine sehr schwierige Aufgabe. Ohne die verlässliche Wahrnehmung der eigenen Körperbelastungsgrenze ist das kontrollierte Training an der Grenzverschiebung nicht ohne die Risiken für die Gesundheit der Athleten möglich. In Anbetracht der vielen möglichen körperlichen Begleiterkrankungen und durch die depressive Stimmungslage sich verstärkende Selbstgefährdung muss manchmal zu einer Unterbrechung oder Beendigung der sportlichen Karriere geraten werden.

Gerade aufgrund des Wissens um die schwierige Diagnose, der oft unerkannten schleichenden Chronifizierung und der Gefahr der hohen Mortalität sollten die Maßnahmen zur Prävention der Essstörungen im Leistungssport schon im Jugendbereich systematisch angeboten werden.

Die meisten Fachleute sind sich einig, dass in den Risikosportarten jährlich stattfindende Psychoedukationsprogramme für Athleten und Trainer unverzichtbar sind. Dort wird das Wissen über die Gefahr der Entstehung, die Möglichkeiten der Früherkennung und Vorbeugung der Essstörungen vermittelt. Des Weiteren braucht man im Sportbereich erprobte Screeninginstrumente, um bei einem Verdacht auf eine Essstörung weitere diagnostische Maßnahmen rechtzeitig einleiten zu können. Da jeder Sportler individuelle biologische und psychologische Anfälligkeiten für die Ausbildung einer Essstörung mitbringt, sind die regelmäßigen sportpsychiatrischen Untersuchungen und Beratungen die beste Methode der Prävention. Die sportpsychiatrische Einschätzung und Begleitung ist außerdem bei der Rückkehr in das angepasste Trainingsprogramm entscheidend für den Behandlungserfolg und die Vereinbarkeit der sportlichen Ziele und gesundheitlichen Risiken.

Sundgot-Borgen und Klungland haben schon 1998 die Ergebnisse eines Präventionsprogramms in Zusammenarbeit mit Trainern und Athleten beschrieben, in dem es gelungen war, die Prävalenz für die Athletinnen-Trias bei Skilangläuferinnen von 33 % auf 15 % zu reduzieren.

Für die meisten Sportler ist die Frage entscheidend, wann sie während einer Behandlung wieder in das intensive Training zurückkehren können. Trotz großer individueller Unterschiede gibt es einige in der Praxis bewährte Empfehlungen. Zuerst spielt die medizinische Stabilität (Elektrolytkonzentration, Elektrokardiogramm und ausreichende Knochendichte) eine entscheidende Rolle bei der Trainingsplanung. Des Weiteren ist die aktuelle Nahrungs- und Kalorienaufnahme wichtig, die über den Beginn und das Ausmaß des Trainings mitentscheidet. Und letztlich sind die Fortschritte in der psychotherapeutischen Behandlung hinsichtlich der Körperwahrnehmung und des Umgangs mit den Belastungsgrenzen mit zu berücksichtigen. Die Intensität des Trainings muss mit den Athleten und allen Verantwortlichen gemeinsam getroffen und immer wieder dem Gesundheitszustand angepasst werden.

Literatur

Barrack, MT, Ackerman, KE, Gibbs, JC (2013). Update on the female athlete triad. Current Reviews in Musculoskeletal Medicine, 6: 195 – 204.

Berglund, L, Sundgot-Borgen, J, Berglund, B (2011). Adipositas athletica: A group of neglected conditions associated with medical risks. Scandinavian Journal of Medicine and Science in Sports, 21: 617 – 624.

Byrne, S, McLean, N (2002). Elite athletes: Effects of the pressure to be thin. Journal of Science and Medicine in Sport, 5: 80 – 94.

Curie A (2016). Eatings Disorders. In A Curie, B Owen (Hrsg), Sports Psychiatry (S. 55). Oxford University Press.

Herpertz S, Hagenah U, Vocks S, Wietersheim J et al. (2011). Diagnostik und Therapie der Essstörungen, Deutsches Ärzteblatt, 108: 678 – 685.

Holtkamp, K, Herpertz-Dahlmann, B, Hebebrand, K et al. (2006). Physical activity and restlessness correlate with leptin levels in patients with adolescent anorexia nervosa. Biological Psychiatry, 1;60: 311 – 313.

Martinsen, M, Holme, I, Pensgaard, AM, Torstveit, MK, Sundgot-Borgen, J (2014). The development of the brief eating disorder in athletes questionnaire. Medicine and Science in Sports and Exercise, 46: 1666 – 1675.

Morgan, JF, Reid, F, Lacey, JH (1999). The SCOFF questionnaire: Assessment of a new screening tool for eating disorders. British Medical Journal, 319: 1467 – 8.

Mountjoy, M, Sundgot-Borgen, J, Burke, L et al. (2014). The IOC consensus statement: Beyond the Female Athlete Triad-Relative Energy Deficiency in Sport (RED-S). British Journal of Sports Medicine, 48: 491 – 497.

Otis, CL, Drinkwater, B, Johnson, M, Loucks, A, Wilmore, J (1997). American College of Sports Medicine position stand. The Female Athlete Triad. Medicine and Science in Sports and Exercise, 29: I–IX.

Paul, T, Thiel, A (2004). EDI-2. Eating Disorder Inventory-2. Deutsche Version. Göttingen: Hogrefe.

Pugliese, MT, Lifshitz, F, Grad, G et al. (1983) Fear of obesity. A cause of short stature and delayed puberty. New England Journal of Medicine, 309: 513 – 518.

Rosendahl, J, Bormann, B, Aschenbrenner, K et al. (2009). Dieting and disordered eating in German high school athletes and non-athletes. Scandinavian Journal of Medicine and Science in sports, 19: 731 – 739.

Schorr, M, Miller, KK (2017). The endocrine manifestations of anorexia nervosa: Mechanisms and management. Nature Reviews Endocrinology, 13: 174 – 186.

Smith, NJ (1980). Excessive weight loss and food aversion in athletes simulating anorexia nervosa. Pediatrics, 66: 139 – 143.

Sundgot-Borgen, J (1994). Risk and trigger factors for the development of eating disorders in female elite athletes. Medicine and Science in Sports and Exercise, 26: 414 – 419.

Sundgot-Borgen, J, Klungland, M (1998). The female athlete triad and the effect of preventive work. Medicine and Science in Sports and Exercise, 30: 181.

Sundgot-Borgen, J, Torstveit, MK (2004). Prevalence of eating disorders in elite athletes is higher than in the general population. Clinical Journal of Sport Medicine, 14: 25 – 32.

Thiel, A, Gottfried, H, Hesse, FW (1993). Subclinical eating disorders in male athletes: A study of low weight categoty rowers and wrestlers. Acta Psychiatrica Scandinavica, 88: 259 – 265.

Thiemann, P, Legenbauer, T, Vocks, S et al. (2015). Eating disorders and their putative risk factors among female German professional athletes. European Eating Disorders Review, 23: 269 – 276.

6 Abhängigkeitserkrankungen und Sportsucht

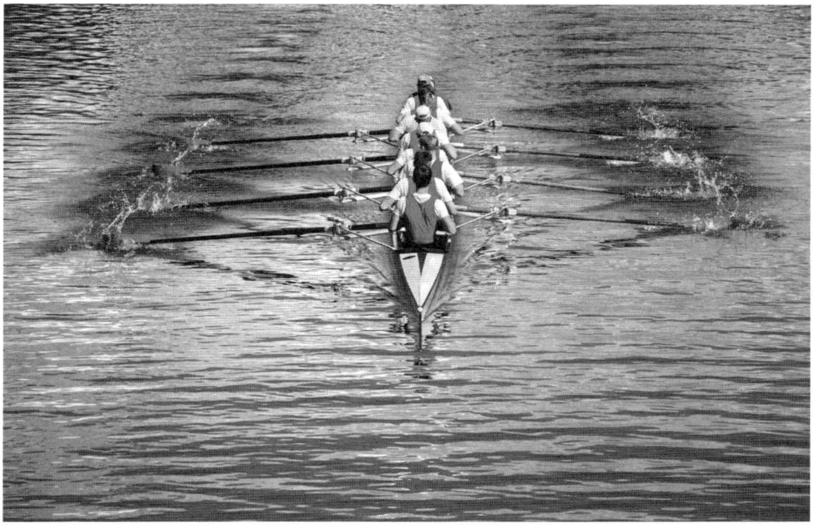

6.1 Abhängigkeitserkrankungen

Mit Leistungssportlern verbindet man in der Regel eine gesunde Lebensweise und den Verzicht auf Konsum von leistungsschädigenden und abhängigmachenden Substanzen. Dass die Realität häufig eine andere ist, erfährt die Öffentlichkeit durch spektakuläre und nicht mehr zu verbergende Exzesse der oft sehr erfolgreichen Athleten. Sie gelten noch immer als Einzelschicksale und werden selten mit dem System Leistungssport in Verbindung gebracht. Der ehemalige Rennradfahrer und der einzige deutsche Gewinner der Tour de France Jan Ullrich fiel, wie der Presse zu entnehmen ist, nach seiner Karriere mehrmals durch schädlichen Alkoholgebrauch auf. In anderen Ländern sind Sucht und Suchtgefahren viel häufiger Thema der öffentlichen Diskussionen. Tiger Woods wurde 2017 wegen des Verdachts auf Alkohol- und Drogenmissbrauch im Straßenverkehr festgenommen und zu einem Jahr Bewährungsstrafe verurteilt. Die englische Sportöffentlichkeit erfuhr von dem Problem der Sucht im Leistungssport schon viel früher durch den Fußballstar von Manchester United George Best (Stern, 2005). Er galt bis dahin als der beste Spieler der Fußballgeschichte und musste 1972 schon mit 26 Jahren seine Karriere beenden, weil er es nicht mehr schaffte, nüchtern zum Training zu kommen. 100 000 Menschen, die 2005 zu seinem Begräbnis kamen, reagierten mit Wut und Unverständnis. Dass die Sucht sich langsam entwickelt, die Übergänge zwischen schädlichem Gebrauch und

Abhängigkeit fließend sind und die Gefährdung im Sport lange Zeit unentdeckt bleiben kann, wissen wir nicht erst durch die Autobiografie des ehemaligen Bundesliga-Fußballers Uli Borowka (Wiedemann, 2013).

Begrifflichkeiten

Heute werden in der Medizin unter dem Begriff der Abhängigkeitserkrankungen substanzgebundene und substanzungebundene Abhängigkeiten unterschieden. Substanzgebundene Abhängigkeit beschreibt den Konsum von Suchtmitteln wie Alkohol, Nikotin, Kokain oder Heroin. Internet-, Spiel- oder Sportsucht gehören demgegenüber zu den substanzungebundenen Abhängigkeitserkrankungen. Trotz allgemein verbreitetem Konsum und Wissen über die schädigende Wirkung besteht oft Unsicherheit in der Unterscheidung zwischen Genuss, schädlichem Gebrauch und Abhängigkeit. Beim gleichzeitigen Vorliegen von drei der folgenden Kriterien im letzten Jahr kann man entsprechend der Diagnoseklassifikation ICD-10 von einer behandlungsbedürftigen Abhängigkeitserkrankung ausgehen:

- Es besteht ein starker Wunsch, psychotrope Substanzen zu konsumieren. Betroffene beschreiben auch ein großes Verlangen nach der Substanz oder eine Art Zwang.
- Es besteht eine verminderte Kontrollfähigkeit in Bezug auf den Beginn, die Beendigung oder die Menge des Konsums.
- Es zeigen sich körperliche Entzugserscheinungen bei Beendigung oder Reduktion des Konsums.
- Es entwickelt sich Toleranz gegenüber der Substanz, d. h. erhöhte Dosen werden erforderlich, um die ursprüngliche Wirkung zu erreichen.
- Die Person zieht sich aus dem sozialen Leben zurück. Sie vernachlässigt soziale Kontakte, Hobbys und den Beruf fortschreitend zugunsten des Substanzkonsums und es besteht ein erhöhter Zeitaufwand, um die Substanz zu konsumieren.
- Die Person konsumiert die Substanz anhaltend trotz Nachweis von schädlichen Folgen für den Körper und die Psyche.

Jedes der oben aufgeführten Kriterien ist ein deutliches Alarmsignal für eine mögliche Abhängigkeitserkrankung. Die Grenzen, wann der Genuss einer Substanz aufhört und eine Sucht anfängt, sind fließend. Entscheidend ist der anhaltende regelmäßige Konsum, obwohl Schwierigkeiten im sozialen Bereich entstanden sind oder körperliche Folgeschäden offensichtlich werden. Dabei spielen viele Faktoren eine wichtige Rolle. Meist glauben die suchtgefährdeten Sportler, dass sie jederzeit ohne Probleme mit dem Konsum aufhören könnten und verleugnen die offensichtlichen Schwierigkeiten. Damit eine Substanz zu einer Abhängigkeit führen kann, muss sie eine psychische Wirkung entfalten können. Das kann sowohl eine beruhigende als auch eine euphorisierende (aufheiternde) Wirkung sein. Die Gründe für die Einnahme sind ganz verschieden. Mancher mag sich einfach an ein Schlafmittel gewöhnt haben, der andere hat Schmerzmittel vom Arzt verschrieben bekommen und wieder ein anderer nutzt zielgerichtet die aufputschende Wirkung von Drogen.

Im Leistungssport werden solche Substanzen häufig mit dem Ziel der Leistungssteigerung genommen. Auch Athleten nehmen Aufputschmittel (Stimulanzien oder auch Kokain), um durchzuhalten, oder Beruhigungsmittel (Alkohol, Cannabis) bei Schlafstörungen oder Unruhe ein. Natürlich wird auf längere Sicht der Konsum für den Sportler einen deutlichen Leistungsabfall nach sich ziehen, da der Körper sich zunehmend an den Stoff gewöhnt. Das heißt, der Betroffene muss die Dosis immer weiter erhöhen, um die gleiche Wirkung (Leistungsfähigkeit, euphorische Wirkung) zu erzielen. Dieses Phänomen wird in der Medizin Toleranz genannt und ist ein sehr sicheres Zeichen einer Abhängigkeit.

Klinische Symptome und Diagnostik

Die sich oft über Jahre entwickelnde Abhängigkeit zieht schwerwiegende psychische, soziale und körperliche Folgen nach sich. Psychische Symptome zeigen sich bei Betroffenen in Interessenverlust, Stimmungsschwankungen, Gleichgültigkeit oder Störungen des Kritikvermögens. Im sozialen Bereich kommt es nicht selten zum beruflichen Abstieg, sozialen Rückzug und zur Vernachlässigung sozialer Kontakte. Darüber hinaus treten körperliche Symptome wie vermehrtes Schwitzen, Schlafstörungen, Gewichtsverlust oder Aufmerksamkeits- und Konzentrationsstörungen auf. Bei Drogen- und Alkoholabhängigkeit kann es schließlich zu Organschäden wie z. B. dem tödlichem Leberversagen kommen. Damit ist jede Art von Abhängigkeit eine Art Selbstschädigung bis zum tödlichen Ausgang, auch wenn dies aufgrund der euphorisierenden Wirkungen der eingenommenen Substanzen oft lange verleugnet wird. (Morse, 2013)

Tabelle 6-1 fasst die Zeichen und Symptome des Gebrauchs und Entzugs von Suchtmitteln zusammen.

Um die Diagnose einer vorliegenden Abhängigkeit zu stellen, ist ein vertrauensvolles und ehrliches Gespräch mit dem betroffenen Sportler unerlässlich. Bei oft vorliegender Scham und Verleugnungstendenzen, auch sich selbst gegenüber, und der Angst vor Konsequenzen für die eigene sportliche Laufbahn, sind der Austausch über die bereits eingetretene Schädigung und die therapeutischen Möglichkeiten ausschlaggebend für die Behandlungsmotivation.

Zusätzlich gibt es viele validierte Fragebögen, die einen ungefähren Rückschluss auf das Vorliegen einer Sucht geben. Ein sehr einfach durchzuführender Test ist der von Ewing (1984) entwickelte CAGE-Fragebogen (CAGE = Cut down, Annoyed, Guilty, Eye opener), der geeignet ist, die Gefahr der Alkoholabhängigkeit besser einzuschätzen. Werden mehrere der vier Fragen vom Patienten mit »Ja« beantwortet, ist eine Alkoholabhängigkeit als wahrscheinlich anzunehmen.

- »Hatten Sie jemals das Gefühl, Sie müssten Ihren Konsum an alkoholischen Getränken verringern?« (Cut down = C)
- »Hat Ihr Umfeld schon einmal Bemerkungen über Ihren Alkoholkonsum gemacht?« (Annoyed = A)

- »Hatten Sie schon einmal den Eindruck, dass Sie zu viel trinken?« (Guilty = G)
- »Haben Sie schon einmal am Morgen Alkohol gebraucht, um in Form zu sein?« (Eye opener = E)

Tab. 6-1 Zeichen und Symptome des Substanzgebrauchs (modif. nach Morse, 2013)

Substanz	Zeichen und Symptome des Gebrauchs	Zeichen und Symptome des Entzugs
Alkohol	Sedierung, Enthemmung, undeutliche Aussprache, Euphorie, Stand- und Gangstörungen (gestörte Bewegungskoordination), Gedächtnisprobleme, Hitzewallungen, Impulsivität, Erbrechen, entsprechender Mundgeruch, Rötung von Gesicht	Erhöhte Herzfrequenz, erhöhter Blutdruck, Zittern, Krampfanfälle, erhöhte Reizbarkeit, Schlafstörungen, Müdigkeit, depressive Stimmung, Kopfschmerzen, vermehrtes Schwitzen, Mundtrockenheit, Gesichtsröte
Stimulanzien	Geweitete Pupillen, Angst, Nervosität, erhöhte Herzfrequenz, erhöhter Blutdruck, Schläfrigkeit, trockener Mund, nasale Beschwerden, Unruhe, Schlafstörungen, erhöhte Gesprächigkeit, Appetitlosigkeit	Müdigkeit, Kopfschmerzen, Angst- und depressive Zustände
Cannabis	Geruch an der Kleidung, Gedächtnisprobleme, fehlende Motivation, Misstrauen, gesteigerter Appetit, Schläfrigkeit, verlangsamte Reaktionen, Husten	Schlafstörungen, Reizbarkeit, Angst, reduzierter Appetit, Depressivität, Unruhe, Antriebsmangel
Anabole Steroide	Akne, schnelle Gewichtszunahme, Reizbarkeit, Vergrößerung der Brustdrüsen (Gynäkomastie) oder Haarausfall bei Männern, Vertiefung der Stimme und vermehrte Gesichtsbehaarung bei Frauen, sichtbare Injektionsstellen, nächtliches Schwitzen, Gelenkbeschwerden, Schlafstörungen, Stimmungsschwankungen, Leber- und Nierenerkrankungen, Herzinfarkt, Angststörungen	Depressive Stimmungslagen, Schwäche und Kraftlosigkeit, Müdigkeit, Schmerzen, Schlafstörungen, Gewichtsverlust, Ruhelosigkeit

Diese Screening-Elemente dienen nur als Grundlage zur Früherkennung eines pathologischen Konsums von Alkohol und ersetzten nicht eine weitere medizinische Abklärung.

Ein weiterer Fragebogen, der Münchener Alkoholismus Test (MALT) (Feuerlein et al. 1999) bezieht sowohl Selbstaussagen des Betroffenen (MALT-S,

► Tab. 6-2) als auch eine klinische Beurteilung des Arztes (MALT-F) mit ein. Innerhalb des Selbstbeurteilungsbogens werden vor allem die Einstellung zum Konsumverhalten, psychische und soziale Folgen des Trinkens und körperliche Beschwerden erfragt. Der Fremdbeurteilungsbogen stützt sich auf die Untersuchungsergebnisse und Erhebung der biografischen und medizinischen Anamnese durch den Arzt. Die Zahl der positiven Antworten hilft, zwischen den unauffälligen, gefährdeten und alkoholabhängigen Personen zu unterscheiden.

Tab. 6.2 MALT-S-Test, Teil des Münchener Alkoholismus Test (MALT) (Feuerlein et al. 1999)

Würden Sie diesen Aussagen zustimmen?
1. In der letzten Zeit leide ich häufiger an einem Zittern der Hände.
2. Ich hatte zeitweilig, besonders morgens, ein Würgegefühl oder einen Brechreiz.
3. Ich habe schon einmal versucht, Zittern oder morgendlichen Brechreiz mit Alkohol zu kurieren.
4. Zur Zeit fühle ich mich verbittert wegen meiner Probleme und Schwierigkeiten.
5. Es kommt nicht selten vor, dass ich vor dem Mittagessen bzw. zweiten Frühstück Alkohol trinke.
6. Nach den ersten Gläsern Alkohol habe ich ein unwiderstehliches Verlangen weiterzutrinken.
7. Ich denke häufig an Alkohol.
8. Ich habe manchmal auch dann Alkohol getrunken, wenn es mir vom Arzt verboten wurde.
9. In Zeiten erhöhten Alkoholkonsums habe ich weniger gegessen.
10. An der Arbeitsstelle hat man mir schon einmal Vorhaltungen wegen meines Alkoholtrinkens gemacht.
11. Ich trinke Alkohol lieber, wenn ich allein bin.
12. Seitdem ich mehr Alkohol trinke, bin ich weniger tüchtig.
13. Ich habe nach dem Trinken von Alkohol schon öfters Gewissensbisse (Schuldgefühle) gehabt.
14. Ich habe ein Trinksystem versucht (z. B. nicht vor bestimmten Zeiten zu trinken).
15. Ich glaube, ich sollte mein Trinken einschränken.
16. Ohne Alkohol hätte ich nicht so viele Probleme.
17. Wenn ich aufgeregt bin, trinke ich Alkohol, um mich zu beruhigen.
18. Ich glaube, der Alkohol zerstört mein Leben.
19. Einmal möchte ich aufhören mit dem Trinken, dann wieder nicht.
20. Andere Leute können nicht verstehen, warum ich trinke.
21. Wenn ich nicht trinken würde, käme ich mit meinem Partner besser zurecht.
22. Ich habe schon versucht, zeitweilig ohne Alkohol zu leben.
23. Wenn ich nicht trinken würde, wäre ich mit mir zufrieden.
24. Man hat mich schon wiederholt auf meine »Alkoholfahne« angesprochen.

Neben der frühen Diagnose der bereits manifest gewordenen Abhängigkeitsstörungen ist vor allem im Leistungssport das Erkennen der Gefahren und der subklinischen Symptome von großer Bedeutung. Gerade bei hochtalentierten Sportlern und anhaltenden Erfolgen ist die Neigung, die Anzeichen der Suchtentwicklung nicht ernst zu nehmen, sehr groß. Die Aufklärung und Prävention über suchtpotente Substanzen und alarmierenden Risikofaktoren sind daher die geeigneten Maßnahmen, um auch Frühstadien der Suchtentwicklung zu entdecken und geeignete Therapieschritte einzuleiten.

Ursachen und Entwicklung

Zunächst ist wichtig zu verstehen, dass die Entwicklung einer Abhängigkeit nichts mit der Intelligenz, einer Charakterschwäche oder dem sozialen Status zu tun hat. Ärzte, Schauspieler oder Politiker können genauso abhängig werden wie Arbeiter oder Arbeitssuchende. Faktoren, die zur Entwicklung von substanzgebundenen Störungen oder Abhängigkeitserkrankungen beitragen, sind sehr vielfältig. Soziale, psychologische aber auch biologische Faktoren spielen eine entscheidende Rolle. Da es sich immer um ein Zusammenspiel mehrerer Faktoren handelt, ist es schwierig festzustellen, in welchem Ausmaß einzelne Faktoren zur Entwicklung der Sucht beigetragen haben.

Die erbliche Veranlagung oder sogenannte genetische Disposition ist seit vielen Jahren das Thema der medizinischen Forschung. Einige Studien gehen davon aus, dass die Bereitschaft, eine Sucht zu entwickeln, ungefähr zu 50 % vererbt wird. Zusätzlich dazu wird die Entwicklung einer Sucht wesentlich von der Lebensgeschichte und den frühkindlichen Erfahrungen der Betroffenen bestimmt. Der Umgang mit Suchtmitteln in der Herkunftsfamilie, die aktuelle Lebenssituation und die sozialen Belastungen tragen ebenfalls zur Entstehung und Aufrechterhaltung der Sucht bei. Ferner beeinflusst die Verfügbarkeit und euphorisierende Wirkung einer Substanz das Risiko, eine substanzbedingte Abhängigkeit zu entwickeln. Zum Beispiel sind im wichtigsten Herkunftsland für Opium (Afghanistan) eine große Zahl der Menschen, die an der Herstellung des Opiums aus Schlafmohn beteiligt sind, schwer abhängig.

Neurobiologisch spielt das Belohnungssystem des Gehirns eine entscheidende Rolle bei der Entstehung und Aufrechterhaltung der Abhängigkeit. Es ist ein sehr wichtiges und gut funktionierendes System, das unser Überleben in der Evolution gesichert hat. Das Belohnungssystem motiviert die Menschen zum Handeln und ist ein Garant für die Selbsterhaltung. Bei Fehlsteuerung begünstigt das System leider auch die Anfälligkeit für Abhängigkeitserkrankungen. Das Belohnungssystem im Gehirn wird in Schaltkreisen gesteuert. Werden die elementaren Bedürfnisse des Menschen wie z. B. Hunger, Durst oder Sexualität befriedigt, werden im Gehirn sogenannte Glückshormone wie Dopamin, Noradrenalin oder auch Endorphine ausgeschüttet. Sie bewirken für eine gewisse Zeit einen zufriedenen und glücklichen Gefühlszustand. Da diese Botenstoffe oder Glückshormone unspezifisch sind und nicht nur bei elementaren Bedürfnissen ausgeschüttet werden, werden sie auch beim Drogenkonsum oder Glücksspielen aktiviert und begünstigen dadurch die Suchtentwicklung. Bei entstandener Abhängigkeit ist die Substanz in der Lage, Glückgefühle zu erzeugen, wenn die Dosis ständig gesteigert wird. Wie ein hungernder Mensch sehr viel stärker über das Essen nachdenkt, so scheint dieses System bei abhängigen Menschen daran beteiligt, die Erinnerungen an die Droge immer wieder ins Gedächtnis zu rufen. Möglicherweise liegt in der Sensitivität und Reaktionsweise dieses Systems der entscheidende Unterschied, warum ein Mensch vom Alkohol abhängig wird und ein anderer nicht. Wieweit diese genetisch aber bestimmt sind und zu welchem Anteil frühkindliche Beziehungserfahrungen eine Rolle dabei spielen, kann bei dem derzeitigem Stand der Forschung nicht genau gesagt werden.

Gründe für den anfänglichen Genuss von abhängigmachenden Substanzen sind vielfältig. Es könnte eine Angsterkrankung genauso wie das unbedachte Vergnügen am Konsum eine Rolle spielen. Ein möglicher, dann folgender regelmäßiger und übermäßiger Substanzkonsum kann ebenso vielfältige Gründe haben. Alkohol wird eingesetzt um Ängste oder traurige Stimmungen zu lindern, das Selbstwertgefühl zu steigern, unangenehme Zustände wie Anspannung und Stress zu beseitigen oder leichter soziale Kontakte zu knüpfen. Manchmal ist der schädliche und verstärkte Substanzkonsum auch als Gruppenzwang ein Teil einer Teamkultur oder des Aufnahmerituals in ein Team.

Ganz ähnliche Gründe bestimmen auch im Leistungssport den regelmäßigen und übermäßigen Substanzkonsum. Der Wunsch nach Leistungssteigerung (erhöhte Leistungseffizienz), erhöhter Konzentration oder mehr Ausgeglichenheit lässt auch manche Sportler Substanzen regelmäßig konsumieren. Stress- und Spannungsabbau (mit Erfolg und Niederlage umgehen können), oder der Wunsch nach Reduktion von unangenehmen Gefühlen und Emotionen (sich Problemen und Schwierigkeit zu entziehen) stellen weitere Motive dar. Ein weiterer wichtiger Risikofaktor ist die Beendigung der Sportkarriere. Oftmals definieren sich die Athleten ausschließlich über ihren Sport bzw. über ihre Leistung, vernachlässigen soziale Kontakte und andere berufliche Fähigkeiten. Lange Zeit kann der sportliche Erfolg, die Bewunderung und die Anerkennung manche Defizite kompensieren. Die nach dem Karriereende auftretenden Zukunftsängste und -probleme versuchen viele Sportler erst einmal durch den Konsum von schädlichen Substanzen zu bekämpfen (Collins, 2000).

Im Zusammenhang mit Substanzmissbrauch ist die Gefahr des Gewichtsmanagements im Leistungssport nicht zu verachten. Um ihre Leistung zu verbessern, in spezifische Gewichtsklassen zu passen oder Gewicht zu verlieren, um »eine gute Figur« vor den Kampfrichtern zu machen, greifen einige Athleten auf Diätpillen, Stimulanzien oder Abführmittel zurück. Eine mögliche Essstörung kann sich in diesem Fall parallel zu einer Substanzabhängigkeit entwickeln. Entscheidend für das Verständnis und die Behandlungsplanung des schädlichen Substanzgebrauchs und die Entwicklung einer Abhängigkeitserkrankung ist aber die weitgehend unbewusste Neigung zur Selbstschädigung. Trotz der subjektiv wahrgenommenen gehobenen Stimmung stellen sich unausweichlich die psychischen, sozialen und körperlichen Folgen ein (Breuer, 2009).

Häufigkeit des Vorkommens

Das Phänomen der Abhängigkeit verdient im Leistungssport viel mehr Aufmerksamkeit. Substanzmissbrauch und Abhängigkeitserkrankungen scheinen eines der häufigsten psychischen Probleme bei Leistungssportlern zu sein. Vor allem die Abhängigkeit und der Missbrauch von Alkohol sind, wie auch in der Allgemeinbevölkerung, im Leistungssport am weitesten verbreitet, gefolgt von Koffein, Nikotin, Cannabis, entzündungshemmenden Schmerzmitteln, Kokain, anabolen Steroiden und Amphetaminen. Eine Studie mit Fußballspielern aus fünf europäischen Ländern (Finnland, Norwegen, Frankreich, Schweden und Spanien) zeigte bei 6 bis 17 % der Spieler einen nachteiligen Alkoholkonsum (Gouttebarge et al., 2015a). Untersuchungen zufolge konsumieren männliche Athleten häufiger und mehr Alkohol als Athletinnen. Mit steigendem Alter steigt der Alkohol- und Tabakkonsum der Sportler weiter an. Im Vergleich zu Nichtsportlern rauchen jugendliche Athleten weniger und konsumieren weniger illegale Drogen, jedoch konsumieren sie mehr Alkohol als Nichtsportler. Auch das sogenannte »binge drinking«, das auch als »Komasaufen« bekannt ist, findet sich mit 25 bis 50 % unter Sportlern häufiger als unter Nichtsportlern (16 – 43 %) (Green et al., 2001).

Vermehrtes gesundheitsschädigendes Alkoholtrinken scheint häufiger in Mannschaftssportarten aufzutreten. Dagegen zeigen sich in Individualsportarten niedrigere Prävalenzraten. Auch die ausgeübte Sportart scheint eine Rolle zu spielen. Demnach finden sich höhere Alkoholkonsumraten für die Sportarten Schwimmen, Fußball und Baseball im Vergleich zu Basketball, Volleyball und Leichtathletik. Eine australische Studie mit professionellen Footballspielern konnte einen über das Jahr sehr variierenden Alkoholkonsum der Sportler feststellen. Innerhalb der Wettkampfphase zeigte sich bei den Athleten ein signifikant niedriger Alkoholkonsum als bei Nichtsportlern. Dagegen stieg der Alkoholkonsum anschließend drastisch an (Dietze et al., 2008).

Es gibt relativ viele Studien über die substanzgebundenen und substanzungebundenen Abhängigkeitsrisiken und -erkrankungen unter amerikanischen Athleten und Collegestudenten. Einige gehen davon aus, dass etwa 15 % der Collegeathleten an Spielsucht leiden, was im Vergleich zu den 1 bis 3 % der Gesamtbevölkerung beträchtlich wäre (Kerber, 2005). Die Häufigkeit des pathologischen Spielens wie Glückspiele, Sportwetten oder Computerspiele in der Allgemeinbevölkerung in Europa liegt zwischen 0,15 und 6,6 %. In einer Studie aus 2016 wurden die europäischen professionellen Sportler in Handball, Rugby, Eishockey, Basketball, Fußball, Volleyball und Cricket untersucht. Von 1236 befragten Sportlern konnten 8,2 % als gefährdet eingestuft werden. Dabei spielen die Sportwetten eine bedeutende Rolle. In Anbetracht dieser Zahlen erscheint die Werbung mancher Sportler und Sportvereine für verschiedene Sportwettanbieter besonders problematisch (Grall-Bronnec et al., 2016).

Sehr bedenklich sind vor allem auch die Zahlen nach Beendigung der Sportkarriere. Laut einer Studie von Gouttebarge und Kollegen (2015b) mit Fußballspielern steigen die Zahlen der Personen mit einem gesundheitsschädlichen Alkohol- und Rauchverhalten nach Ende der Karriere an. Demnach zeigten 32 % der ehemaligen Spieler einen gesundheitsschädigenden Alkoholkonsum und 12 % gesundheitsschädigendes Rauchverhalten.

Eine andere Statistik über die langfristigen Auswirkungen der Abhängigkeit macht ebenfalls Sorgen. Die Vereinigung der Vertragsfußballspieler (VdV) verweist darauf, dass 26 % der deutschen Fußballprofis am Ende ihrer Karriere verschuldet oder insolvent sind (Erhardt, 2017). Die amerikanischen Studien belegen seit Jahren bei den professionellen Basketballern und Footballspielern finanzielle Schwierigkeiten und Insolvenzen bei über 50 % der Athleten bereits 5 Jahre nach Ende der Karriere.

Auch wenn die Spiel- und Alkoholsucht oft nur zwei der unmittelbaren Gründe für die finanziellen Probleme sind, muss bei dem Ausmaß das System Leistungssport hinzugezogen werden. Offenbar verhindert die professionelle sportliche Karriere die Entwicklung der persönlichen Autonomie und fördert Abhängigkeiten. Bei sehr früher hoher finanzieller Belohnung und gesellschaftlicher Anerkennung bis Bewunderung werden vor allem jungen Athleten die meisten lebenspraktischen Entscheidungen und Erledigungen abgenommen. Übermäßige Unterstützung und Verwöhnung macht aber auf Dauer klein und schwach, untergräbt die eigene Autonomie und macht anfällig für unterschiedliche Abhängigkeiten. Wenn dann unerwartete Verletzungen, fehlende berufliche Perspektiven, falsche Berater und das unvorbereitete Karriereende hinzukommen, sind viele Sportler alleingelassen und unzureichend in der Lage, autonom die Alltagsprobleme zu bewältigen. Die finanziellen Schwierigkeiten, Spielsucht oder Substanzmissbrauch sind dann nur ein Ausdruck einer, trotz sportlicher Erfolge, sich langsam entwickelnden abhängigen Persönlichkeit.

Behandlung

Die Behandlung der manifest gewordenen Abhängigkeitsstörungen im Leistungssport hängt vom Stadium und von der Art der Abhängigkeit ab. Bei substanzunabhängigem Suchtverhalten wie pathologischem Spielen oder Wettsucht ist die körperliche Leistungsfähigkeit in der Regel nicht beeinträchtigt. Damit kann die Behandlung meistens ambulant ohne Wettkampfunterbrechung stattfinden. Die wichtigste Therapiemaßnahme ist die intensive und langjährige psychotherapeutische Behandlung, die helfen soll, Beweggründe für das selbstschädigende Verhalten zu verstehen, suchtmachende Gewohnheiten zu kontrollieren und neue gesundheitserhaltende Gewohnheiten zu entwickeln.

Die Behandlung der substanzgebundenen Abhängigkeiten wie Alkohol ist viel schwieriger mit dem Fortsetzen der Karriere zu vereinbaren, da im fortgeschrittenen Stadium auch die körperliche Leistungsfähigkeit beeinträchtigt ist. Deshalb erfolgt, nach der Aufklärung und Motivationsprüfung, zunächst die körperliche Entgiftung. Je nach Substanz und Schwere der Abhängigkeit wird dies ambulant oder stationär durchgeführt.

Nach der meistens 21 Tage dauernden Entgiftung ist der Sportler jedoch nicht von der Abhängigkeitserkrankung geheilt. Er hat sich nur eine Erholungspause für die Organe verschafft und dadurch eine erste gute Voraussetzung für die Weiterbehandlung ermöglicht.

Es schließt sich eine längere Entwöhnungsphase mit vorwiegend psychotherapeutischen und rehabilitativen Maßnahmen an, um die Abstinenz von der entsprechenden Substanz zu stabilisieren. Diese kann auch ambulant oder in einer Rehabilitationsklinik durchgeführt werden. Die anschließende ambulante psychotherapeutische Behandlung kann begleitend zu der sportlichen Karriere durchgeführt werden und dauert mehrere Jahre. Damit werden nicht nur die Therapieerfolge und die neuen Gewohnheiten stabilisiert, sondern auch das Bewusstsein gestärkt, dass ein abstinent lebender ehemaliger Alkoholkranker ein Leben lang anfällig für Rückfälle bleibt, wobei die Rückfallgefahr nicht nur in belastenden Lebenssituationen besteht.

Der Erfolg einer Behandlung hängt nicht selten auch von dem Bekanntheitsgrad eines Sportlers ab. Der Englische Fußballspieler George Best beschrieb seine Erfahrungen mit den Behandlungsversuchen: »Ich könnte den anonymen Alkoholikern beitreten. Das Problem dabei ist nur, ich kann nicht anonym bleiben.« (George Best, Stern, 2005)

Substanzmissbrauch und Doping

Eine weitere wichtige Aufgabe der Sportpsychiatrie ist der Umgang und die Behandlung des Substanzmissbrauchs und des Dopings. Doping wird in der Regel aus sportjuristischer und moralischer Sicht gesehen und diskutiert. Die meist noch jungen Sportler werden mit modernen Trainingsmethoden und mentalem Training schon früh vorbereitet, die körperlichen und seelischen Grenzen zu überschreiten. Doping erscheint vielen Athleten daher als logische Fortsetzung der gut antrainierten Haltung. Die Gründe für die Unfähigkeit, die eigenen Leistungsgrenzen zu akzeptieren, und die seelische Not der Athleten, die ihre Karriere und Gesundheit riskieren, sind wichtige Betätigungsfelder der Sportpsychiatrie. Das Thema der Sportpsychiatrie ist nicht eine moralische oder juristische Bewertung, sondern die Suche nach den Gründen für die Selbstschädigung des Sportlers.

In einer wiederholten Untersuchung zur Häufigkeit des Dopings im deutschen Spitzensport kommen Pitsch und Kollegen (2009) zu der Schätzung, dass 35 % der deutschen Leistungssportler wissentlich mindestens einmal in ihrer Laufbahn verbotene leistungssteigernde Substanzen genommen haben. In einer Studie aus dem Jahr 2012 wurden sowohl Athleten als auch die Bevölkerung zu der Einnahme verbotener Substanzen und Gesundheitsgefährdung im Leistungssport befragt. Während die deutsche Bevölkerung glaubt, dass 29 % der Athleten regelmäßig Dopingmittel und 49 % Schmerzmittel nehmen, gaben nur 6 % der Athleten an, Dopingmittel, und 11 % Schmerzmittel einzunehmen. 10 % der Sportler sagten, dass sie an verbotenen Spielabsprachen beteiligt waren und 40 % nahmen gesundheitliche Risiken bewusst in Kauf. Bemerkenswert ist auch der Befund von Breuer und Hallman (2013), dass die Bereitschaft der Bevölkerung, den Spitzensport finanziell zu unterstützen, beim Bekanntwerden der Spielabsprachen sinkt, aber mit dem Ausmaß gesundheitlicher Risiken, die Sportler bereit sind, auf sich zu nehmen, steigt.

Unsere Aufgabe als Sportpsychiater ist es, dem Sportler zu helfen zu erfahren, welche Mechanismen im Leistungssport eine Rolle spielen und in welche Gefahren er sich begibt. Um auf sich und seine Gesundheit zu achten, muss er wissen, dass in den meisten Sportarten auf professionellem Niveau Dopingmittel benutzt werden und dass in vielen Sportarten die Verlierer durch Wettmanipulationen mehr verdienen als die Sieger. Um seine Chancen, Grenzen und Gefährdung besser beurteilen zu können, muss der Sportler über die herrschenden Strukturen im Leistungssport und über die Gefahren des Dopings aufgeklärt werden. Mit diesem Wissen ist er weniger anfällig für die im Leistungssport vorhandenen Gefahren für die seelische Gesundheit.

Die bisherigen Dopingbekämpfungsstrategien, Nachweisversuche und Bestrafungen sind schon jetzt nicht ausreichend, diese Entwicklung zu stoppen. Zusätzlich bedarf es einer wissenschaftlichen Disziplin, die sich für die Person des Sportlers interessiert und seine seelische Gesundheit zum Thema macht, um sein Bewusstsein für die Risiken des Sports zu stärken und seine Verantwortung für die eigene seelische Gesundheit zu unterstützen.

6.2 Sportsucht

Exzessives Sporttreiben kann auch zu einer Abhängigkeit führen. Bei manchen Athleten entwickelt sich aufgrund ihrer Veranlagung, Lebenserfahrung oder Persönlichkeitsstruktur dabei ein suchtartiges Sporttreiben. Für die Sportsucht als solche gibt es bisher keine einheitliche und allgemein anerkannte Definition. Vergleichbar mit anderen Verhaltenssüchten wie Spielsucht, Kaufsucht, Arbeitssucht oder Internetsucht ist die Sportsucht noch nicht in den Klassifikationssystemen für psychische Störungen verankert. Ähnlich den anderen Suchterkrankungen steht das ständige Betreiben von Sport im Mittelpunkt und nicht mehr die Leistung. So wird trotz Verletzungen weiter trainiert oder Erholungszeiten werden nicht eingehalten. Wahrscheinlich treten einzelne Aspekte der Sportsucht in vielen Karrieren von Leistungssportlern auf. Generell sind Spitzenleistungen aufgrund des Verlaufs der Erkrankung im Leistungssport für längere Zeit schwer vorstellbar, da sie mit Trainingsplänen, Erholungszeiten und Leistungsoptimierung nicht kompatibel sind. Auch wenn keine wissenschaftlich verlässlichen Daten vorliegen, kann vermutet werden, dass die Sportsucht im Amateursport deutlich häufiger vorkommt als im Profisport.

Es wird unterschieden zwischen der primären und der sekundären Sportsucht. Als alleinige zum Zeitpunkt der Untersuchung vorliegende Störung gilt sie als primäre Sportsucht. Wenn sie im Rahmen anderer seelischer Störungen, z. B. einer Essstörung, auftritt und auch als Kompensationsversuch verstanden werden kann, wird sie als sekundäre Sportsucht bezeichnet. Bei männlichen Athleten steht mitunter der zwanghafte Wunsch, immer mehr Muskelmasse aufzubauen, im Vordergrund des »krankhaften« Sporttreibens (Stoll, 2018).

Symptome

Mit zunehmender Professionalisierung wurde 1979 erstmals eine Symptom-Trias der Sportsucht beschrieben, die Konflikte mit dem sozialen und beruflichen Umfeld, Entzugssymptome (vorrangig psychischer Art) und Zwanghaftigkeit beinhaltet. Zwanghaftigkeit zeigt sich dahingehend, dass ohne sportliche Aktivität alltägliche Anforderungen vermeintlich nicht bewältigt werden können. Diese Trias kann durch die üblichen Kriterien der substanzgebundenen Süchte ergänzt werden:

- Toleranzentwicklung: Die Art und Weise der sportlichen Aktivität wird verändert und die Intensität und der Umfang des Sports erhöht
- Entzugssymptome
- Zwanghaftigkeit (Intentionalität): Sport wird als unbedingt notwendig erlebt, um alltägliche Anforderungen zu bewältigen
- Kontrollverlust: Bewältigungsversuche des Sportsüchtigen bleiben erfolglos
- Hoher Aufwand: Es zeigt sich ein organisatorisch aufwendiges Planungs- und Vorbereitungsverhalten
- Konflikte in außersportlichen Lebensbereichen (Familie, Freunde, Beruf)
- Negierung negativer Konsequenzen: Verletzungen werden bagatellisiert und notwendige Erholungs- und Regenerationsphasen werden ignoriert

Sportler mit einer Sportsucht fokussieren sich fast ausschließlich auf die körperliche Aktivität. Bleibt die körperliche Aktivität aus, treten Entzugserscheinungen, oft bereits nach 1 bis 2 Tagen, auf. Auf psychischer Ebene zeigen sich Entzugserscheinungen vorrangig in emotionalen Befindlichkeitsstörungen. Die betroffenen Sportler fühlen sich oftmals ruhelos, angespannt, gereizt, nervös, erschöpft oder ängstlich. Auch kognitive Leistungseinschränkungen (Aufmerksamkeits- und Konzentrationsstörungen) können auftreten. Weiterhin können Entzugserscheinungen durch körperliche Anzeichen, wie beispielsweise muskuläre Erschöpfung, Magen-Darm-Störungen und Schlafstörungen, deutlich werden (Kurimay et al., 2013).

Entstehung

Frühere Hypothesen zur Entstehung des exzessiven Sporttreibens haben einzelne Faktoren (Endorphine, Persönlichkeitsmerkmale) beschrieben. Neuere Ansätze nehmen die biomedizinische und auch die psychosoziale Ebene mit auf. Zunächst wird Sport möglicherweise als Kompensationsbehandlung betrieben. Die exzessive körperliche Aktivität steigert das Selbstbewusstsein und kann dazu dienen, Misserfolge in anderen Lebensbereichen zu kompensieren und der Bewältigung von Problemen im Alltag auszuweichen. Die angestrebte völlige körperliche Erschöpfung wird als Erfolgserlebnis wahrgenommen und bewertet. Ein weiterer Erklärungsansatz stellt Sport als Rauschmittel in den Vordergrund und betont damit die Bedeutung der körpereigenen Neurotransmitterproduktion. Durch die regelmäßige und intensive körperliche Aktivität werden vom Körper vermehrt Endorphine ausgeschüttet, die den Sportler in einen rauschähnlichen Zustand versetzen können. Auf soziologischer Erklärungsebene wird Sport exzessiv betrieben, um den Idealen unserer Leistungsgesellschaft zu entsprechen und mit den vorherrschenden Schönheitsidealen mithalten zu können (Stoll, 2018).

Um die Entwicklung der Sportsucht im Leistungssport besser zu verstehen, eignet sich das Phasenmodell von Schack (2000). Es unterscheidet psychodynamisch mehrere Phasen (Sportbindung, Übergangsphase, Sportsucht), in denen sich die Sportsucht über einen Zeitraum von 4 bis 6 Monaten bzw. bis zu 2 Jahren entwickeln kann (► Abb. 6-1). Die Grundannahme des Modells ist, dass Sportler unterschiedliche Informationen zu integrieren haben. Dabei geht es darum, Informationen auf verschiedenen Ebenen zusammenzuführen:

- Veränderung der psychophysiologischen Zustände (z. B. hormonelle Veränderungen, Veränderungen des Herz-Kreislauf-Systems, körperliches Befinden)
- Veränderung der Selbstwahrnehmung und Selbstbewertung (Selbstwerterhöhung oder -stabilisierung, Bewertung der eigenen Handlungskontrolle)
- Veränderungen der Rahmenbedingungen und Reaktionen aus dem sozialen Umfeld (Trend, Freunde, Gegner)

Ausgangspunkt ist die Phase der (erfolgreichen) Sportzuwendung. Es folgt die Phase der Sportbindung, die sich durch eine starke Hinwendung zum Sport auszeichnet. Die Hinwendung kann auf verschiedene Weisen (suchtgefährdete Sportler vs. nichtsuchtgefährdete Sportler) erfolgen. Eine Sportbindung von nichtsuchtgefährdeten Sportlern ist durch folgende Merkmale gekennzeichnet:

- Das Motiv zum wiederholten Training ist ein wichtiges, aber nicht das zentrale Motiv im Leben eines Sportlers.
- Es entstehen keine starken und unkontrollierbaren Entzugssymptome, wenn der Sport aus objektiven Gründen nicht betrieben werden kann.
- Die selbstregulierende sportliche Tätigkeit (z. B. ausdauerndes Laufen, Triathlon) steht im Mittelpunkt des Trainings oder Wettkampfes, und nicht ein damit im Zusammenhang stehendes Flash- oder High-Erleben (primärer vs. sekundärer Kontrollverlust).

In der anschließenden Übergangsphase kann aufgrund der auslösenden Faktoren die Sportbindung kippen und bei persönlicher Anfälligkeit möglicherweise in eine Sportsucht abgleiten. Auslöser können Lebensumstände sein, die mit emotionalem Stress einhergehen. Diese führen oft zu einer Verunsicherung und Schwächung des Selbstwertgefühls. Der Sportler bemüht sich, die Schwächung zu kompensieren, indem er die in der Phase der Sportbindung erlebte Befriedigung und Zunahme der Selbstkontrolle zu wiederholen versucht. Durch die für die Sportbindungsphase typischen Kontrollgewinne lassen sich die Probleme kompensieren. Der Sport dient dann möglicherweise als zentrales Mittel der psychischen Stabilisierung und die Fixierung auf den Sport wird weiter verstärkt (Schack, 2000).

Die anschließende dritte Phase ist durch die Kriterien für Suchtindizien, die spezifisch für Sportsucht betrachtet werden können, gekennzeichnet:

- Im Verhalten zeigt sich eine starke negative Motivation (Vermeiden von Entzugssymptomen, Erledigungszwang).
- Das Motiv, Sport zu betreiben, ist zum zentralen Motiv geworden. Das Verhalten kontrolliert die Person, nicht umgekehrt (Kontrollverlust).
- Starke (psychophysiologische) Entzugserscheinungen treten auf.

- Körperliche Signale der Überlastung werden missachtet.
- Soziale Probleme (innerhalb der Familie, Partnerschaft, im sozialen Umfeld) werden wahrscheinlich.
- Es entwickelt sich Toleranz (der Sportler muss immer mehr Sport treiben).

Es ist wichtig zu verstehen, dass die verschiedenen Phasen bei verschiedenen Menschen unterschiedlich lange dauern können und dass die Entwicklung nicht nur in einer Richtung stattfinden muss.

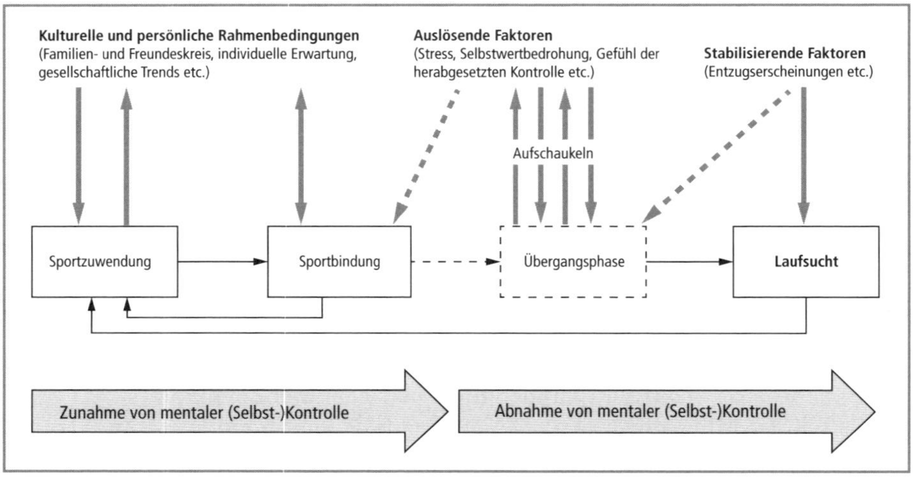

Abb. 6-1 Phasenmodell der Entstehung von Lauf- und Ausdauersucht (Phasenmodell, modif. nach Schack, 2000)

Häufigkeit des Vorkommens

Die bisherige Studienlage zur Prävalenz der Sportsucht ist methodisch uneinheitlich und bietet daher nur Anhaltspunkte. Während man in der Allgemeinbevölkerung von 0,3 bis 0,5 % ausgeht, wird der Anteil der Sportler mit Sportsucht mit 3 bis 4,5 % angegeben (Breuer & Kleinert, 2009).

Eine Querschnittstudie von Ziemainz und Kollegen (2013) mit 1089 Ausdauersportlern (Triathleten, Läufer, Radsportler) zeigt eine Gefährdung bei 4,5 % der untersuchten Sportler. Die Sportart Triathlon scheint ein höheres Gefährdungspotenzial zu haben als die Sportarten Laufen und Radrennen. Geschlechtsspezifische Unterschiede sind im Leistungssport bisher nicht bekannt. Vor allem jüngere Athleten scheinen laut dieser Untersuchung ein höheres Gefährdungspotenzial aufzuweisen. Allerdings scheinen auch viele bereits absolvierte Trainingsjahre, höhere Trainingsumfänge und -häufigkeiten möglicherweise das Risiko für die Entstehung exzessiven Sporttreibens zu erhöhen.

Zu betonen ist, dass Ausdauersportler das höchste Erkrankungsrisiko entwickeln. Weitere Risikogruppen sind Kraftsportler und Extremsportler. Menschen mit einer Körperwahrnehmungsstörung, wie bei Magersucht, sind ebenfalls gefährdet. Die Prävalenzen der sekundären Sportsucht (meist anorexie-assoziierte Sportsucht) sind vermutlich um ein Vielfaches höher.

Diagnostik

Die Feststellung einer Sportsucht ist eine diagnostische Herausforderung, weil es keine einheitliche Klassifikation und kein einheitliches Verständnis der Sportsucht gibt. Viele verschiedene qualitative (Interview, Verhaltensbeobachtung) und quantitative (Fragebögen) Diagnostiktools werden eingesetzt, um die bewegungsbezogene Abhängigkeit zu erfassen. Diese Vielzahl erschwert wiederum die Vergleichbarkeit der Studienergebnisse.

Der Exercise Addiction Inventory (EAI) ist ein kurzer sportartunspezifischer Selbstberichtsfragebogen, der eine Unterscheidung zwischen Personen ohne Suchtprobleme und Personen mit Sportsuchtgefährdung ermöglicht (Terry et al., 2004). Dazu werden Aussagen auf einer sechsstufigen Skala von »trifft gar nicht zu« bis »trifft voll zu« bewertet; Beispiele für die Aussagen sind »Training ist das wichtigste in meinem Leben«, »Es haben sich bereits Konflikte zwischen mir und meiner Familie und/oder meinem Partner bzgl. der Menge meines Trainings ergeben« und »Wenn ich ein Training ausfallen lassen muss, fühle ich mich launisch und reizbar«.

Ein weiteres Untersuchungsinstrument ist die Exercise Dependence Scale (EDS) als multidimensionales Screening-Instrument zur Erfassung von Symptomen einer Sportsucht (Hausenblas & Symons Downs, 2002, ▸ Tab. 6-3). Mittels 21 Items werden die Symptome der Sportsucht erfragt. Über den Mittelwert der Itemantworten lässt sich die Schwere der Abhängigkeit erfassen. Darüber hinaus ermöglicht die EDS eine Unterscheidung zwischen Personen, bei denen ein Risiko für das Bestehen einer Sportsucht vorliegt, Personen, die Symptome einer Sportsucht zeigen, aber nicht abhängig sind, und Personen, die weder abhängig sind noch Symptome einer Sportsucht zeigen (Zeeck et al., 2013).

Für die entsprechende Diagnose müssen stets die Gesamtpersönlichkeit und die Lebensumstände berücksichtigt werden, in denen der Sportler das exzessive Sporttraining betreibt (z. B. Sportart oder weitere psychische Störungen). Es sind auch weitere Bewertungsdimensionen in die Diagnostik einzubeziehen:

- die Schwere der Ausprägung einzelner Kriterien,
- das Ausmaß, in dem andere Lebensbereiche beeinträchtigt sind,
- das Ausmaß an Leidensdruck,
- das Ausmaß an Unfreiwilligkeit (Zwanghaftigkeit) des Tuns.

Behandlung

Die Grundlage für eine erfolgreiche Behandlung der Sportsucht ist, wie bei allen anderen Abhängigkeitserkrankungen auch, eine möglichst früh beginnende und ausreichend lange und intensive Psychotherapie. Dabei ist eine Abklärung der primären oder sekundären Sportsucht wichtig, um die Schwerpunkte der Be-

Tab. 6-3 EDS-R, Übersetzung der Exercise Dependence Scale (EDS) von Zeeck et al. 2013

Item	Englisches Original	Deutsche Übersetzung	Faktor
1	I exercise to avoid feeling irritable.	Ich treibe Sport, um zu vermeiden, mich gereizt zu fühlen.	F 1
2	I exercise despite recurring physical problems.	Ich treibe Sport, trotz wiederholt auftretender körperlicher Probleme.	F 2
3	I continually increase my exercise intensity to achieve the desired effects/benefits.	Ich steigere kontinuierlich die Intensität meiner sportlichen Betätigung, um die gewünschten Effekte/Ziele zu erreichen.	F 3
4	I am unable to reduce how long I exercise.	Ich schaffe es nicht, die Dauer meiner sportlichen Aktivität zu verkürzen.	F 4
5	I would rather exercise than spend time with family/friends.	Ich würde lieber Sport treiben, als Zeit mit Familie/Freunden zu verbringen.	F 5
6	I spend a lot of time exercising.	Ich verbringe sehr viel Zeit damit, Sport zu treiben.	F 6
7	I exercise longer than I intend.	Ich treibe länger Sport, als ich beabsichtige.	F 7
8	I exercise to avoid feeling anxious.	Ich treibe Sport, um zu vermeiden, mich ängstlich zu fühlen.	F 1
9	I exercise when injured.	Ich treibe Sport, wenn ich verletzt bin.	F 2
10	I continually increase my exercise frequency to achieve the desired effects/benefits.	Ich steigere kontinuierlich die Häufigkeit meiner sportlichen Betätigung, um die gewünschten Effekte/Ziele zu erreichen.	F 3
11	I am unable to reduce how often I exercise.	Ich schaffe es nicht, die Häufigkeit meiner sportlichen Aktivität zu reduzieren.	F4
12	I think about exercise when I should be concentrating on school/work.	Ich denke an Sport, wenn ich mich auf die Schule/den Beruf konzentrieren sollte.	F5
13	I spend most of my free time exercising.	Ich verbringe den größten Teil meiner Freizeit damit, Sport zu treiben.	F6
14	I exercise longer than I expect.	Ich treibe länger Sport, als ich mir gedacht habe.	F7
15	I exercise to avoid feeling tense.	Ich treibe Sport, um zu vermeiden, mich angespannt zu fühlen.	F 1

Item	Englisches Original	Deutsche Übersetzung	Faktor
16	I exercise despite persistent physical problems.	Ich treibe trotz anhaltender körperlicher Probleme Sport.	F2
17	I continually increase my exercise duration to achieve the desired effects/benefits.	Ich steigere kontinuierlich die Dauer meiner sportlichen Aktivität, um die gewünschten Effekte/Ziele zu erreichen.	F 3
18	I am unable to reduce how intense I exercise.	Ich schaffe es nicht die Intensität meiner sportlichen Aktivität zu reduzieren.	F 4
19	I choose to exercise so that I can get out of spending time with family/friends.	Ich treibe absichtlichen Sport, um es zu vermeiden, Zeit mit Familie/Freunden zu verbringen.	F 5
20	A great deal of my time is spent exercising.	Ein Großteil meiner Zeit wird durch den Sport beansprucht.	F 6
21	I exercise longer than I plan.	Ich treibe länger Sport als geplant.	F 7

handlung festzulegen. Es geht um die abhängige Persönlichkeit des Sportlers und seine weitgehend unbewusste Neigung, sich zu schädigen, und nicht nur um die Kontrolle der schädlichen Trainingsaktivitäten. In der kognitiven Verhaltenstherapie kann der Sportler gesunde Trainingsgewohnheiten und den gesunden Umgang mit eigenen körperlichen Fähigkeiten erlernen. Diesbezüglich gilt es, einen strukturierten Übungsplan mit Pausen zu erstellen, der die Notwendigkeit der Erholungsphasen berücksichtigt und eine Vielseitigkeit der Übungen zulässt. Die tiefenpsychologische Psychotherapie kann den Betroffenen helfen, die vielfältigen Motive für einen selbstschädigenden Umgang mit sich selbst besser zu verstehen, wodurch auch die zwanghafte und suchtartige Wiederholungsneigung abnimmt. Im Verlauf der Behandlung wird eine Einstellungsänderung dem eigenen Körper und dem Training gegenüber angestrebt, in der die Gefühle als Signale des Wohlfühlens und der Überforderung wieder ihre Bedeutung gewinnen können.

Literatur

Breuer, S, Kleinert, J (2009). Primäre Sportsucht und bewegungsbezogene Abhängigkeit – Beschreibung, Erklärung und Diagnostik. In D Batthyány, A Pritz (Hrsg.), Rausch ohne Drogen. Substanzungebundene Süchte (S. 191 – 218). Wien: Springer.

Breuer, C, Hallman, K (2013). Dysfunktionen des Spitzensports: Doping, Match-Fixing und Gesundheitsgefährdungen aus Sicht von Bevölkerung und Athleten. Bundesinstitut für Sportwissenschaften.

Collins, GB (2000). Substance abuse and athletes. In D Begel, RW Burton (Eds.), Sport psychiatry – theory and practice (S. 110 – 141). New York: W. W. Norton.

Dietze, PM, Fitzgerald, JL, Jenkinson, RA (2008). Drinking by professional Australian Football League (AFL) players: Prevalence and correlates of risk. Medical Journal of Australia, 189: 479.

Ewing, John A (194). Detecting Alcoholism: The CAGE Questionnaire JAMA 252: 1905-1907
Erhardt, J (2017). Spiel, Satz, Pleite. Artikel in der FAZ vom 08. 07. 2017. Abgerufen von https://www.faz.net/aktuell/sport/wimbledon/viele-internationale-spitzensportler-sind-insolvent-warum-15094001.html
Feuerlein, W, Küfner, H, Ringer, C, Antons, K (1999). Münchener Alkoholismus Test (MALTE). 2. Aufl. Göttingen: Hogrefe.
Gouttebarge, V, Backx FJ, Aoki, H, Kerkhoffs, GM (2015a). Symptoms of common mental disorders in professional football (soccer) across five European countries. Journal of Sports Science & Medicine, 14: 811 – 818.
Gouttebarge, V, Frings-Dresen, MHW, Sluiter, JK (2015b). Mental and psychosocial health among current and former professional footballers. Occupational Medicine, 65: 190 – 196.
Grall-Bronnec, M, Caillon, J, Humeau, E et al. (2016). Gambling among European professional athletes. Prevalence and associated factors. Journal of Addictive Diseases, 35: 278 – 290.
Green, GA, Uryasz, FD, Petr, TA, Bray, CD (2001). NCAA study of substance use and abuse habits of college student-athletes. Clinical Journal of Sport Medicine, 11: 51 – 56.
Hausenblas, H, Symons Downs, D (2002). How much is too much? The development and validation of the exercise dependence scale. Psychology and Health, 17: 387 – 404.
Kerber, CS (2005). Problem and pathological gambling among college athletes. Annals of Clinical Psychiatry, 17: 243 – 247.
Kurimay, T, Griffiths, MD, Berczik, K, Demetrovics, Z (2013). Exercise addiction: The dark side of sports and exercise. In DA Baron, C Reardon, SH Baron (Eds.), Clinical Sports Psychiatry – an international perspective (S. 33 – 43). Oxford: Wiley-Blackwell.
Morse, ED (2013). Substance use in athletes. In DA Baron, CL Reardon, SH Baron (Eds.), Clinical Sports Psychiatry – an international perspective (S. 3 – 12). Oxford: Wiley-Blackwell.
Pitsch, W, Maats, P, Emrich, E (2009). Zur Häufigkeit des Dopings im deutschen Spitzensport – eine Replikationsstudie. Sport und Doping: zur Analyse einer antagonistischen Symbiose, 19 – 36.
Schack, T (2000). Laufsucht und Aspekte von Ausdauersport aus gesundheitspsychologischer Perspektive. In O Stoll, U Schmidt, H Ziemainz (Hrsg.), Psychologie in den Ausdauersportarten (S. 123 – 145). Butzbach-Griedel: Afra.
Stern (25. 11. 2005). George Best ist tot. Alkohol, Frauen und Autos waren sein Leben. Abgerufen von https://www.stern.de/sport/fussball/george-best-ist-tot-alkohol--frauen-und-autos-waren-sein-leben-3500892.html
Stoll, O (2018). Maladaptive Bewältigungsstrategien im Sport. Am Beispiel Dopingverhalten, Alkoholmissbrauch und der Entwicklung von Sportsuchtverhalten. In R Fuchs, M Gerber (Hrsg.), Handbuch Stressregulation und Sport (S. 467 – 487). Berlin: Springer.
Terry, A, Szabo, A, Griffiths, M (2004). The exercise addiction inventory: A new brief screening tool. Addiction Research and Theory, 12: 489 – 499.
Wiedemann, R (2013). »Ich habe am Tag einen Kasten Bier, eine Flasche Wodka, eine Flasche Whisky gesoffen«. Artikel in Zeit online vom 4. 1. 2013. Abgerufen von https://www.zeit.de/sport/2013-01/borowka-alkohol-fussball-sucht-wodka
Zeeck, A, Leonhart, R, Mosebach, N et al. (2013). Psychopathologische Aspekte von Sport – Eine deutsche Adaptation der »Exercise Dependence Scale« (EDS-R). Zeitschrift für Sportpsychologie, 20: 94 – 106.
Ziemainz, H, Stoll, O, Drescher, A et al. (2013). Die Gefährdung zur Sportsucht in Ausdauersportarten. Deutsche Zeitschrift für Sportmedizin, 64: 57 – 64.

7 Aufmerksamkeitsdefizit-Hyperaktivitätsstörung (ADHS)

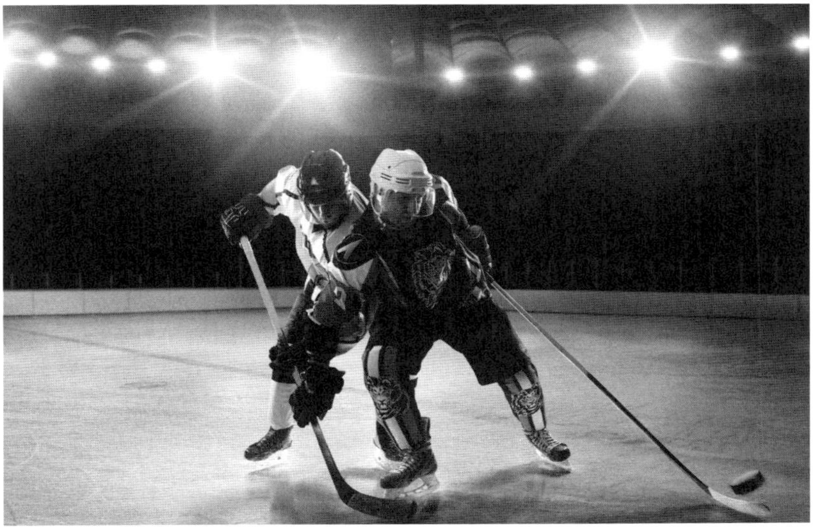

Es gibt viele bekannte und sehr erfolgreiche Sportler, bei denen Symptome der Aufmerksamkeitsdefizit-Hyperaktivitätsstörung (ADHS) diagnostiziert wurden. Darunter sind Sportler wie Michael Jordan, einer der besten Basketballer der Geschichte der National Basketball Association (NBA). Viele Sportjournalisten sind der Meinung, dass seine außergewöhnlichen Leistungen unmittelbar mit dem ADHS zusammenhängen. Jan Ullrich, der einzige deutsche Radrennfahrer, der die Tour de France gewonnen hat, nennt ADHS als Grund für seine impulsive Verhaltensweise und für seinen Alkohol- und Medikamentenmissbrauch. Sven Ottke, ein ehemaliger deutscher Boxer und Weltmeister im Supermittelgewicht, ist überzeugt davon, als Kind an ADHS gelitten zu haben. Der Sport habe ihm geholfen, überschüssige Energien abzubauen und den Bewegungsdrang auszuleben. Als Profiboxer musste er von seinem Trainer in seinem Trainingseifer oft gebremst werden.

Viele Sportler waren bereits in ihrer Jugend und meistens schon vor Beginn ihrer Sportkarriere deswegen behandelt worden. Der mit 23 Goldmedaillen erfolgreichste Sportler bei den Olympischen Spielen, der US-amerikanische Schwimmer Michael Phelps, ist vermutlich der prominenteste und bekannteste Athlet mit einer ADHS-Geschichte. Bereits als Kind war bei ihm eine ADHS diagnostiziert worden, nachdem er in der Schule durch Unaufmerksamkeit, Konzentrationsschwäche und starken Bewegungsdrang auffiel. Durch den Einfluss seiner älteren Schwester begann er im Alter von 7 Jahren mit dem Schwimmunterricht und machte aus seiner Not eine Tugend. Nach eigenem Bekunden fühlte er sich im Wasser deutlich besser als außerhalb und trainierte 360 Tage im Jahr mindestens 5 Stunden täglich (McArdle, 2016).

7.1 Symptome

Die Aufmerksamkeitsdefizit-Hyperaktivitätsstörung (ADHS) kann man in die Gruppe der Verhaltensauffälligkeiten und -störungen einordnen. Im Vordergrund stehen Störungen der Aufmerksamkeit mit erhöhter Ablenkbarkeit, Hypermotorik, Impulsivität und eine schwierige psychosoziale Anpassung.

Das Aufmerksamkeitsdefizit zeichnet sich durch eine eingeschränkte Konzentration, Vergesslichkeit und leichte Ablenkbarkeit aus. Das kann im Leistungssport, je nach Ausprägung, ein Nachteil oder ein Vorteil sein. So berichten 100-Meter-Sprinter, die an starker Ablenkbarkeit leiden, dass die Werbeplakate am Rand der Laufbahn ihre Aufmerksamkeit so in den Bann ziehen, dass es ihnen oft schwerfällt, sich auf das Laufen zu konzentrieren. Viele Athleten aus den Ballsportarten mit ähnlichen Symptomen betrachten es aber als Vorteil, sich nicht nur auf den Ball zu konzentrieren, sondern gleichzeitig die sich ständig wechselnden Spielsituationen im Blick zu haben.

Die Impulsivität zeigt sich in einem generellen Nicht-abwarten-Können, vorschnellen Antworten und häufigen Unterbrechen und Stören anderer. Im Sportbetrieb profitieren die Sportler oft von den strengen Regeln und der Trainingsdisziplin. Sie betreiben sozusagen Selbsttherapie und Verhaltenstraining, indem sie üben, sich auf die Trainingseinheiten zu konzentrieren und die eindeutigen Sportregeln einzuhalten (Putukian et al., 2011).

Die Hyperaktivität erkennt man bei den Betroffenen an dem extremen Bewegungsdrang, der motorischen Unruhe sowie Ruhelosigkeit und Getriebenheit. Alle Athleten mit ausgeprägter Hyperaktivität im Rahmen der ADHS-Störung berichten über eine deutliche Besserung der Symptome nach Beginn des intensiven Trainings. Der Leistungssport bietet die Gelegenheit zu einer Art Selbstbehandlung und wird bei sportlichen Erfolgen oft auch ausreichend belohnt (Stewman et al., 2018).

Generell sind die drei Merkmale Hyperaktivität, Impulsivität und Unaufmerksamkeit bei allen Menschen mit ADHS in unterschiedlicher Ausprägung situationsabhängig vorhanden. Es zeigt sich ein sehr heterogenes Krankheitsbild, weil nicht bei allen Betroffenen alle Symptome gleich ausgeprägt sind. Das macht die Diagnose auch so schwierig. Klinisch bedeutsam wird es erst dann, wenn die Patienten selbst darunter leiden oder andere in ihrem Umfeld in Mitleidenschaft gezogen werden. So kann es in der Schule zu impulsiver Missachtung sozialer Regeln, zu Distanzlosigkeit in sozialen Beziehungen oder zu einer gewissen Unbekümmertheit in Gefahrensituationen kommen (Magnin & Maurs, 2017).

Die ADHS ist ein gutes Beispiel dafür, dass menschliches Verhalten, das wir nach bestimmten Kriterien als »krank« einordnen, für bestimmte Situationen auch große Vorteile mit sich bringen kann. Die Tatsache, dass die Betroffenen oft begeisterungsfähig, sehr kreativ und besonders ehrgeizig sind, kommt den Sportlern zugute. Der ausgeprägte Bewegungsdrang ist für ein hohes Trainingspensum oft ein Vorteil (Berger et al., 2014). Auch die Impulsivität und die Risikobereitschaft bedeuten für bestimmte Sportarten einen großen Gewinn. Aber es gibt auch Nachteile der Symptomatik. So können niedrige Frustrationstoleranz und erhöhte Stimmungslabilität, gerade bei den jungen Sportlern, den Beginn der Karriere erschweren und manchmal zum Abbruch der sportlichen Aktivität führen.

7.2 Ursachen

Auch für diese psychische Erkrankung gilt, dass nicht eine einzige Ursache für ihr Entstehen verantwortlich gemacht werden kann. Es ist ein Zusammenspiel von vererbter Bereitschaft, Familienkonstellation sowie psychischen und sozialen Belastungen und Erfahrungen. Ganz sicher scheint zu sein, dass Eltern diese Bereitschaft, eine solche Erkrankung zu entwickeln, entweder genetisch oder durch ihr Verhalten an ihre Kinder weitergeben können.

Auch wenn nicht davon ausgegangen werden kann, dass ein ADHS-Gen gefunden wird, werden genetische Konstellationen in den Neurowissenschaften seit Jahren diskutiert. Eine Hypothese ist die Vorstellung eines komplexen genetischen Störungsgeschehens während der frühen Entwicklung des Nervensystems, in dem sowohl einzelne Gene mit jeweils mäßigem Effekt als auch multiple strukturelle Chromosomenvariationen eine Rolle spielen. Eine andere Richtung der Forschung beschäftigt sich mit der Veränderung durch Neurotransmitter, d.h. die Botenstoffe zwischen den Nervenzellen im Gehirn. Hinsichtlich dieser neurochemischen Veränderungen im Gehirn steht derzeit die »Monoamindefizit-Hypothese« im Vordergrund, die ein Ungleichgewicht in der Aktivität der Neurotransmitter Dopamin, Noradrenalin und Serotonin postuliert. Frühere Ansätze, die die Veränderungen allein im Botenstoff Dopamin gesucht haben, können heute wissenschaftlich nicht mehr beibehalten werden (Wender et al., 2001).

Neben den genetischen Dispositionen spielen die psychosozialen Risikofaktoren und Umwelteinflüsse eine wichtige Rolle sowohl bei der Krankheitsentstehung als auch für den Krankheitsverlauf. Dazu zählen frühe Beziehungserfahrungen und soziale Belastungen, Einflüsse während der Schwangerschaft (wie beispielsweise Rauchen der Mutter) bis hin zu verschiedenen Umweltgiften im Säuglingsalter. Die Diskussion über die verschiedenen Ursachen ist noch lange nicht abgeschlossen. Welche genauen Anteile dabei genetische und psychosoziale Faktoren spielen, ist schwierig anzugeben, zumal die neue epigenetische Forschung zeigt, dass auch die genetische Aktivität durch frühe emotionale Erfahrungen im Säuglingsalter verändert werden kann.

7.3 Häufigkeit des Vorkommens

Die ADHS ist eine der häufigsten neuropsychischen Störungen im Kindes- und Jugendalter. In Deutschland sind etwa 5 % der Kinder und Jugendlichen im Alter von 3 bis 17 Jahren davon betroffen. Bei männlichen Kindern und Jugendlichen wird die Störung zwei- bis viermal häufiger diagnostiziert als bei weiblichen. Bei etwa 30 bis 60 % der Betroffenen bleiben die wesentlichen Symptome auch noch im Erwachsenenalter bestehen (Wankerl et al., 2014).

Für den Sportbereich gilt insgesamt, dass nur wenige Arbeiten zu diesem Thema existieren und keine systematischen Studien zur genauen Prävalenz von Athleten mit ADHS-Symptomen publiziert wurden. Die meisten gehen davon aus, dass die Störung etwa doppelt bis dreimal so häufig im Sport anzutreffen ist. In der nordamerikanischen Footballliga (NFL) wurden 7 % der Spieler mit ADHS-Symptomen gefunden, was etwa dem Doppelten der Allgemeinbevölkerung entspricht (Solomon & Haase, 2008). In einer weiteren Veröffentlichung geht man von 9 % und etwa dreimal so vielen Betroffenen im Vergleich zur Allgemeinbevölkerung aus. Möglicherweise nutzen die Athleten körperliche Bewegung als Mittel zur Bewältigung der Krankheitssymptome (Schaar, 2008). Die Athleten mit ADHS-Symptomen in der Kindheit zeigen auch höhere Neigungen zum exzessiven Training als Sportler ohne ADHS-Symptome in der Kindheit (Berger et al., 2014).

7.4 Diagnostik und Behandlung

Patienten mit ADHS weisen in unterschiedlicher Ausprägung Hyperaktivität und Aufmerksamkeitsdefizite auf. Kinder, die vorrangig Hyperaktivitätssymptome aufweisen, werden früher identifiziert, oft aufgrund von störendem Verhalten im Klassenzimmer. Dagegen bleiben die Kinder, die vorrangig Aufmerksamkeitsdefizite zeigen, viel länger unbemerkt. Jugendliche und Erwachsene mit ADHS zeigen dagegen eher seltener eine offensichtliche Hyperaktivität, was die Diagnose im Leistungssport erschwert. Hinzu kommen zusätzlich psychische Erkrankungen wie Angsterkrankungen, Depressionen, Verhaltensstörungen oder Substanzmissbrauch, die die Diagnosefindung und den Verlauf beeinflussen.

In der Regel wird die Diagnose entsprechend dem Alter durch Fachärzte für Kinder- und Jugendpsychiatrie oder Fachärzte für Psychiatrie und Psychotherapie gestellt. Zur Diagnose von ADHS werden auch standardisierte Selbstberichtsskalen und Checklisten herangezogen. In den meisten Skalen werden die Betroffenen aufgefordert, die Häufigkeit bestimmter ADHS-typischer Verhaltensweisen wie Aufmerksamkeit, Impulsivität oder Bewegungsdrang anzugeben. Verhaltenschecklisten ermöglichen eine Beurteilung des Verhaltens in verschiedenen Kontexten (Zuhause, Arbeit, Schule). Zusätzlich zu Selbstbericht- und Verhaltensbeobachtungen können neuropsychologische Tests weitere Informationen zur möglichen Diagnose von ADHS liefern. Messungen der visuellen und oder auditiven Aufmerksamkeit sowie der Konzentration können signifikante Beeinträchtigungen zeigen.

Auch wenn einige ADHS-Selbsttests auf den Diagnosekriterien der internationalen Klassifikation ICD-10 aufbauen, eignen sie sich nur als Screeningtests, um die weiterführenden fachärztlichen diagnostischen Maßnahmen vorzubereiten. Dazu gehören körperliche und neurologische Untersuchungen, Eigen-, Familien- und Fremdanamnese und neuropsychologische Testverfahren wie Konzentrationstest, Leistungstest und Testung auf Teilleistungsschwäche. Da viele andere psychische Störungen teilweise ähnliche Symptome haben, müssen im Rahmen der differenzialdiagnostischen Untersuchungen Störungen wie Depression, Tics, Zwangsstörung oder ein Asperger-Syndrom ausgeschlossen werden.

Die Behandlungsplanung muss auf die individuelle Lebenssituation des einzelnen Sportlers ausgerichtet sein. Die Schwere der Symptomatik ist bei den Athleten unterschiedlich. Da die Ausprägung der Leitsymptome variiert, müssen individuell vorrangige Therapieziele bestimmt, entsprechende Methoden ausgewählt und im Rahmen des interdisziplinären Behandlungskonzeptes durchgeführt werden. Im Sportbereich ist es besonders wichtig, dass neben den für die jeweilige Sportdisziplin wichtigen Fähigkeiten auch die gesamte psychosoziale Entwicklung, das Selbstwertgefühl und die begabungsentsprechende Schul- und Berufsausbildung fester Bestandteil des Therapieplans werden.

Verhaltenstherapeutische Maßnahmen mit positiver Verstärkung und Bewusstwerden der negativen Konsequenzen können besonders im Jugendbereich dazu beitragen, problematisches Verhalten zu verbessern. Mit Selbstinstruktionstraining und Selbstmanagement-Interventionen kann den Kindern und Jugendlichen geholfen werden, ihr Verhalten zu ändern. Eine ausschließliche Behandlung mit diesen Maßnahmen ist aber meist nicht ausreichend. In der Ergotherapie, Psychomotoriktherapie und Heilpädagogik finden sich ergänzende wertvolle verhaltenstherapeutische Ansätze mit dem Ziel der alltagspraktischen Umsetzung. Die mit der ADHS häufig auftretenden Begleiterkrankungen wie Angstzustände, Depressionen oder Substanzmissbrauch müssen im Rahmen des Behandlungsplans mitberücksichtigt und mitbehandelt werden.

Die medikamentöse Behandlung der ADHS-Symptome wird erwogen, wenn die psychotherapeutischen und pädagogischen Maßnahmen keinen Erfolg zeigen. Medikamenteneinnahme im Leistungssport ist immer eine problematische Angelegenheit, weil sowohl die nachteiligen Nebenwirkungen als auch die Dopingbestimmungen berücksichtigt werden müssen. Dies wird nachvollziehbar, wenn die Wirkungen der bei ADHS eingesetzten Medikamente in Betracht gezogen werden (Linssen et al., 2014; Leithäuser & Beneke, 2013). Es kommt zur Verringerung der motorischen Hyperaktivität und Impulsivität sowie zur Steigerung der Konzentrationsfähigkeit. Durch die Einnahme wird die Handlungsplanung, die zeitliche Organisation und die Kontrolle über das eigene Verhalten insgesamt verbessert. Es verbessern sich die Wahrnehmung und Wahrnehmungsverarbeitung, die sensomotorische Körperkoordination und die Affektregulierung. Als Nebenwirkungen befürchten die behandelten Sportler u. a. selten auftretende, aber massiv störende Schlafstörungen, Unruhe und Kopfschmerzen.

Für die Behandlung der ADHS im Kindes- und Jugendalter sind folgende Medikamente zugelassen: schnell resorbierbare, kurz wirksame stimulierende Methylphenidat-Präparate als Tabletten und verzögert freisetzende Methylphenidat-Retardpräparate als Hartkapseln mit längerer Wirksamkeit, D-Amphetamin als Attentin®, Lisdexamfetamin als Elvanse® und das Nicht-Stimulanz Atomoxetin als Strattera®. Methylphenidat® (in seiner Retardform mit längerer Wirksamkeit als Ritalin® bekannt) ist heute nach wie vor Mittel der ersten Wahl bei der Behandlung der ADHS im Erwachsenenalter (Linssen et al., 2014).

Bis heute ist nicht genau geklärt, wie die Medikamente bei der ADHS-Behandlung ihre Wirkung entfalten. Sicher bekannt ist, dass sie die Reizübertragung zwischen den Nervenzellen im Gehirn beeinflussen können. Die einströmenden Umweltreize werden verarbeitet und übertragen, in dem die Botenstoffe (Neurotransmitter) von Nervenzelle zu Nervenzelle wandern und die Informationen weiterleiten. Da der Austausch von Botenstoffen und dadurch die Informationsverarbeitung bei der ADHS gestört zu sein scheint, wird vermutet, dass die Medikamente das Gleichgewicht der Botenstoffe und die Informationsweiterleitung wiederherstellen. Stimulierende Medikamente wirken auf die Botenstoffe (Neurotransmitter), indem sie die Wiederaufnahme von Dopamin und Noradrenalin modulieren und somit eine Veränderung der Konzentration bewirken. Dadurch können die einströmenden Reize offenbar besser gefiltert und verarbeitet werden. Die Folgen sind vor allem Besserung der Konzentrationsfähigkeit und der sensomotorischen Koordination.

Alle stimulierenden und für die Behandlung der ADHS zugelassenen Medikamente unterliegen dem Betäubungsmittelgesetz (BtMG). Dadurch soll Missbrauch vorgebeugt werden. Bei hochdosierter Anwendung wirken die Substanzen stark antriebssteigernd und zum Teil euphorisierend. In der »Drogenszene« werden insbesondere Methylphenidat-haltige Mittel als Ersatz für Amphetamine (Speed) konsumiert.

Daher steht der Wirkstoff auf der Dopingliste der Nationalen Anti Doping Agentur (NADA). Für die betroffenen Athleten bedeutet das, dass sie die sportrechtlichen Richtlinien dringend befolgen müssen. Sie können bei der NADA eine »Medizinische Ausnahmegenehmigung« beantragen, um an den Wettkämpfen teilnehmen zu können. Da die Dopingbestimmungen sich häufig ändern und die internationalen Fachverbände verschiedene Regeln haben, ist es für eine verantwortungsvolle Fortsetzung der Karriere immer ratsam, den Behandlungsplan mit den nationalen und internationalen Anti-Doping-Agenturen und Fachverbänden schriftlich abzustimmen.

Als medikamentöse Behandlungsalternative bei der ADHS wird manchen Sportlern Strattera® mit dem Wirkstoff Atomoxetin empfohlen, weil es derzeit nicht auf der Liste der verbotenen Substanzen steht. Das Medikament nimmt chemisch eine Zwischenstellung zwischen einem ADHS-Medikament und einem Antidepressivum ein. Da sich die Wirkung jedoch erst nach einigen Wochen einstellt und insgesamt als weniger effektiv gilt, wird es als Medikament der zweiten Wahl bewertet. Auch hier sollten, je nach Sportart, Dopingbestimmungen beachtet werden.

Die medikamentöse Behandlung der an ADHS erkrankten Sportler stellt auch den im Sport erfahrenen Psychiater vor große Probleme. Die Behandlung bewegt sich oft zwischen der therapeutischen Wirkung und dem verbotenen Gebrauch als Dopingmittel. Methylphenidat (Ritalin®) ist ein Amphetaminabkömmling. Obwohl man immer wieder behauptet, dass die Substanz nur bei den ADHS-Patienten wirkt, berichten einige Forschungsstudien über die Verbesserung der Merkfähigkeit, der Aufmerksamkeit, der Denkgeschwindigkeit und der geistigen Wachheit auch bei Menschen ohne ADHS (Linssen et al., 2014). Deshalb ist bei der Verabreichung der Medikamente im Leistungssport große Sorgfalt geboten, da sowohl die Dosierung als auch die Entscheidung über die wettkampfbedingte Unterbrechung und Weiterbehandlung immer von den individuellen Beschwerden, der aktuellen Lebenssituation und der Persönlichkeit des Athleten abhängig gemacht werden muss.

Literatur

Berger, NA, Müller, A, Brähler, E et al. (2014). Association of symptoms of attention-deficit/hyperactivity disorder with symptoms of excessive exercising in an adult general population sample. BMC Psychiatry, 14: 250.

Leithäuser, R, Beneke, R (2013). Medikamentöse ADHS-Therapie und Leistungssport: Was ist zu beachten? Deutsche Zeitschrift für Sportmedizin, 64: 343 – 345.

Linssen, AM, Sambeth, A, Vuurman, EF, Riedel, WJ (2014): Cognitive effects of methylphenidate in healthy volunteers: A review of single dose studies. The International Journal of Neuropsychopharmacology, 17: 961 – 977.

Magnin, E, Maurs, C (2017). Attention-deficit/hyperactivity disorder during adulthood. Revue Neurologique, 173: 506 – 515.

McArdle, P (2016). Attention deficit hyperactivity disorder. In A Currie, B, Owen (Eds.), (S. 87 – 95). Oxford Psychiatry Library.

Putukian, M, Kreher, JB, Coppel, DB, et al. (2011). Attention deficit hyperactivity disorder and the athlete: An American Medical Society for Sports Medicine position statement. Clinical Journal of Sport Medicine, 21: 392 – 401.

Schaar, C (2018). Leistungssport: Der Schatten im Sport. Österreichische Ärztezeitung Nr. 6/25. 3. 2018.

Solomon, GS, Haase, RF (2008). Biopsychosocial characteristics and neurocognitive test performance in National Football League players: An initial assessment. Archives of Clinical Neuropsychology, 25: 563 – 77.

Stewman, CG, Liebman, C, Fink, L, Sandella, B (2018). Attention deficit hyperactivity disorder: Unique considerations in athletes. Sports Health, 10: 40 – 46.

Wankerl, B, Hauser, J, Makulska-Gertruda, E et al. (2014). Neurobiologische Grundlagen der Aufmerksamkeitsdefizit-/Hyperaktivitätsstörung. Fortschritte der Neurologie-Psychiatrie, 82: 9 – 29.

Wender, PH, Wolf, LE, Wasserstein, J. (2001). Adults with ADHD. An overview. Annals of the New York Academy of Sciences, 932: 1 – 16.

8 Gehirnerschütterungen und ihre Folgen

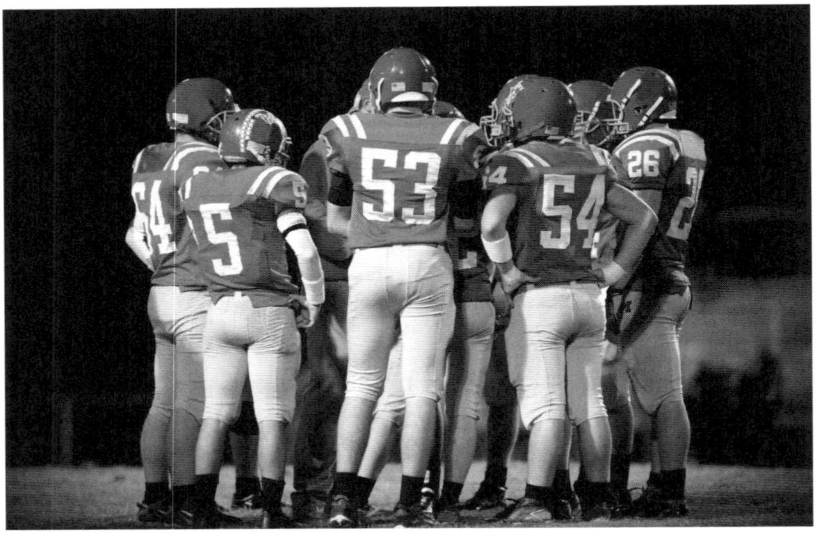

Gehirnerschütterungen gehören zu den häufigsten neuropsychiatrischen Verletzungen im Leistungssport.

Im Jahre 2016 einigte sich der amerikanische National Football League (NFL) mit ehemaligen Spielern auf eine Kompensationszahlung. Zuvor hatten 5000 ehemalige NFL-Spieler in einer Sammelklage gegen die NFL Schadensersatz wegen jahrelanger bewusster Zurückhaltung von Informationen über die schädlichen Folgen von Gehirnerschütterungen verlangt. Viele Spieler beklagten Depressionen, verschiedene Demenzerkrankungen oder auch die Parkinson-Erkrankung als Folge von Gehirnerschütterungen während der Sportlerkarriere. Die NFL war bereit, jedem Spieler bis zu 5 Millionen Dollar zu zahlen. Zusätzlich bestand sie im Prozess darauf, über die 5000 klagenden Spieler hinaus alle ehemalige Spieler in den Vergleich einzuschließen, um sich vor weiteren drohenden Klagen abzusichern. Die zu erwarteten Gesamtkosten von mehreren 100 Millionen Dollar sind es der NFL offenbar Wert zu zahlen, um weitere Klagen zu verhindern und den Spielbetrieb fortsetzen zu können. Zusätzlich sollen für die technologische Entwicklung der Schutzhelme und für die Förderung medizinischer Forschung auf dem Gebiet der Kopf- und Gehirnverletzungen 100 Millionen Dollar investiert werden. Bei so hohen Investitionen kann man vermuten, dass hirnorganische Beeinträchtigungen ein wichtiges Thema in vielen Sportarten des Leistungssports geworden sind. Nicht zuletzt hat der Film »Erschütternde Wahrheit« (Originaltitel: »Concussion«) wesentlich dazu beigetragen, die breite

Öffentlichkeit über die bislang verschwiegenen Folgen von Gehirnerschütterungen zu informieren.

In Europa wurden bislang vereinzelt wissenschaftliche Studien durchgeführt, ohne vergleichbare Diskussionen in der Sportöffentlichkeit auslösen zu können. Obwohl das eigentlich ein sportpsychiatrisches Thema ist, wurden die ersten uns bekannten Arbeiten dazu von Sportmedizinern publiziert. 1933 veröffentlichten Jokl und Guttmann eine Arbeit über neurologisch-psychiatrische Untersuchungen an Boxern. Dabei unterschieden sie zwischen den Beschwerden während des Kampfes, unmittelbaren Folgezuständen und Dauerschädigungen und stellten fest: »Mit Nachdruck muss betont werden, dass in fast allen Fällen ein echter K. o. nicht ganz so harmlos ist, wie er selbst in erfahrenen Boxerkreisen angesehen wird.« (S. 167)

8.1 Symptome der akuten Gehirnerschütterung

Gehirnerschütterungen zeigen oft wenig äußerlich erkennbare Zeichen, sodass angenommen wird, dass viele Trainer, Eltern oder medizinische Betreuer diese gar nicht erkennen (McCrea et al., 2004). Das leichte Schädel-Hirn-Trauma oder umgangssprachlich auch Gehirnerschütterung genannt, ist die häufigste Form. Der Begriff (lat.: »Commotio cerebri«, engl.: »concussion«) leitet sich vom lateinischen Wort »commotere« (gewaltsam durchschütteln) ab. Infolge einer direkten oder indirekten Gewalteinwirkung gegen den Kopf kommt es zu einer vorübergehenden Funktionsstörung des Gehirns. Typische Symptome sind Verwirrtheit, Gedächtnisstörung und Bewusstlosigkeit. Wobei der Bewusstseinsverlust nicht obligatorisch ist. Warnsymptome sind Kopfschmerz, Schwindel oder Übelkeit (Biasca et al., 2006). Der vielfältige Symptomkomplex zeigt sich auf ganz verschiedenen Ebenen. So wie in ▸ Tabelle 8-1 dargestellt, können körperliche, kognitive und emotionale Störungen als auch eine Veränderung des Schlafverhaltens auftreten (Harmon et al., 2013a, 2013b).

Ein leichtes Schädel-Hirn-Trauma ist durch eine eher unspezifische und vor allem kurz anhaltende Symptomatik gekennzeichnet. Nicht in allen Fällen zeigt sich diese jedoch unmittelbar nach der Verletzung. Die Symptome können auch erst Stunden, sehr selten auch Tage später auftreten (Guskiewicz & Broglio, 2015). In der Regel dauert die Symptomatik maximal 1 Woche (85 %), in 97 % der Fälle besteht nach 1 Monat vollständige Symptomfreiheit. Dennoch werden auch nach 1 Jahr bei 15 % der Patienten relevante, aber unspezifische Symptome, vor allem Kopfschmerzen und Bewegungsstörungen angegeben. Es gibt für die Dauer der Symptome wenig verlässliche Zeichen. Es scheint so zu sein, dass ein Ausbleiben der kompletten Symptomrückbildung in der ersten Woche am besten das Persistieren von Symptomen vorhersagt. Das bedeutet, dass der Sportler in der ersten Woche nach der Verletzung besonders eng überwacht werden muss, um einschätzen zu können, wie der Verlauf sein wird.

Von der »Concussion in Sport's consensus group« wurde der Begriff »sport concussion« gebildet. Hiermit wird ein Trauma bezeichnet, das durch Sport her-

Tab. 8-1 Symptome einer Gehirnerschütterung

Kognitive Symptome	Körperliche Symptome	Emotionale Veränderungen	Schlafverhalten
• Verlangsamung • Merkfähigkeits- und Konzentrationsprobleme • Denkstörung • Bewusstseinsstörung	• Kopfschmerz, Schwindel, Gleichgewichtsprobleme • Sehbeeinträchtigung • Übelkeit, Erbrechen • Ohrgeräusche, Licht- und Geräuschempfindlichkeit • Müdigkeit, Energielosigkeit	• Traurigkeit • Verstärkte Emotionalität • Emotionale Irritierbarkeit • Angst, Nervosität	• Vermehrtes oder verringertes Schlafen • Einschlafprobleme • Schläfrigkeit

vorgerufen wurde und einen sehr komplexen pathophysiologischen Prozess hervorruft, der das Gehirn betrifft und der durch biomechanische Kräfte verursacht wurde (McCrory et al., 2013). Folgende Charakteristika gehören dazu:

Eine Gehirnerschütterung kann entweder durch eine direkte Einwirkung auf den Kopf, das Gesicht, den Hals oder jede andere Stelle des Körpers entstehen, wenn die Kraft zum Kopf weitergeleitet wird. Die Gehirnerschütterung führt in der Regel zu einem schnellen Beginn von kurzzeitigen Beeinträchtigungen neuropsychiatrischer Funktionen, die selbstständig wieder verschwinden. Gelegentlich können die Symptome auch über einen längeren Zeitraum bestehen bleiben. Die akute Symptomatik ist eher funktionell ohne den Nachweis von strukturellen Hirnverletzungen (MRT-Bildgebung ist meist normal).

Eine Bewusstlosigkeit ist nicht immer Teil des klinischen Bildes. Der Rückbildungsprozess läuft häufig in gleicher Reihenfolge ab, wobei in manchen Fällen Symptome auch weiterbestehen können (McCrory et al., 2013).

8.2 Häufigkeit des Vorkommens

Im nordamerikanischen Leistungssport schätzt man die Häufigkeit von Gehirnerschütterungen auf ungefähr 1,6 bis 3,8 Millionen Fälle in einem Jahr (Langlois et al., 2006). Diese Verletzungen wurden vom »US Centers for Disease Control and Prevention« auch als verborgene Epidemie bezeichnet, da sie in den vielen unterschiedlichen Profi- und Amateurbereichen sicher sehr häufig sind, ohne dass genaue Zahlen feststellbar wären. Besonders häufig sind Sportler in den sogenannten Kampf- und Kontaktsportarten betroffen, bei denen Geschwindigkeit und Kraft, insbesondere durch Beschleunigung und Entschleunigung mit abrupten Rotationsbewegungen, zusammenwirken (Biasca et al., 2006). Hierbei sind vor allem körperbetonte und Kampfsportarten zu nennen: Boxen, American Football, Rugby, Eishockey, Handball oder Fußball (Ruhe et al., 2013).

Während das regelmäßige Vorkommen von Gehirnerschütterungen im Boxsport sicher nicht überraschend ist, sind auch leichtere Traumen z. B. im Fußball nicht folgenlos. Wenn man von durchschnittlich 5 bis 10 Kopfbällen pro Spiel und Trainingseinheit ausgeht, dann kommt ein Fußballer auf mindestens 1000 Kopfbälle in einer Saison und auf über mehrere zehntausend Kopfbälle in seiner Karriere. In den meisten Fällen führen Kopfbälle nicht zu Symptomen einer Gehirnerschütterung.

8.3 Langzeitfolgen von Gehirnerschütterungen

Es wird schon sehr lange angenommen, dass Gehirnerschütterungen auch mit langfristigen Funktionseinbußen oder der Entstehung neuropsychiatrischer Erkrankungen wie etwa Depression, Alzheimer-Demenz oder der Amyotrophen Lateralsklerose (ALS) zusammenhängen können. In einer Untersuchung an 2552 ehemaligen amerikanischen professionellen Footballspielern konnte festgestellt werden, dass die Spieler mit drei und mehr Gehirnerschütterungen während der Karriere ein höheres Risiko aufwiesen, später an einer Depression zu erkranken (Guskiewicz et al., 2007). Die Häufigkeit einer auftretenden Depression infolge von Gehirnerschütterungen wurde auch in anderen Studien beschrieben (Kerr et al., 2012). Fralick und Kollegen (2016) stellten sogar ein dreifach höheres langfristiges Selbstmordrisiko unter Sportlern mit einer Gehirnerschütterung im Vergleich zu Nichtsportlern ohne Gehirnerschütterungen fest. In der Untersuchung von Guskiewicz und Kollegen (2007) an ehemaligen amerikanischen professionellen Footballspielern wurde ebenfalls ein fünffach erhöhtes Risiko einer leichten kognitiven Störung und generellen Gedächtnisproblemen festgestellt, wenn drei oder mehrere Gehirnerschütterungen erlitten wurden (Guskiewicz et al., 2005). Andere Untersuchungen weisen darauf hin, dass wiederholte Gehirnerschütterungen Eiweißveränderungen (TAU-Ablagerungen) im Gehirn erzeugen, wie sie bei Patienten mit Alzheimer-Krankheit beschrieben wurden. Hier spricht man von einer chronisch-traumatischen Enzephalopathie (CTE).

Zahlreiche Forschungsarbeiten untersuchen auch parkinsonoide und demenzielle Syndrome bei Boxern. Etwa 20 % der Boxer leiden nach Karriereende unter der sogenannten Boxer-Demenz (Dementia pugilistica). Vorrangig zeigen sich die Symptome in Störungen von Gang, Sprache und Kognition sowie der Persönlichkeit und des Verhaltens, aber auch extrapyramidale Symptome können auftreten (Costanza et al., 2011). Neuere Untersuchungen unterstreichen vor allem das Auftreten von psychischen Symptomen wie starken Aggressionen, Misstrauen bis Verfolgungswahn oder auch instabiler Stimmungslage.

Das Problem vieler dieser oben beschriebenen Untersuchungen besteht darin, dass sie retrospektiv angelegt wurden. So liegen lange Zeiträume zwischen der

Erkrankung und den Gehirnerschütterungen. Auch wenn ein Zusammenhang wahrscheinlich ist, sind hier doch Langzeitstudien notwendig, um einen kausalen Zusammenhang zwischen den Gehirnerschütterungen und späteren Folgen herstellen zu können (Zuckerman et al., 2018).

8.4 Diagnostik und Einteilung des Schweregrades des Schädel-Hirn-Traumas

Kopf- und Hirnverletzungen stellen für die sportpsychiatrische Behandlung eine besondere Herausforderung dar. Die meisten Verletzungen in diesem Bereich bleiben unentdeckt, nicht diagnostiziert und nicht behandelt. Damit gehören die Schädel-Hirn-Traumata wahrscheinlich zu den meist unterschätzten Gefahren im Leistungssport. Auch die FIFA hat mittlerweile die Gefahr der Kopfverletzungen erkannt und bemüht sich verstärkt um angemessene Behandlungen und Trainingsempfehlungen. Eine schnelle neuropsychologische Untersuchung und die kurze Rücksprache mit einem Sportarzt auf dem Spielfeld gefolgt von der Entscheidung über die weitere Spielbeteiligung sind oft nicht ausreichend, um die Sicherheit des Spielers zu gewährleisten. Auch wenn viele Gehirnerschütterungen mit wenigen Symptomen einhergehen und sich völlig zurückbilden, muss man immer bedenken, dass auch schwere Erkrankungen entstehen können, wenn entsprechende Symptome unerkannt bleiben. Obwohl diese sehr selten vorkommen (z. B. Sub- oder Epiduralblutungen, Hirnödeme), sollte die Möglichkeit immer mit in Betracht gezogen werden.

Es ist essenziell, dass ein sorgfältig geplanter Ablaufplan und ein entsprechendes Untersuchungsschema erarbeitet werden, die einen festen Algorhythmus je nach Sportart und Situation festlegen. Die Beurteilung des Schweregrades der hirnorganischen Beeinträchtigung im Leistungssport ist eine auch für den neuropsychiatrisch geschulten Mediziner schwierige Aufgabe. Besonders wenn man noch während des Wettbewerbs unter den hohen Erwartungen der Sportler, Trainer und Zuschauer steht und schnelle Einschätzungen über die weitere Einsatzfähigkeit verlangt werden. Eine sorgfältige Planung kann einen Unterschied für das Schicksal des Sportlers bedeuten. Diese Handlungsvorschriften sollten die anfängliche Symptomatik sowie die Möglichkeit einer raschen Befundverschlechterung beinhalten. Die unspezifischen Symptome können eine rasche Verschlechterung erfahren. Zur Einteilung stehen verschiedene Skalen zur Verfügung, von denen einige hier nur beispielhaft genannt werden. Da jede Skala ihre Vorteile und Nachteile hat, ist es umso wichtiger, dass ein geeigneter Ablaufplan und die Anwendung der verschiedenen Instrumente klar abgesprochen sind.

Ablaufplan nach Guskiewicz und Broglio (2015)

Der Ablaufplan nach Guskiewicz und Broglio (2015) orientiert sich an den folgenden Fragen:

- Wer ist für was auf dem Feld verantwortlich?
- Wer führt die Notfalluntersuchung durch und gibt Instruktionen für zusätzliche Unterstützung?
- Wer bleibt beim Verletzten und beobachtet die weitere Entwicklung der Symptome?
- Wer stellt die Diagnose Gehirnerschütterung?
- Wer bespricht die Diagnose und Prognose mit den Angehörigen und dem Trainer?

Die Glasgow-Koma-Skala (GKS)

Die Verletzungen des Gehirns oder Schädel-Hirn-Traumata werden heute allgemein nach dem Punktwert in der Glasgow-Koma-Skala (GKS) in die Schweregrade der Beeinträchtigung eingeteilt (▶ Tab. 8-2). Dabei werden bestimmte Reaktionen der Sportler wie Augenöffnen, verbale Kommunikation und motorische Reaktionen mit Punkten bewertet. Bei vollem Bewusstsein erreicht man die maximale Punktzahl von 15. Drei Punkte werden bei tiefem Koma vergeben. Bei völlig normalen Reaktionen erreicht der Sportler bestenfalls 15 Punkte (▶ Tab. 8-3). Die Punktzahl gibt den Schweregrad an.

- Das leichte Schädel-Hirn-Trauma (SHT 1) (GKS-Wert von 13 bis 15): Kurze Bewusstlosigkeit, die nicht länger als 5 Minuten anhält. Symptome bilden sich innerhalb von wenigen Tagen zurück. Für die Zeit vor oder nach dem schädigenden Ereignis entsteht meist eine Erinnerungslücke. Es sind oft keine Spätfolgen zu erwarten. Möglicherweise tritt ein sogenanntes postkommotionelles Syndrom auf. Das ist die Bezeichnung für Allgemeinbeschwerden nach einer Gehirnerschütterung, die einige Wochen anhalten können und sich allmählich zurückbilden. Es kommt dabei z. B. zu Apathie, diffusem Kopfschmerz, Schwindel, Übelkeit, rascher Ermüdbarkeit und Reizbarkeit sowie zu vermehrtem Schwitzen. Man spricht bei einem leichten Schädel-Hirn-Trauma auch von einer Gehirnerschütterung (Commotio cerebri). Da sich aber auch bei einem zunächst harmlos aussehenden Schädel-Hirn-Trauma Komplikationen ergeben können, muss der Patient unter Umständen im Krankenhaus oder zuhause weiter beobachtet werden.
- Das mittelschwere Schädel-Hirn-Trauma (SHT 2) (GKS-Wert von 9 bis 12): Die Bewusstlosigkeit dauert länger als 5 Minuten bis hin zu 30 Minuten an. Symptome bilden sich innerhalb von einem Monat zurück; Spätfolgen sind unwahrscheinlich. Auch hier sollte der Patient in der ersten Zeit nach dem Unfall weiter beobachtet werden, um mögliche Komplikationen zu vermeiden.
- Das schwere Schädel-Hirn-Trauma (SHT 3) (GKS-Wert von 3 bis 8): Die Bewusstlosigkeit dauert länger als 30 Minuten an. Bei einem schweren Schädel-Hirn-Trauma bleiben in der Regel Schäden bestehen.

Tab. 8-2 Die Glasgow-Koma-Skala (GKS)

Zu bewertende Reaktion	Beobachtete Reaktion	Punktzahl
Augenöffnen	Spontan	4
	Auf Aufforderung	3
	Auf Schmerzreiz	2
	Kein Augenöffnen	1
Beste sprachliche Antwort	Vollständig orientiert	5
	Unvollständig orientiert	4
	Verworren	3
	Unverständlich	2
	Keine	1
Beste motorische Antwort	Adäquat	6
	Gezielte Abwehr	5
	Unvollständige Abwehr	4
	Beugesynergien	3
	Strecksynergien	2
	Keine Bewegung	1

Tab. 8-3 Einteilung des Schädel-Hirn-Traumas

Schädel-Hirn-Trauma (SHT)	Glasgow-Koma-Skala	Bewusstseinsstörung
Leichtes SHT	13 bis 15 Punkte	Bis 15 Minuten
Mittelschweres SHT	9 bis 12 Punkte	Bis 1 Stunde
Schweres SHT	3 bis 8 Punkte	Länger als 1 Stunde

The Graded Symptom Checklist (GSC)

In ► Tabelle 8-4 auf Seite 94 wird die Graded Symptom Checklist (GSC) vorgestellt. Diese sehr einfache Abfrage von allen Symptomen ist sehr übersichtlich und erlaubt durch die Wiederholbarkeit eine gute Übersicht, ob sich Symptome verschlimmern.

Concussion Recognition Tool (CRT)

Das Concussion Recognition Tool (CRT) bzw. Pocket Recognition Tool ist eine DIN-A4-Taschenkarte, die zur Beurteilung objektiver Zeichen und subjektiver Symptomatik sowie zur Beschreibung der Orientierung zu Person und Ort eingesetzt wird. Die Karte kann unter http://dx.doi.org/10.1136/bjsports-2017-097508CRT5 heruntergeladen werden. Der Zeitaufwand beträgt maximal 1 Minute. Die Durchführung des CRT ist relativ einfach gehalten, sodass auch nicht medizinisch geschulte Personen Sicherheit im Erkennen von Gehirnerschütterungen haben. Das CRT ist sowohl bei Erwachsenen als auch bei Jugendlichen und Kindern anwendbar (Echemendia et al., 2017; Elkington & Hughes, 2017; McCrory et al., 2013).

Return to play (RTP)

Das Return to play (RTP) ist ein Protokoll, das eine schrittweise Wiederaufnahme der sportlichen Aktivität beschreibt (McCrory, 2016). Die körperlichen und geistigen Anforderungen an den Athleten steigen dabei mit jeder Stufe kontinuierlich an. Zwischen jeder Stufe sollten etwa 24 Stunden liegen. Der Sportler sollte jeweils einen Schritt symptomfrei absolvieren, bevor er zum nächsten Schritt übergeht. Treten erneut Symptome auf, kehrt der Athlet auf die vorherige Stufe zurück (Donaldson et al., 2016). Die Wiederaufnahme der alltäglichen und vor allem der sportlichen Belastung muss also stufenweise erfolgen.

- Stufe 1: keinerlei Aktivität, komplette Ruhe; sobald asymptomatisch: Übergang zu Schritt 2
- Stufe 2: leichte aerobe Übungen/Aktivitäten wie Laufen, Hometrainer, keine Anstrengung; wenn asymptomatisch, insbesondere keine Kopfschmerzen: Übergang zu Schritt 3
- Stufe 3: sportartspezifische Übungen (z. B. Skating für Eishockey, Rennen für Fußballtraining); wenn asymptomatisch, insbesondere keine Kopfschmerzen: Übergang zu Schritt 4
- Stufe 4: zunehmend Steigerung eines spotartspezifischen Belastungstrainings, noch ohne gegnerischen Kontakt; wenn asymptomatisch, insbesondere keine Kopfschmerzen: Übergang zu Schritt 5
- Stufe 5: nach medizinischer Überprüfung vollständiges sportartspezifisches Trainingsprogramm, wettkampfnah; wenn asymptomatisch, insbesondere keine Kopfschmerzen: Übergang zu Schritt 6
- Stufe 6: Wettkampf erlaubt

8.5 Behandlung und Prävention der Schädel-Hirn-Traumata

Schädel-Hirn-Traumata sind bis zum frühen Erwachsenenalter eine der häufigsten Todesursachen (Jennett, 1991). Hirngewebe ist sehr empfindlich, da es die geringste Sauerstoffmangeltoleranz aller Körperorgane hat. Schon deshalb ist für

Tab. 8.4 Concussion Graded Symptom Checklist (GSC) (Matthew Gfeller Sport-related TBI Research Center, University of North Carolina)

Symptom	**Datum:** **Zeit:**	**Datum:** **Zeit:**	**Datum:** **Zeit:**	**Datum:** **Zeit:**	**Datum:** **Zeit:**	**Datum:** **Zeit:**
Verschwommen sehen						
Schwindel						
Benommenheit						
Vermehrter Schlaf						
Abgeschlagenheit						
Gefühl wie im Nebel						
Gefühl der Verlangsamung						
Kopfschmerz						
Unangepasste Emotionen						
Irritabilität						
Gedächtnisprobleme						
Übelkeit						
Nervosität						
Schlechtes Balancegefühl						

Schlechte Konzentration						
Ohrgeräusche						
Traurigkeit						
Lichtempfindlichkeit						
Geräuschempfindlichkeit						
Schlafstörung						
Bemerkungen						

Instruktionen: Die GSC wird initial und für weitere Untersuchungen verwendet bis zum Sistieren der Symptome. Der Sportler sollte nach jedem Item befragt werden, um die Graduierung anzugeben.
Schwere der Symptome: 0 = nicht vorhanden, 1 = kaum, 3 = moderat, 6 = sehr stark

das Überleben und das Ausmaß der bleibenden Behinderung eine rechtzeitige Behandlung entscheidend. Der Sportler darf nicht mehr in das laufende Spiel oder die Sportaktivität zurückkehren, wenn eine Gehirnerschütterung mit anhaltenden Symptomen nachgewiesen wurde. Hier besteht bei erneuter Gehirnerschütterung die Gefahr eines »second impact syndroms«, das durch die Entstehung eines Hirnödems lebensgefährliche Konsequenzen haben kann.

Weiterhin darf der Sportler nicht unbeobachtet bleiben oder allein gelassen werden. Eine regelmäßige Überprüfung des Zustandes über mehrere Stunden ist notwendig, um ggf. eine Verschlechterung des Zustandes mit verspäteter Hirnblutung zu erfassen. Schnellstmöglich sollte eine sportpsychiatrische Untersuchung stattfinden, die sowohl die psychischen als auch körperlichen Symptome qualitativ und quantitativ erfasst. Bei schwerer oder progredienter Symptomatik ist eine Verlegung in die nächste Klinik oft überlebenswichtig, um eine weitere Diagnostik und Therapie zu veranlassen. In jedem Fall ist eine schnelle ärztliche Konsultation notwendig, um die Symptomatik zu dokumentieren und um eine Entscheidung über das weitere Vorgehen zu fällen.

Die Rückkehr des Sportlers zur vollen sportlichen Aktivität muss unter medizinisch überwachter, schrittweiser Belastungssteigerung erfolgen. Solange Symptome bestehen oder unter dosierter Belastung wieder auftreten, darf ein Sportler nicht zur sportlichen Aktivität zurückkehren.

Eine bedeutende Rolle wird der Unfallprävention im Sport zugesprochen. Es besteht Einigkeit darüber, dass die in verschiedenen Sportarten angewandten generellen und sportartspezifischen Programme zur Prävention von Verletzungen (»injury prevention programs«: IPP) zu einer Reduktion allgemeiner Verletzung geführt haben (Mugele et al., 2018). Zusätzlich kann Prävention auch beispielsweise durch die ständige Verbesserung und vor allem Durchsetzung bestehender Regeln und auch Regeländerungen erreicht werden. So sind beispielsweise seit 2002 im Eishockey Checks gegen einen Gegenspieler in Richtung Kopf oder Nackenbereich verboten. Durch die permanente Weiterentwicklung und Anpassung der Ausrüstungen können Unfälle im Sport vermieden bzw. zumindest in ihrer Anzahl und Schwere verringert werden. Dabei soll auch die sicherheitstechnische Aufrüstung der Wettkampfstätten helfen. Im Eishockey kann z. B. eine spezielle Beschaffenheit der Bande eine Reduktion der auf den Spieler wirkenden Kräfte herbeiführen. In Risikosportarten wird empfohlen, einen adäquaten Kopfschutz im Training und Wettkampf zu tragen. Dies gilt besonders bei Kindern, da das im Wachstum befindliche Gehirn noch deutlich empfindlicher ist als bei Erwachsenen. Weitere Studien zur Unfallprävention im Sport betonen die Bedeutung des Mundschutzes. Neben dem eigentlichen Zweck des Zahnschutzes kann der Mundschutz auch eine protektive Wirkung bei Schädel-Hirn-Traumata haben. Beispielsweise kann das Tragen eines Mundschutzes während eines typischen Kinnhackens zu einer Kraftabsorption sowie zu einer verminderten Kraftübertragung vom Kinn auf das Gehirn führen.

Präventionsmaßnahmen sind, je nach Sportdisziplin, noch sehr stark ausbaufähig. Im Sinne einer bestmöglichen Prävention für die Gesundheit der Sportler sollten sich hier alle Beteiligten weiter einbringen. Änderungen können Regeln und Zeitkontingente, sicherere Kleidung, Geräteeigenschaften (z. B. Balleigenschaften, Netzsicherungen) oder die Entscheidungshierarchie nach einem Trauma betreffen. Ein weiterer wichtiger Punkt in der Unfallprävention im Sport betrifft auch den Respekt der Spieler untereinander, insbesondere bei Kontaktsportarten (Biasca et al., 2006).

Gehirnerschütterungen im Sport sind häufig und immer ernst zu nehmen, da sie eine enorme Gefahr entfalten können. Besonders im Hinblick auf Folgeerkrankungen sollten auch leichte Formen der Verletzung nicht unterschätzt werden. Wesentlich ist ein sorgfältiger Ablaufplan, der zwischen allen Beteiligten vorher abgestimmt wurde, um ein möglichst klares Handeln zu gewährleisten. Die akute Diagnostik sollte in Absprache mit einem auf dem sportpsychiatrischen oder neurologischen Gebiet erfahrenen Arzt durchgeführt werden. Es ist ganz wesentlich, dass alle Beteiligten sich für Präventionsmaßnahmen einsetzen, um das Risiko einer solchen Verletzung minimieren zu helfen.

8.6 Spätfolgen: Die chronisch-traumatische Enzephalopathie (CTE)

Der sogenannte »punch drunk«, die chronisch-traumatische Enzephalopathie (Dementia pugilistica), ist eine Spätfolge von Hirntraumata und wurde zuerst von Martland im Jahr 1928 beschrieben. Gemeint war eine Erkrankung, die bei berenteten Boxern zu finden ist. Nach einer langen Karriere mit wiederholten Kopfschlägen und Hirntraumata kommt es zu einem Krankheitsbild mit psychiatrischen und neurologischen Symptomen. Es ist bei etwa 20 % der ehemaligen Boxer, Footballspieler oder Rugbyspieler zu finden und ist bekannt als ein Risikofaktor für degenerative Erkrankungen wie z. B. die Alzheimer- oder Parkinson-Erkrankung. Im Jahr 2004 zeigte Iverson et al., dass Amateurathleten mit vielen Kopftraumen eine 7,7-fach erhöhte Wahrscheinlichkeit haben, Gedächtniseinbußen zu erleiden.

Typischerweise wird der kognitive Abbau viele Jahre nach Beendigung der Karriere und den wiederholt ausgesetzten Hirntraumen beobachtet. Die klassische Beschreibung der Dementia pugilistica beinhaltete vor allem Gang, Sprach- und kognitive Störungen, eine Persönlichkeitsveränderung und Verhaltensauffälligkeiten zusammen mit extrapyramidalen Symptomen (Bewegungsstörungen). In der heutigen Literatur wird der Begriff chronisch-traumatische Enzephalopathie (CTE) verwendet. Neue CTE-Studien beschreiben die moderne Variante und deuten eher auf neuropsychiatrische und Verhaltenssymptome hin (McCrory, 2013). So sind affektive Störungen (vor allem Depressionen), Paranoia, Agitation und Aggression sehr früh zu beobachten, während kognitive Störungen, einschließlich Störung der Orientierung und des Gedächtnisses, der Sprache, der Aufmerksamkeit, der Informationsverarbeitung und der exekutiven Funktionen, später zu beobachten sind. Im Gegensatz zu der klassischen Beschreibung zeigen neuere Studien über die CTE, dass der Verlauf möglicherweise vorhersagbar ist.

Bei der CTE sind cerebrale Atrophie, Beta-Amyloid-Ablagerungen, erweiterte Ventrikel und verminderte Pigmentierung der Substancia nigra sowie Fenestration des Cavum septum pellucidum vorzufinden. Neuerliche Forschungen zeigen, dass diese neuropathologischen Veränderungen ein Ergebnis von Mikrotraumen im Gehirn sein könnten. Es ist anzunehmen, dass sogar kleine asymptomatische Hirnschädigungen später zu einer CTE führen könnten (Simma et al., 2013). Zusammenfassend kann man sagen, dass wohl die Beziehung zwischen Traumata und späterer pathophysiologischer Konsequenz relativ eindeutig ist. Dennoch liegt ein langes Intervall mit einer Menge an verschiedenen Faktoren zwischen der Schädigung des Gehirns und dem Erkrankungsausbruch, in dem genetische Risiken, Alkoholmissbrauch und Abhängigkeit oder einfache Alterseffekte eine Rolle spielen und zur Pathophysiologie beitragen können.

Literatur

Biasca, N, Lovell, MR, Collins, MW et al. (2006). [The undetected brain lesion in sports. Minor traumatic brain injury and its sequelae]. Unfallchirurg, 109: 101 – 111.

Costanza, A, Weber, K, Gandy, S et al. (2011). Review: Contact sport-related chronic traumatic encephalopathy in the elderly: Clinical expression and structural substrates. Neuropathology and Applied Neurobiology, 37: 570 – 584.

Donaldson, A, Newton, J, McCrory, P et al. (2016). Translating guidelines for the diagnosis and management of sports-related concussion into practice. American Journal of Lifestyle Medicine, 10: 120 – 135.

Echemendia, RJ, Meeuwisse, W, McCrory, P et al. (2017). The Concussion Recognition Tool 5th Edition (CRT5): Background and rationale. British Journal of Sports Medicine, 51: 870 – 871.

Elkington, LJ, Hughes, DC (2017). Australian Institute of Sport and Australian Medical Association position statement on concussion in sport. Medical Journal of Australia, 206: 46 – 50.

Fralick, M, Thiruchelvam, D, Tien, HC, Redelmeier, DA (2016). Risk of suicide after a concussion. CMAJ, 188: 497 – 504.

Guskiewicz, KM, Broglio, SP (2015). Acute sports-related traumatic brain injury and repetitive concussion. Handbook of Clinical Neurology, 127: 157 – 172.

Guskiewicz, KM, Marshall, SW, Bailes, J et al. (2005). Association between recurrent concussion and late-life cognitive impairment in retired professional football players. Neurosurgery, 57: 719 – 726.

Guskiewicz, KM, Marshall, SW, Bailes, J et al. (2007). Recurrent concussion and risk of depression in retired professional football players. Medicine & Science in Sports & Exercise, 39: 903 – 909.

Harmon, KG, Drezner, J, Gammons, M et al. (2013a). American Medical Society for Sports Medicine position statement: Concussion in sport. Clinical Journal of Sport Medicine, 23: 1 – 18.

Harmon, KG, Drezner, JA, Gammons, M et al. (2013b). American Medical Society for Sports Medicine position statement: Concussion in sport. British Journal of Sports Medicine, 47: 15 – 26.

Iverson, GL, Gaetz, M, Lovell, MR, Collins, MW (2004). Cumulative effects of concussion in amateur athletes. Brain Injury, 18: 433 – 443.

Jennett, B (1991). Diagnosis and management of head trauma. Journal of Neurotrauma, 8 Suppl 1: 15 – 19.

Jokl E, Guttmann, E (1933). Neurological and psychiatric examinations of boxers. Münchener medizinische Wochenschrift, 80: 560 – 562.

Kerr, ZY, Marshall, SW, Harding, HP Jr, Guskiewicz KM (2012). Nine-year risk of depression diagnosis increases with increasing self-reported concussions in retired professional football players. American Journal of Sports Medicine, 40: 2206 – 2212.

Langlois, JA, Rutland-Brown, W, Wald, MM (2006). The epidemiology and impact of traumatic brain injury: A brief overview. Journal of Head Trauma Rehabilitation, 21: 375 – 378.
Martland, HS (1928). Punch drunk. Journal of the American Medical Association, 19: 1103 – 1107.
McCrea, M, Hammeke, T, Olsen, G et al. (2004). Unreported concussion in high school football players: Implications for prevention. Clinical Journal of Sport Medicine, 14: 13 – 17.
McCrory, P (2013). Traumatic brain injury: Revisiting the AAN guidelines on sport-related concussion. Nature Reviews Neurology, 9: 361 – 362.
McCrory, P, Meeuwisse, WH, Aubry, M et al. (2013). Consensus statement on concussion in sport: The 4th International Conference on Concussion in Sport, Zurich, November 2012. Journal of Athletic Training, 48: 554 – 575.
Mugele, H, Plummer, A, Steffen, K et al. (2018). General versus sports-specific injury prevention programs in athletes: A systematic review on the effect on injury rates. PLoS One, 13, e0205635.
Ruhe, A, Gansslen, A, Klein, W, Hamade, N (2013). [Basic knowledge on concussion in the German Ice Hockey League (DEL)]. Sportverletzung Sportschaden, 27: 201 – 206.
Simma, B, Lutschg, J, Callahan, JM (2013). Mild head injury in pediatrics: Algorithms for management in the ED and in young athletes. American Journal of Emergency Medicine, 31: 1133 – 1138.
Zuckerman, SL, Brett, BL, Jeckell, A et al. (2018). Chronic traumatic encephalopathy and neurodegeneration in contact sports and american football. Journal of Alzheimer‘s Disease, 66: 37 – 55.

9 Sexueller Missbrauch und sexualisierte Gewalt im Leistungssport

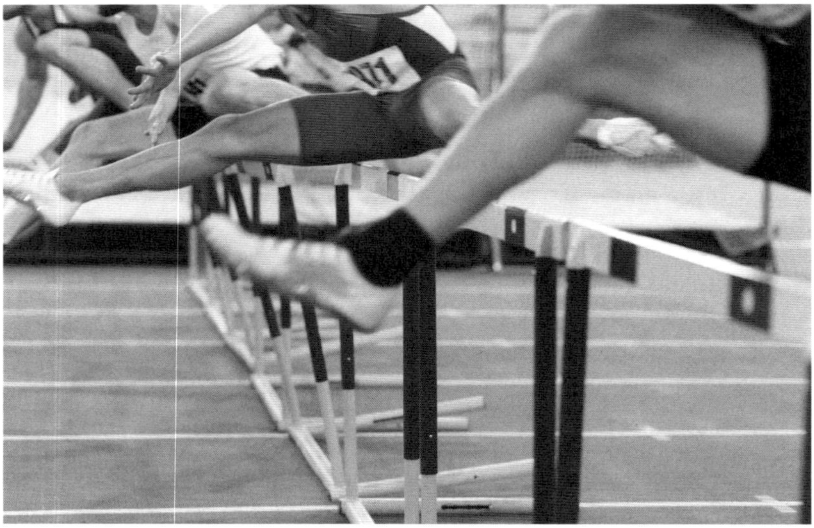

9.1 Verheimlichte Gewalt

Seelische Störungen im Leistungssport werden heute noch immer bagatellisiert und verheimlicht. Im besonderen Maße gilt das für sexuelle Übergriffe und deren seelische Folgen. Die meisten Übergriffe geschehen im Verborgenen und von Personen, die ihre Machtposition im System Leistungssport missbrauchen. Und der Leistungssport bietet, besonders im Jugendbereich, viele Gelegenheiten dazu. Die Athleten beginnen in immer mehr Sportarten immer früher mit dem intensiven Training, sind lange Zeit in Trainingslagern und zu Wettkampfzeiten von ihren Familien getrennt und entwickeln oft eine sehr enge und vertrauensvolle Bindung zu den Trainern und Betreuern im Team. Die Täter fühlen sich durch fortbestehende Abhängigkeits- und Machtverhältnisse lange Zeit geschützt und können sich oft darauf verlassen, dass die eingeschüchterten und emotional verwirrten Athleten ihr Geheimnis für sich behalten. Sie profitieren von der noch immer mangelnden Aufklärung über die Häufigkeit, Ursachen und Folgen der sexuellen Übergriffe. Nicht selten werden sie von den Mitarbeitern der Sportverbände und Vereine geschützt, die teilweise nicht wissen, wie sie mit dem Verdacht umgehen sollen und oft glauben, durch Verheimlichung den Imageschaden für den Sport abzuwenden. So verwundert es nicht, dass die Übergriffe lange Zeit unentdeckt bleiben und in der Öffentlichkeit überraschende Empörung auslösen.

2016 erschütterten vor allem zwei Meldungen die Sportwelt. Laut Focus Online (2016) wurden gegen einen früheren Fußballjugendtrainer von Manchester City und Stoke City in acht Fällen Ermittlungen eingeleitet. Wie sich später herausstellte, meldeten sich etwa 350 mutmaßliche Opfer und Fußballspieler bei der Polizei. Im nächsten Jahr berichteten US-Medien über mindestens 386 Fälle von sexuellem Missbrauch durch Trainer, Sportmediziner, Betreuer und Inhaber der Turnstätten an jungen Turnern (ntv online, 2017).

Die entscheidende Frage ist: Was wissen die Verantwortlichen im Leistungssport über den sexuellen Missbrauch und wie häufig kommen solche Fälle vor? Die Probleme fangen bereits bei dem Versuch an, die sexuellen Übergriffe zu definieren. Eine weitgehend verbindliche Definition ist für die Aufklärung und für die Präventionsmaßnahmen von entscheidender Bedeutung. Während in der Öffentlichkeit meist von sexuellem Missbrauch die Rede ist, wird in wissenschaftlichen Arbeiten immer häufiger der Begriff sexualisierte Gewalt benutzt, um deutlich zu machen, dass es sich vornehmlich um Gewalt und nicht um Sexualität handelt. Es sind Handlungen gemeint, bei denen die Ausübung der Macht in einem Abhängigkeitsverhältnis ohne Einwilligung beziehungsweise Einwilligungsfähigkeit des Betroffenen geschieht. Bei Jungen und Mädchen unter 14 Jahren ist grundsätzlich davon auszugehen, dass sie keine voll ausgebildete Einwilligungsfähigkeit besitzen. Damit sind Handlungen an Jungen und Mädchen immer als sexualisierte Gewalt zu werten, selbst wenn ein Kind sein Einverständnis erklären sollte.

Für die Aufklärung der Verantwortlichen und Beschäftigten im Leistungssport ist eine praxisorientierte und leicht verständliche Einteilung der sexualisierten Gewalt wichtig. Damit sind meist auch die Fragen nach dem Beginn und dem Verständnis der Übergriffe beantwortet. In der Praxis hat sich folgende Einteilung bewährt:

- Unter »sexualisierter Gewalt ohne Körperkontakt« versteht man sexuell anzügliche Bemerkungen, sexistische Witze oder Mitteilungen mit sexuellen Inhalten.
- »Sexuelle Grenzverletzungen« sind unangemessene und unerwünschte Berührungen, unangebrachte Massagebehandlungen oder exhibitionistische Handlungen ohne die Einwilligung der Betroffenen.
- Und schließlich versteht man unter »sexualisierter Gewalt mit Körperkontakt« unerwünschte Küsse oder Sex gegen den Willen der Betroffenen.

9.2 Häufigkeit des Vorkommens

Laut einer vom Bundesministerium für Familie, Senioren und Frauen und Jugend (BMFSFJ) veröffentlichten repräsentativen Studie aus dem Jahr 2004 zu einer Befragung der Allgemeinbevölkerung gaben 58,2 % aller befragten Frauen an, sexuelle Belästigung erlebt zu haben. 27 % gaben an, sich ernsthaft bedroht gefühlt zu haben und Angst um ihre persönliche Sicherheit gehabt zu haben. 9 % berichteten über ungewollten Geschlechtsverkehr oder körperliche Gewalt. Zu einem vergleichbaren Ergebnis kam 2014 auch eine repräsentative Untersuchung der Europäischen Grundrechteagentur (European Union Agency for Fundamental Rights, 2014).

Nach jahrelangem Schweigen gibt es auch im Leistungssportbereich zunehmend mehr Studien zu diesem Thema. Die Vergleichbarkeit der wissenschaftlichen Arbeiten ist schwierig, da unterschiedliche Definitionen und Begrifflichkeiten verwendet werden. Aber auch die verschiedenen Herangehensweisen bezüglich der zu untersuchenden Stichproben (Sportstudenten, Leistungssportler) sowie der vermuteten Täter (Trainer, Betreuer, Mannschaftsärzte oder der gesamte Sportbetrieb) erschweren den Vergleich. So schwanken die Angaben zwischen 2 % und 48 % und zeigen eine deutlich zunehmende Tendenz im Hochleistungssport. Erklärt wird das mit größer werdender Abhängigkeit und Machtbeziehung zwischen den Athleten und den Trainern (Brackenridge, 1997).

In einer schwedischen Studie von Johansson und Lundqvist (2017) an 477 Sportlern im Alter von 25 Jahren berichteten 13 bis 39 % über Abhängigkeit und Einfluss vom Trainer auch auf das Privatleben, sexualisierte Kommentare und Körperkontakt auch außerhalb des Trainings. 5,5 % berichteten über den offensiven, ungewollten und unangenehmen Körperkontakt.

Eine aktuelle und differenzierte Erhebung an deutschen Athleten liefert eine Studie der Deutschen Sporthochschule Köln (Allroggen et al., 2016). Mit der Unterstützung des Bundesministeriums für Bildung und Forschung wurden Daten der Online-Befragung an 1799 Kaderathleten ausgewertet. Als Definition der sexualisierten Gewalt wurden grenzverletzendes Verhalten, sexualisierte Gewalthandlungen mit und ohne Körperkontakt vorgegeben. Etwa ein Drittel aller befragten Athleten gaben an, schon einmal eine Form von sexualisierter Gewalt im Sport erlebt zu haben. Dabei hatten 16 % von ihnen sexualisierte Gewalt ohne Körperkontakt erlebt, meist im Sinne von anzüglichen und unangebrachten sexistischen Witze oder Bemerkungen und Mitteilungen mit sexuellem Inhalt. 18 % erlebten sexuelle Grenzverletzungen wie unangebrachte Aufforderungen und Berührungen. Eine Athletin bzw. ein Athlet von neun Befragten hatte schwere und länger andauernde sexualisierte Gewalt im Sport erfahren. Zwei Befunde verdienen dabei besondere Beachtung: Die Mehrheit der Athleten war unter 18 Jahre bei der ersten Gewalterfahrung. Und Athletinnen sind deutlich häufiger von sexualisierter Gewalt betroffen als Athleten.

Die Studie erfasst auch die Situation der Prävention und Intervention in Sportvereinen. In Vereinen mit einem Ansprechpartner für die Prävention sexualisierter Gewalt und eindeutigem Klima des Hinsehens war das Risiko für alle Formen der sexualisierten Gewalt deutlich geringer.

9.3 Schwierige Aufdeckung und Folgen der Gewalt

Das Aufdecken von sexuellem Missbrauch und sexualisierter Gewalt im Leistungssport ist aufgrund der sportspezifischen Umstände noch immer mit großen strukturellen Problemen verbunden. Erschwert wird dies durch eine starke Abhängigkeit der immer jünger werdenden Athleten von ihren Trainern und Betreuern. Wenn man die Athleten gut kennt, merkt man häufig auffällige Veränderungen: Sie ziehen sich oft zurück, sind nachdenklicher als sonst, nehmen seltener an gemeinsamen Aktivitäten nach dem Training und Wettkampf teil. Hier sind vor allem Sportmediziner, Physiotherapeuten, Sportpsychologen und Mentaltrainer gefragt, auf Verdachtsmomente zu achten.

Bei allen Schwierigkeiten, eine verbindliche Definition für den sexuellen Missbrauch zu finden, und bei anhaltender Verleugnungsneigung im System Leistungssport sollte eine Erkenntnis fester Bestandteil jeder Aufklärung sein: *Nicht jede sexualisierte Gewalt und Missbrauch ist laut Gesetz strafbar, aber jede sexualisierte Gewalt und Missbrauch verletzt die betroffenen Sportler.*

Erfahrungen von sexuellen Übergriffen haben unterschiedliche Auswirkungen auf die psychische aber auch auf die körperliche Gesundheit der Athleten. Die intensiven emotionalen Reaktionen und Beschäftigungen mit den Erlebnissen bleiben meist nicht ohne Auswirkungen auf die sportliche Leistungsfähigkeit. Nicht selten schaffen es vor allem junge Athleten nicht, anders mit den traumatischen Erlebnissen umzugehen, als die Sportkarriere ganz zu beenden.

Neben dem Ausmaß und der Dauer der sexualisierten Gewalt entscheidet die individuelle Anfälligkeit über die körperlichen und seelischen Folgen. Jeder Sportler und jede Sportlerin hat, entsprechend der Lebensgeschichte und früheren Beziehungserfahrungen, auch eine unterschiedliche Verletzbarkeit. Das erklärt auch, warum manche von ihnen bei schweren Übergriffen kaum Folgen davontragen und andere bei vergleichbar oder vermeintlich leichteren sexualisierten Verletzungen unter schweren körperlichen und seelischen Beschwerden leiden.

Viele Opfer leiden an unspezifischen körperlichen Beschwerden wie unklaren immer wiederkehrenden Infektionen oder körperlichen Beschwerden, ohne dass dafür eine körperliche Ursache gefunden werden kann. Die häufigsten psychischen Symptome sind depressive Verstimmungen, Schlafstörungen, quälende Schuld- und Schamgefühle sowie Grübeln. Die Erfahrungen der sexuellen Übergriffe haben oft auch negative Auswirkungen auf das Selbstwertgefühl und Selbstbewusstsein der Athleten. Vor allem Schuld- und Schamgefühle zwingen die Athleten in die Isolation und sind maßgeblich für den Umstand verantwortlich, dass über die erlebte Gewalt oft erst viele Jahre später gesprochen werden kann.

Alexandra Rose Raisman ist mit drei olympischen Goldmedaillen eine der erfolgreichsten Turnerinnen der USA und war erst viele Jahre nach den sexuellen Übergriffen des damaligen Mannschaftsarztes in der Lage, darüber zu sprechen. Sie habe mit 15 Jahren noch nicht gewusst, was sexueller Missbrauch sei, und habe sich jahrelang geweigert, sich selbst einzugestehen, Opfer sexueller Gewalt geworden zu sein (Spiegel Online, 2017).

Bei schweren sexuellen Übergriffen und starker Anfälligkeit der besonders jungen Athleten erleben die Opfer nicht selten Schuldgefühle und sind bereit, einen Teil der Verantwortung auf sich zu nehmen. Diese für die Außenwelt schwer verständliche Reaktion ist am ehesten zu verstehen als psychodynamische Abwehrversuche der Opfer, mit bedrohlichen Situationen und Erlebnissen umzugehen. Wenn keine anderen Schutzmöglichkeiten zur Verfügung stehen, versuchen die Opfer bei massiven Grenzverletzungen ihrer Persönlichkeit irgendeine Form der Aktivität zu bewahren, um nicht gänzlich in der Auslieferung und Opferrolle bleiben zu müssen. Sie versuchen, sich in die Täter hineinzuversetzen, um auf die Übergriffe besser vorbereitet zu sein und sie machen sich selbst dafür verantwortlich, sich in die Gefahrensituation gebracht oder sich nicht genug gewehrt zu haben. Diese Selbstvorwürfe nutzen die Täter oft gezielt aus, um lange unerkannt zu bleiben.

Obwohl schwer zu erkennen, gibt es einige Hinweise auf Frühsymptome der möglichen sexualisierten Gewalt im Sport:

- Auf der Verhaltensebene sind das häufig aggressives Verhalten Menschen und Haustieren gegenüber, Mobbing und Schikanieren von Gleichaltrigen, Schneiden und Ritzen der Haut, Bettnässen, verstärktes zwanghaftes Verhalten.
- Körperlich kommt es oft zu Gewichtsschwankungen, übermäßigen Diäten, Muskelverspannungen, ausgeprägte Müdigkeit und Klagen über Energieverlust, aber auch erhöhte Wachsamkeit.
- Und schließlich kommt es zu depressiven Verstimmungen, gereizter Stimmung, Interessenverlust, Schlafstörungen und Alpträumen, Schuldgefühlen und Suizidgedanken.

Es gibt auch Risikofaktoren und ungünstige Umstände, die eine sexualisierte Gewalt im Sport begünstigen und die jungen Athleten und ihre Sporteltern wissen und beachten können:

- Auf dem Gebiet der sportspezifischen Strukturen sind das vor allem ein sehr früher Beginn des intensiven Trainings, frühe und häufige Trennung von den Eltern und Freunden, häufige und lange Reisen ins Trainingslager oder zu den Wettkämpfen.
- Junge Athletinnen mit geringem Selbstwertgefühl sind besonders anfällig für Übergriffe. Außerdem macht eine distanzierte Beziehung zu den Eltern die Athleten, männlich wie weiblich, anfälliger für sexualisierte Gewalt.
- Vonseiten der potenziellen Täter sind es oft männliche und ältere Trainer und Betreuer, die eine hohe fachliche Kompetenz im Sportbereich aufweisen und daher eine gewisse Befolgung von Anweisungen voraussetzen können. Nicht selten sind das auch Personen, die einen vertrauensvollen Umgang mit den Eltern pflegen und gerade deshalb lange unverdächtig bleiben können.

9.4 Präventionsmaßnahmen gegen sexualisierte Gewalt

Lange Zeit wurde das Thema im Leistungssport verschwiegen und als individuelles Vergehen und Einzelfall der verantwortlichen Täter behandelt. Erst allmählich wird auch erkannt, dass im System Leistungssport ständige Risiken für sexuelle Übergriffe vorhanden sind und eine systematische, alle Sportebenen umfassende Präventionsarbeit unumgänglich ist.

Eine verantwortungsvolle Präventionsarbeit berücksichtigt wesentliche allgemeine Qualitätsstandards der Gewaltprävention. In Anlehnung an die Empfehlungen des Bundesvereins zur Prävention von sexuellem Missbrauch an Mädchen und Jungen e. V. von 1993 sind das folgende Kriterien:

- Information und Aufklärung sind effektiver als Verbote und Abschreckung. Die Widerstandskraft der potenziellen Opfer ist eher geschwächt als gestärkt, wenn sie durch Angst machende Berichte gewarnt werden. Sie erstarren oft vor Schreck in gefährlichen Situationen, anstatt selbstbewusst und umsichtig zu reagieren. Zusätzlich ist zu erwarten, dass Verbote beim Jugendlichen und jungen Erwachsenen eher Widerstand gegen die Präventionsmaßnahmen hervorrufen.
- Notwendige Informationen über Präventionsmaßnahmen sollten in einer altersentsprechenden Art und Weise vermittelt werden. Die Jugendlichen haben eigene Vorbilder und eine eigene Sprache. Außerdem befinden sich junge Sportler entwicklungspsychologisch in einer anderen Phase als Erwachsene und müssen ihrem Ehrfahrungs- und Entwicklungsstand entsprechend angesprochen werden.
- Anstatt zum passiven Widerstand zu raten, sollten die potenziellen Opfer zum aktiven Handeln ermuntert werden. Ein wichtiger praktischer Bestandteil einer verantwortungsvollen Prävention ist die Übung der Handlungskompetenz wie z. B. aktives Einfordern von Hilfe.
- Präventionsarbeit im Sportbereich muss neben der Opferprävention auch die Täterprävention miteinbeziehen. Das beinhaltet vor allem die Vermittlung von klaren Regeln für einen respektvollen Umgang miteinander. Die Aufnahme des Themas in die Trainerlehrgänge, jährlich stattfindende sportmedizinische Untersuchungen und sportpsychiatrische Beratungen wäre ein erster wichtiger Beitrag dazu. Nicht von der Verantwortung ausgenommen ist auch die Berichterstattung in den Medien. Jede Form von Verharmlosung und Bagatellisierung ermuntert meist die Täter und stellt eine zusätzliche Verletzung der Opfer dar.

Für eine erfolgreiche Prävention entscheidend sind eine gute Aufklärung und die Atmosphäre des aufmerksamen Hinsehens. Die Eltern können mit ihren begabten Kindern früh über die Gefahren sprechen und sie ermuntern, sich Hilfe zu holen. Personen aus dem engeren sportlichen Umfeld der Athleten wie Trainer, Betreuer und Mitspieler sollten Veränderungen im Verhalten der Sportler ernstnehmen und nachfragen. Viele Sportverbände und -vereine haben mittlerweile einen Ansprechpartner oder eine Vertrauensperson für sexualisierte Gewalt eingestellt. In jeglichen Verdachtsfällen stehen diese Personen als vertrauensvolle Ansprechpartner zur Verfügung und können weitere notwendige therapeutische und rechtliche Maßnahmen einleiten. Bundesweit steht den Betroffenen auch ein Hilfetelefon bei sexuellem Missbrauch und sexualisierter Gewalt kostenfrei und anonym zur Verfügung: 08 00 2 25 55 30.

Literatur

Allroggen M, Ohlert, J, Gramm, C, Rau, T (2016). Erfahrungen sexualisierter Gewalt von Kaderathlet/-innen. In B Rulofs (Hrsg.), »Safe Sport« – Schutz von Kindern und Jugendlichen im organisierten Sport in Deutschland: Erste Ergebnisse des Forschungsprojektes zur Analyse von Häufigkeiten, Formen, Präventions- und Interventionsmaßnahmen bei sexualisierter Gewalt (S. 9–12). Köln: Deutsche Sporthochschule.

BMFSFJ (o. J.). [Beschreibung des Amtes.] Abgerufen von https://beauftragter-missbrauch.de/der-beauftragte/das-amt/

BMFSFJ (2004). Die repräsentative Studie zu Gewalt gegen Frauen »Lebenssituation, Sicherheit und Gesundheit von Frauen in Deutschland«. Abgerufen von https://www.bmfsfj.de/blob/84328/0c83aab6e685eeddc01712109bcb02b0/langfassung-studie-frauen-teil-eins-data.pdf

Brackenridge, C (1997). »He owned me basically …« Women's experience of sexual abuse in sport. International Review for the Sociology of Sport, 32: 115–130.

European Union Agency for Fundamental Rights (2014). Violence against woman: An EU-wide survey. Main results report. Abgerufen von http://fra.europa.eu/en/publication/2014/violence-against-women-eu-wide-survey-main-results-report

Focus Online (1. 12. 2016) Missbrauch-Skandal erschüttert englischen Fußball. Abgerufen von https://www.focus.de/sport/fussball/premierleague/polizei-spricht-von-350-opfern-missbrauch-skandal-erschuettert-englischen-fussball_id_6282288.html

Johansson, S, Lundqvist, C (2017). Sexual harassment and abuse in coach-athlete relationships in Sweden. European Journal for Sport and Society, 14: 117–137.

ntv online (20. 11. 2017). Missbrauch bei US-Turnerinnen: »Ich dachte in dieser Nacht, ich sterbe« Abgerufen von https://www.n-tv.de/sport/Ich-dachte-in-dieser-Nacht-ich-sterbe-article20141714.html

Spiegel Online (14. 11. 2017). Sexueller Missbrauch im US-Turnen. »Warum wird nicht der Verband hinterfragt?« Abgerufen von http://www.spiegel.de/sport/sonst/aly-raisman-larry-nassar-und-der-sexuelle-missbrauch-im-us-turnen-a-1177869.html

10 Psychodynamik und Persönlichkeit im Leistungssport

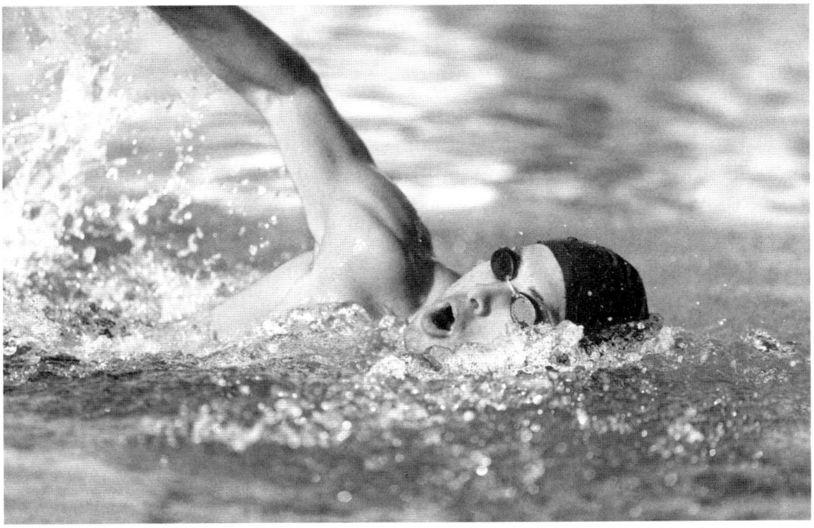

10.1 Beziehung zum Körper

Der Körper ist für die Athleten das Wertvollste, was sie während der Sportkarriere haben. Sie verbringen die meiste Zeit mit dem Training der körperlichen Fähigkeiten, ihm gelten die meisten Gedanken. Mit ihm »steht und fällt alles«. Die Beziehung des Athleten zu seinem Körper kann über Sieg oder Niederlage entscheiden und ist die Grundlage einer erfolgreichen Karriere. Oft fürchten die Sportler den eigenen Körper mehr als den Gegner. Jeder Sportler weiß, dass man nur Erfolg haben kann, wenn man Vertrauen in den eigenen Körper hat und sich auf ihn verlassen kann.

Daniel Begel betont im Buch »Sport Psychiatry« aus dem Jahr 2000 die Wichtigkeit des Körpers für die Athleten und vergleicht diese mit der Bedeutung der ersten körperlichen Lebenserfahrungen des Menschen als Kleinkind. Mit neugierigen und freudigen Bemühungen versuchen Kinder, die Welt und sich selbst zu entdecken. Mit erlebten Begrenzungen ihrer Fähigkeiten erleben sie zum ersten Mal auch die Grenzen der äußeren Realität. Für die Sportler bleibt der eigene Körper aber noch sehr lange ein wichtiges Instrument für den Zugang zur inneren und äußeren Realität.

Die Funktion des Körpers als »Mittel der Wahrnehmung« (Husserl, 1952, S. 158) und als »das Instrument für unseren Zugriff auf die Welt« (Beauvoir, 1992, S. 59) wurde auch von vielen Philosophen erkannt. Seine Einheit und Wechselwirkungen mit der Seele sowie seine Bedeutung für die Persönlichkeitsentwicklung wurden vom Neurologen und Begründer der Tiefenpsychologie Sigmund Freud eindrucksvoll beschrieben. Mit den klinischen Erfahrungen und Feststellungen wie »Das Ich ist vor allem ein Körperliches« (Freud, 1923. S. 294) und »Das Ich ist die Vorstellung von sich selbst als Körper« (Lacan, 1975/1976, Seminar 23) haben er und andere Psychiater und Psychoanalytiker diese enge und existenziell wichtige Verbindung beschrieben.

Die relativ kleine Anzahl der wissenschaftlichen Veröffentlichungen über den Zusammenhang der körperlichen Leistungen und psychischen Funktionen stützt sich auf direkt beobachtbare, dem Bewusstsein direkt zugängliche und quantifizierbare Aspekte des Verhaltens als Ausdruck der Persönlichkeit. Dabei wird fast ausschließlich die Perspektive des Beobachters von außen eingenommen. Viele andere Phänomene des subjektiven Erlebens der Sportler sind aber nicht erforscht und bleiben unverstanden. So verwundert es nicht, dass wir zweifelsohne über wichtige Teilaspekte der Außenbetrachtung verfügen, aber bislang keine ganzheitliche Perspektive erlangt haben, die auch die Innensicht der Athleten einschließt.

10.2 Bewusste und unbewusste Entscheidungen im Leistungssport

Welche Entscheidung die Sportler während eines Wettkampfs treffen und wann und warum sie das tun, ist nicht nur das Resultat des harten Trainings und des angeborenen Talents. Sie hängt auch wesentlich von den individuellen Motiven der Athleten als Ausdruck der gesamten Lebenserfahrung und Persönlichkeit ab. Viele Motive und Entscheidungen sind den Athleten bewusst und werden zielstrebig in den Trainingsplänen verfolgt. Andere unerwartete Fehlleistungen und offensichtlich irrationale Entscheidungen wiederum bleiben den Zuschauern und den Sportlern selbst unverständlich und in ihrer Entwicklung unbewusst. Immer wieder kommt es zu »Unaufmerksamkeiten« oder »Aussetzern« bei den Athleten, die schon sicher in Führung liegen und dann im Rennen auf die falsche Bahn abbiegen, in Ballsportarten das leere Tor nicht treffen oder im Biathlon auf die falsche Scheibe schießen und dadurch den Sieg verpassen.

In einem für die Neurowissenschaften bemerkenswerten Experiment aus dem Jahr 1979 konnte Benjamin Libet zeigen, dass es etwa 200 Millisekunden nach einer bewussten Handlungsentscheidung zur Muskelkontraktion kommt. Aber das Erstaunliche dabei war die Entdeckung, dass bereits etwa 350 Millisekunden vor dem Entschluss zu einer willkürlichen Muskelbewegung Bereitschaftspotenziale in entsprechenden Gehirnregionen zu messen waren (► Abb. 10-1).

Abgesehen von der darauffolgenden philosophischen Diskussion über die Grenzen des freien Willens könnte das Experiment wichtige sportwissenschaftliche und psychodynamische Erklärungsansätze für den Leistungssport liefern. Menschen sind offenbar viel weniger frei in den bewussten und gewollten Entscheidungen. Oder zumindest weniger, als wir es glauben. Die Neurophysiologen

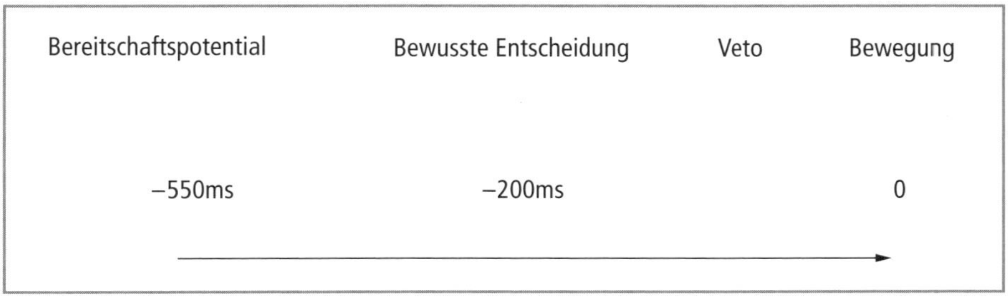

Abb. 10-1 Libet-Experiment über bewusste Entscheidungen und Bereitschaftspotenziale

sind sich mittlerweile weitgehend einig darüber, dass wir zwar die Illusion, aus freiem Willen zu handeln, pflegen, aber die Entscheidungen darüber schon unmittelbar davor in den unbewusst ablaufenden Gehirnvernetzungen vorgegeben sind. Diese wiederum sind geprägt von angeborenen Strukturen, gemachten Erfahrungen und erlebter Umwelt. Nur ein Teil der bewussten und sogenannten freien Entscheidung wird bewusst getroffen und kontrolliert. Viele neue neurowissenschaftliche Untersuchungen sprechen dafür, dass unsere bewusst gewollten Aktivitäten oft vordeterminiert sind und wir die bereits laufenden neurophysiologischen Prozesse dann nur noch verändern oder stoppen können. Das Bewusstsein hat nach Libet daher lediglich »ein Vetorecht in Bezug auf das, was unser Gehirn an Bewegungen initiiert« (faz.net, 2005).

Für den Leistungssport ergeben sich daraus eine Menge Fragen und noch mehr Anregungen. Offenbar ist der Einfluss der Lebensgeschichte, der Persönlichkeit und der aktuellen Lebenssituation der Athleten auf seine sportlichen Entscheidungen viel größer als bislang angenommen. Demnach müssen die positivpsychologischen Techniken des Mentaltrainings ergänzt werden, um sportlich erfolgreicher zu werden. Ein neu entstandener Bedarf an wissenschaftlicher Motivforschung könnte mehr Verständnis für die Zusammenhänge zwischen sportlicher Leistung und seelischer Gesundheit bringen. Und schließlich könnten mit neuen Erkenntnissen auch zahlreiche bislang unverstandene und rätselhafte Phänomene im Leistungssport besser verstanden werden. Allen diesen psychodynamischen Ansätzen gemeinsam ist die Beobachtung und Erkenntnis, dass neben den bewussten Entscheidungen auch nicht bewusste Prozesse das Erleben, Denken und Verhalten der Menschen entscheidend beeinflussen können.

Wie in dem Experiment von Benjamin Libet eindrucksvoll gezeigt werden konnte, werden auch im Leistungssport bewusst getroffene Entscheidungen von den unbewussten Prozessen als Bereitschaftspotenziale mitbeeinflusst. Welche weitgehend unbewussten Inhalte, Konflikte und Prozesse dabei eine Rolle spielen, lässt sich mithilfe der neurowissenschaftlichen Untersuchungen nicht feststellen. Dies lässt sich derzeit am besten mit den psychodynamischen diagnostischen Untersuchungen und den aus der Biografie gewonnenen Annahmen und Bestätigungen in der Arbeit mit den Athleten verstehen. Auch viele bis heute unverständliche Fehlleistungen der großen Sportler erscheinen dann, bei näherer Kenntnis der Persönlichkeit und der Lebensgeschichte, oft weniger überraschend und manchmal sogar nachvollziehbar. Unvergessen bleiben die Bissattacke von Mike Tyson im Schwergewichtsboxkampf gegen Evander Holyfield im Jahre 1997 oder die drei Fehlstartversuche des Zehnkämpfers Jürgen Hingsen bei der Olympiade 1988 in Seoul.

10.3 Psychodynamik

Psychodynamik ist die Lehre vom Wirken der bewussten und unbewussten innerseelischen Kräfte. In Anlehnung an die physikalischen Gesetzte der Dynamik als Beschreibung der Bewegung der Körper in Abhängigkeit von den auf sie einwirkenden Kräften wird hier der Versuch unternommen, die Wirkung der Erlebnisse auf die seelischen Vorgänge zu untersuchen. Zum Bespiel die Fragen zu beantworten, wie die Psyche auf die täglichen Herausforderungen und Belastungen reagiert, wie man die bedrohlichen Erlebnisse abwehrt und wie man es schafft, im seelischen Gleichgewicht zu bleiben. Ausgangspunkt der Überlegungen waren Alltagsbeobachtungen und klinische Behandlungserfahrungen der massiven seelischen Reaktionen auf die schweren Belastungen. Jeder Mensch versucht, unangenehme, verletzende und bedrohliche Erfahrungen zu verdrängen und zu vergessen. Mithilfe verschiedener seelischer Abwehrmechanismen gelingt es auf diesem Weg, sich zu schützen und in dem Sinne gesund zu bleiben, sodass man seinen wichtigsten Beschäftigungen nachgehen kann.

Die Abwehrmechanismen helfen uns in Alltagssituationen, die Angst zu reduzieren, mit ständigen Herausforderungen fertig zu werden und im seelischen Gleichgewicht zu bleiben. Da im Leistungssport die seelischen Belastungen und Herausforderungen besonders groß sind, kommt den Abwehrmechanismen eine besondere Bedeutung zu. Die häufigsten im Leistungssport beobachtbaren Abwehrmechanismen sind, neben der Verdrängung im eigentlichen Sinne, Projektion, Identifikation und Idealisierung:

- Mit *Projektion* wird die Neigung beschrieben, eigene unbewusste und unerwünschte Gefühle jemandem anderen zuzuschreiben. So werden z. B. feindselige Gefühle bei sich verleugnet und in dem anderen vermutet. Diesen Mechanismus kennt man im Leistungssport besonders in den Kampfsportarten. Oft schaffen die jungen talentierten Sportler es, ihre Aggressionen nicht mehr auf der Straße, sondern im sportlichen Wettkampf auszuleben und haben dabei anfänglich Schwierigkeiten, die Sportregeln einzuhalten und zwischen sportlichen Konkurrenten und persönlichen Feinden zu unterscheiden.
- Bei der *Identifikation* wird der Versuch unternommen, die Einstellungen und Verhaltensweisen der Vorbilder zu übernehmen. Meistens identifizieren sich junge Sportler mit den älteren Idolen, um es ihnen gleichzutun. Zuschauer identifizieren sich wiederum mit den erfolgreichen Spielern und Athleten, um an deren Erfolg teilhaben zu können.
- Und schließlich wird bei der *Idealisierung* das eigene Selbstwertgefühl vorübergehend gestärkt, indem die ausgewählten Vorbilder unrealistisch überhöht werden, um sich mit ihnen eng verbunden zu fühlen. Die heranwachsen-

den Kinder idealisieren ihre Eltern und ältere Vorbilder, um sich auch stärker zu fühlen. Die Begeisterung für die Filmstars und Sportler, die man persönlich nicht kennt, aber die man verehrt und bewundert, ist nicht anders zu erklären als mit dem eigenen Bedürfnis nach Idealisierung.

Die Abwehrmechanismen stehen jedem gesunden Menschen zur Verfügung und werden aktiv bei den erlebten Bedrohungen, Belastungen und Verletzungen eingesetzt. Sie haben sozusagen die Aufgabe, die Psyche vor Überforderungen zu schützen. Da im Leistungssport die Belastungen und damit auch mögliche Bedrohungen und Verletzungen zum Alltag der Athleten gehören, sind die seelischen Abwehrmechanismen wichtige Instrumente in der Bemühung, erfolgreich zu werden und gleichzeitig gesund zu bleiben. Die verdrängten und unbewussten Inhalte sind, wie klinische Erfahrungen zeigen, nicht verschwunden, sondern energetisch weiterhin wirksam und beeinflussen unsere bewussten Entscheidungen. Die Abwehrmechanismen befinden sich somit in einem ständigen dynamischen Konflikt mit den unbewussten Impulsen und Inhalten. Der Ausgang dieses Konflikts entscheidet darüber, in welchem Ausmaß unsere bewussten Entscheidungen davon beeinflusst werden. Die Übergänge zwischen mehr oder weniger bedrohter Gesundheit, zeitweise auftretenden Störungen, dysfunktionaler Lebensweise und krankhaften Störungen sind dabei fließend.

Abwehrmechanismen werden unterschiedlich oft und intensiv gebraucht und ergänzen sich in ihrer gemeinsamen Funktion, das seelische Gleichgewicht zu erhalten. Die begeisterten Fans idealisieren die Athleten und identifizieren sich mit diesen, genauer gesagt mit deren isoliert wahrgenommenen sichtbaren Fähigkeiten. Der Erwerb und das Tragen der Trikots und Schals und das Sammeln von Autogrammen verstärken und drücken den Wunsch aus, seinen Idolen ähnlich und ihnen nah sein zu können. Dabei werden die unerwünschten, wenig erfolgreichen und vermeintlich schwachen Seiten der Sportler abgespalten und verdrängt. Mit der Projektion der eigenen Wünsche auf die Athleten und anschließenden Identifikation wird der Versuch unternommen, die eigenen Gefühle der Unzulänglichkeit zu kompensieren. In der Regel sind das alles alltägliche und zunächst nicht pathologische psychodynamische Mechanismen des zwischenmenschlichen Zusammenlebens. Im Leistungssport erreichen sie aber aufgrund der außergewöhnlichen körperlichen und psychischen Belastungen oft bedenkliche Ausmaße.

Warum Sportler auf vergleichbare Ereignisse so unterschiedlich reagieren, hängt wesentlich von dem Reifungsgrad und Strukturniveau der Persönlichkeit und deren psychischen Funktionen ab. Sie entscheiden darüber, wann sich ein Sportler belastet, überfordert oder angegriffen fühlt und wie schnell welche seelischen Abwehrmechanismen eingesetzt werden. Körperliche Talente werden nicht automatisch von den psychischen Fähigkeiten begleitet, um auch in belastenden Situationen gut zu spielen. Dass dies mit der zunehmenden körperlichen Erschöpfung während des Wettkampfs nicht einfach ist, wissen auch die Trainer und verlangen von ihren Athleten, »kühlen Kopf« zu behalten. Sportler haben unterschiedliche Persönlichkeiten und damit auch eine unterschiedliche Aggressions-

und Angstbereitschaft sowie seelische Belastbarkeit. Mit sportlichem Erfolg steigt nicht nur die Belastung, sondern auch die Notwendigkeit, sowohl die mentale Vorbereitung als auch die seelische Gesundheit zu beachten. Um langfristig Erfolg zu haben, ist die Arbeit an der Wettkampfpersönlichkeit genauso wichtig wie die Bemühungen um die Gesamtpersönlichkeit.

10.4 Rituale, Glücksbringer und Aberglaube

Allgemein kann man sagen, dass es im Leistungssport weitgehend darum geht, in den Wettkampfsituationen störende Konflikte der Gesamtpersönlichkeit zu kontrollieren und ihre Auswirkungen auf den Sport unschädlich zu machen. Wenn die Belastungen die Kompensationskapazität innerseelischer Abwehrmechanismen zu übersteigen drohen, bedient man sich oft zusätzlich bestimmter Verhaltensmuster, um das seelische Gleichgewicht und die Stabilität aufrechtzuerhalten.

Die bekanntesten solcher Verhaltensmuster sind Rituale. In dem gesellschaftlichen Kontext haben sie in allen Kulturen die Funktion, Ängste zu reduzieren, Sicherheit zu spenden, Ordnung und Struktur zu stiften, übermenschliche Kräfte zu bewegen und das menschliche Tun wohlwollend zu begleiten. Im Bereich des individuellen Verhaltens im Leistungssport haben sie ähnliche Bedeutung. Mit einem Glücksbringer fühlt sich der Sportler, vor allem vor dem Wettkampf, weniger allein. In den Pausen vermitteln die Glücksbringer oft das Gefühl, das Verhalten und das Geschehen wieder kontrollieren zu können, nach dem man im Wettbewerb ständig neuen Situationen ausgesetzt ist. In der Tenniswelt ist Rafael Nadal nicht nur für seine Technik, seine außergewöhnliche Spielübersicht und seinen Kampfgeist, sondern auch für seine Rituale bekannt:

»Rafael Nadal hat die Macken und Marotten im Tennis auf eine neue Stufe gehoben. Der Spanier ist wahrlich der Meister der Rituale. Fangen wir von vorne an! ›Rafa‹ nimmt 45 Minuten vor dem Match eine kalte Dusche. Weiter geht es mit dem aufgeputschten Umherlaufen in der Umkleidekabine. Die Socken werden auf exakt dieselbe Höhe hochgezogen. Beim Einlaufen auf den Platz hält Nadal stets einen Schläger in der Hand. Dann geht es weiter mit dem säuberlichen Platzieren der zwei Getränkeflaschen, die Etiketten schauen dabei in die gleiche Richtung. Eine Flasche ist dabei gekühlt, die andere auf Raumtemperatur. Beim Trinken achtet er darauf, dass es in einer bestimmten Reihenfolge stattfindet. Vor dem Aufwärmen fegt er mit seinem Fuß entlang der Grund- und Aufschlaglinie – selbst bei einem Hartplatz. Bei der Seitenwahl tänzelt er auf und ab und sprintet anschließend zur Grundlinie. Auf dem Weg zum/vom Seitenwechsel achtet er darauf, nicht auf die Linien zu treten und dabei stets den rechten Fuß zuerst aufzusetzen. Sofern es geht, überlässt er seinem Gegner beim Seitenwechsel den Vortritt, wenn das Netz passiert wird. Kommen wir nun zum noch interessanteren Teil: der Aufschlagvorbereitung von Nadal, die einem bestimmten Muster folgt. Er lässt sich stets drei Bälle geben, von denen er einen wieder weggibt und einen einsteckt. Den dritten Ball prallt er mit dem Schläger auf und zupft dabei an seiner Hose (was er pro Satz im Schnitt 80-mal tut), seiner linken Schulterseite, dann an seiner rechten Schulterseite. Es folgt das Berühren der Nase, das Streichen seiner Haare hinter das linke Ohr, wieder das Berühren der Nase und dann das Streichen seiner Haare hinter das rechte Ohr. Und dann kann es auch schon losgehen mit dem Aufschlag« (Barschel, 2016).

In einem emotional und mental extrem anspruchsvollen und belastenden sportlichen Wettkampf, in dem man immer wieder neue unerwartete Herausforderungen erlebt, dienen solche Rituale vor allem der Beruhigung. Die bekannten selbstkontrollierten Abläufe bieten eine gewohnte Struktur und eignen sich deshalb dazu, die verlorene Sicherheit im Spiel wiederzuerlangen und Ängste vor neuen Situationen zu mildern. Manche Spieler nutzen sie auch demonstrativ, um den Gegner zu verunsichern oder in der Ruhe- und Vorbereitungsphase zu stören.

Eine ähnliche Funktion haben Glücksbringer als Plüschtiere oder Maskottchen. In der frühen Kindheit dienen sie als sogenannte Übergangsobjekte in Form von Kleidungsstücken, nach Mutter riechenden Schmusedecken oder Lieblingsspielzeuge als Trost und Beruhigung. Nach einer Theorie von Donald Winnicott (1971) haben sie eine beruhigende Wirkung, wenn man sich einsam und von wichtigen Bezugspersonen getrennt fühlt. Man hat sie bei sich und kann über sie verfügen und dadurch das Alleinsein leichter ertragen. Auch im Leistungssport dienen sie der Angstmilderung und Vergewisserung der eigenen Stärke in einer auf sich selbst gestellten Situation.

10.5 Phänomen des Trainingsweltmeisters

Das Phänomen des Trainingsweltmeisters, der nicht in der Lage ist, seine oft herausragenden Trainingsleistungen in der Wettkampfsituation zu wiederholen, ist so alt wie der Leistungssport selbst. Und es ist bis heute eine der häufigsten Indikationen für die Inanspruchnahme des Mentaltrainings und der sportpsychologischen Interventionen. Die wenigen wissenschaftlichen Arbeiten zum Thema beschäftigen sich hauptsächlich mit der Versagensangst und den problematischen Persönlichkeitseigenschaften der Sportler. Aus der Perspektive der Fremdwahrnehmung und Beobachtung der Athleten lässt sich bis heute keine einheitliche Theorie ableiten. Umso wertvoller sind die Ergebnisse einer Phänomenanalyse aus der Erlebnisperspektive der betroffenen Leistungssportler (Marahrens & Keil, 2004).

Das Ergebnis der problemzentrierten Interviews mit den Sportlern bestätigt auch unsere Erfahrungen, dass bei den betroffenen Athleten ein ausgeprägtes Bedürfnis nach Anerkennung vonseiten der Umwelt und der für sie wichtigen Bezugspersonen besteht. Bindungstheoretisch kann man vermuten, dass es ihnen in den früheren entwicklungspsychologischen Phasen nicht gelungen ist, den Konflikt zwischen Autonomie und Abhängigkeit in den Beziehungen zu den wichtigen Bezugspersonen für sich befriedigend zu lösen. Dabei ist entscheidend, wie weit es den Athleten schon in frühkindlichen sensiblen Entwicklungsphasen möglich war, zunehmend eigene Autonomie zu leben, ohne befürchten zu müssen, die Unterstützung und Zuneigung der wichtigsten Bezugspersonen zu verlieren.

Entsprechend kann man vermuten, dass die sichere Beziehung der Athleten zu den jetzt wichtigen Bezugspersonen wie Trainern, Partnern oder Familienmitgliedern oft wichtiger als der Erfolg ist. Daher empfehlen die Autoren, der emotionalen Qualität der wichtigen Beziehungen der Athleten im Sportfeld mehr Beachtung zu schenken. Ohne die Kenntnis der entwicklungspsychologisch bedeutsamen Beziehungserfahrungen der Sportler kann man die unterschiedlichen Verhaltensweisen der Athleten im Training und im Wettkampf offenbar nicht oder nur unzureichend verstehen.

Bei vielen Menschen ist diese Entwicklungsphase aus verschiedenen Gründen beeinträchtigt. Die Gründe reichen von Erkrankung und Abwesenheit der Mutter über emotionale Unreife und Beziehungsunfähigkeit der Eltern bis hin zu konflikthaften Familienverhältnissen und Verlust der Eltern. Wie ein Kind auf solche Erfahrungen reagiert und welche individuellen und kreativen Abwehrmechanismen als Antworten gefunden werden, lässt sich schwer voraussagen. Je unsicherer eine emotional oft lebenswichtige Bindung ist, umso eher ist man bereit und gezwungen, auf einen Teil seiner Autonomie zu verzichten, um die Beziehung nicht zusätzlich zu gefährden. Dann kann die Autonomie oft nur unbewusst gegen die Eltern und auch zum Teil als Selbstschädigung in Kauf nehmend gegen sich selbst gelebt werden. Gerade bei jungen Athleten, die übermäßig engagierte Eltern haben, hat man manchmal den Eindruck, dass die Athleten als Ausdruck des unbewussten Protestes ihre Leistungsfähigkeit nicht voll ausschöpfen und damit versuchen, ihre Selbstständigkeit zu bewahren. Die individuellen intrapsychischen und oft unbewussten Antworten der Sportler mit ähnlichen Erlebnissen sind sehr komplex. Um das Phänomen besser zu verstehen und den Sportlern zu helfen, bedarf es deshalb einer vorherigen tiefenpsychologisch begründeten biografischen Anamnese.

Anhand von vier Beispielen sportpsychiatrischer Beratungen und Behandlungen von Sportlern soll der Versuch unternommen werden, verständlicher zu machen, wie die Lebensgeschichte die sportliche Laufbahn beeinflussen kann. Aber es zeigt auch, wie die Sportler den Sport psychodynamisch nutzen, um ihre weitgehend unbewussten inneren Konflikte kreativ zu lösen. Die vorgeschlagenen psychodynamischen Annahmen können nur als Hypothesen verstanden werden, die im weiteren Verlauf der Behandlung von den Sportlern bestätigt, revidiert oder fallengelassen werden können.

Beispiel 1: Position des Abwehrspezialisten in einer Handballmannschaft

Es ist unbestritten, dass die Wahl der Sportart und die Position in einer Mannschaft hauptsächlich von den körperlichen Talenten bestimmt werden. Wie die Position jedoch gespielt wird und mit welcher Motivation und Kreativität sich der Sportler mit ihr identifiziert, hängt nicht unwesentlich von der Persönlichkeit des

Sportlers ab. Bei vergleichbarer Begabung und ähnlichen körperlichen Fähigkeiten entscheiden oft die biografischen Erlebnisse und deren psychologische Verarbeitung. Mithilfe der Auswertung von tiefenpsychologischen Interviews mit einem Handballspieler, der hauptsächlich als Abwehrspezialist im Spiel eingesetzt wurde, können einige brauchbare psychodynamische Hypothesen für ein besseres Verständnis seiner Spielweise entwickelt werden.

- **Verantwortung tragen wollen.** Als Abwehrspieler im Zentrum trägt man eine besondere Verantwortung. Die Fehler im Angriffsspiel können durch die Hilfe der Mitspieler und der Abwehr oft ausgeglichen werden. Der Abwehrspieler und der Torwart können sich aber eigentlich keine Fehler erlauben. Denn deren Fehler entscheiden meist über Sieg oder Niederlage. Deshalb muss er bereit sein, die große Verantwortung für die Mannschaft zu tragen. Es verwundert daher nicht, dass in Mannschaftssportarten die Abwehrleistung, nach Meinung der Experten, einen vergleichbar größeren Anteil am Erfolg hat. Gefragt nach seinem Verantwortungsgefühl, erinnert sich der Spieler an seine eigene Lebensgeschichte. Sein Vater verließ die Familie, als er 10 Jahre alt war. In der Folgezeit bemühte er sich nach besten Kräften, das Leben der Mutter zu erleichtern und für die kleinen Geschwister zu sorgen. Er war stolz, die Verantwortung für die Familie schon so früh übertragen zu bekommen. Die in der Kindheit gemachten Erfahrungen haben ihm geholfen, die schwierigen Situationen in der Abwehr gut zu meistern. Die Verantwortung zu tragen, war ihm vertraut und machte ihn stolz, der Mannschaft Rückhalt geben zu können.
- **Angriffe abwehren.** Während die Feldspieler im Angriff ihre Aggressionen auf die gegnerische Mannschaft richten können, ist der Abwehrchef den Angriffen ausgesetzt und gezwungen, die Aggressionen abzuwehren. Dabei hilft ihm eine eher wenig ausgeprägte Angst, die Zuversicht, Angriffe erfolgreich abwehren zu können und sogar eine gewisse Lust, die auf ihn zukommenden Aggressionen unschädlich zu machen. Als Kind erinnert er zwei Situationen, die ihn stark belastet, geprägt und herausgefordert haben. Seine Familie war Teil einer ethnischen Minderheit in der damaligen Wohngegend, sodass er früh lernen musste, mit Ausgrenzungen und Anfeindungen zu leben. Zusätzlich hatte er als Grundschüler das Gefühl, in der Gemeinschaft nicht gleichberechtigt aufgenommen zu sein, nach dem die Familie ohne Vater geblieben war. Mehrere Jahre andauernde soziale und psychische Belastungen zwangen ihn, schon früh eine Abwehrstrategie zu entwickeln und mit den empfundenen Zurückweisungen umzugehen. Nach seiner Einschätzung helfen ihm damalige Erfahrungen auch heute noch, besonders bei den Auswärtsspielen, mit dem feindseligen Publikum umzugehen und gerade dort gute Spiele abzuliefern.
- **Torwarts bester Verbündeter.** Der Abwehrspieler fühlt sich als wichtigster Verbündeter des Torwarts, der als »letzter Mann oder letzte Frau« die größte Verantwortung trägt. Das verschafft ihm große Befriedigung und macht ihn nach getaner Arbeit stolz. Das Zusammenspiel mit dem Torwart, die Aufgabenverteilung bei der Abwehr der Würfe und das Sich-aufeinander-verlassen-Können sind die reizvollsten Herausforderungen bei seinem Spiel. Viele Abwehrspieler sind körperlich talentiert für diese Aufgabe. Seine Stärke sieht er in der Fähig-

keit, sich in das Spiel und die Gedanken des Angreifers und des eigenen Torwarts hineinversetzen zu können. Ein wenig erinnert ihn das an die Situation zuhause, wo er jahrelang als heranwachsender Junge stolz war, der Mutter die Arbeit abnehmen zu können und mit ihr ein Team zu bilden. Gleichzeitig war er aber froh, sich immer auf sie verlassen zu können.

Beispiel 2: Posttraumatische Ängste einer Kunstturnerin

Eine ehemalige Kunstturnerin klagt über Ängste, Unsicherheit, Konzentrationsschwierigkeiten, unzureichende Erholung, Erschöpfung, Spannungskopfschmerz, immer wiederkehrende Magenschleimhautentzündungen und massive Schlafstörungen. Sie hatte vor 7 Jahren ihre sehr erfolgreiche Karriere als Kunstturnerin beendet. Von zahlreichen Siegen, Platzierungen und Nominierungen, von der zweimaligen nationalen Meisterschaft, zweimaligen Teilnahme an den Weltmeisterschaften und einem siebten Platz bei den Olympischen Spielen erzählt sie sichtlich stolz. »Im Sport war ich eine echte ›Kampfsau‹, konnte Schmerzen und Verletzungen wegstecken, wo die meisten in meinem Team platt waren.« Ihre gesamte Karriere war von Ängsten geprägt. Tage vor dem Wettkampf habe sie meistens die Wohnung oder das Hotelzimmer nur zum Training und zum Essen verlassen. »Ich hatte immer den Kopf nach unten gehalten. Die meisten haben gedacht, ich bin im Tunnel, oder ich konzentriere mich oder habe mein mentales Training gut gemacht. Dabei hatte ich nur Angst.« Geholfen hat ihr ein Physiotherapeut, der offenbar selbst Erfahrung mit seelischen Problemen hatte und bei jedem Wettkampf dabei war. »Er hat, wenn es sein musste, eine Verletzung angegeben, um bei jedem Wettkampf dabei sein zu können. Er verstand mich und gab mir Sicherheit, hatte selbst eine Depression gehabt. Ohne ihn hätte ich den Sport schon längst aufgegeben.«

Die Athletin ist das jüngere von zwei Kindern eines Beamten und einer Sozialarbeiterin. Sie habe noch einen 4 Jahre älteren Bruder. Die ersten 5 Lebensjahre musste sie das Zimmer mit dem Bruder teilen und erinnert schon aus dieser Zeit seine zunehmende Gewalttätigkeit. Ihm hat es Spaß gemacht, ihr Angst zu machen und ihr wehzutun. Er habe sie gekratzt, geschlagen und mit Gegenständen nach ihr geworfen. Die körperlichen Misshandlungen und Drohungen setzten sich auch fort, als sie ihr eigenes Zimmer bekam. »Wenn man sich gewehrt hat, dann ist es nur zu mehr Eskalation gekommen.« Die Mutter musste sie sogar bis zur Toilette begleiten. Später richteten die Eltern ihr eine Etage mit einer eigenen Toilette ein, während sie im Trainingslager war. »Das war ein Geburtstagsgeschenk. Ein perfektes Gefängnis.«

Die Mutter sei sehr harmonisch gewesen und habe versucht, zu schlichten und den Bruder nicht zu ärgern. Der Vater habe den Bruder sogar oft geschlagen, aber geholfen habe es nicht. Schließlich habe sie einen eigenen Schlüssel bekommen, um ihr Zimmer abzuschließen.

In ihrer Jugend habe die Mutter auch Turnen als Leistungssport betrieben. Zu ihr habe sie immer eine sehr gute Beziehung gehabt. »Ich sollte der Mutter aber versprechen, dass ich die Geschichte mit dem Bruder niemandem erzähle.« Die

Mutter liebe sie über alles und sei sehr besorgt um sie. Auch heute noch rufe sie jeden Abend an, um sich zu erkundigen, ob es ihr gut gehe und ob sie Angst habe.

Nach dem Besuch des Gymnasiums und dem Abitur habe sie Betriebswirtschaft studiert. »Weil der Vater meinte, es sei gut für mich. Im großen Unternehmen mit gutem Studium haben die Leute Respekt vor mir.« Sie hätte lieber Sport studiert, habe jedoch nicht gewagt, dem Vater zu widersprechen. Nach dem Studium habe sie zunächst halbtags in einem mittelständischen Unternehmen gearbeitet und sei anschließend als Unternehmensberaterin in ein großes Unternehmen gegangen. Seit 3 Jahren arbeite sie in Vollzeit. Im letzten Jahr sei sie aufgrund der hohen Anforderungen krank geworden, habe Ängste gehabt, sei zunehmend erschöpft gewesen und habe zunehmend mehr Unsicherheit und eine depressive Stimmung entwickelt. »Ich habe den Sprung ins Erwachsenenleben nicht geschafft. Auf der Arbeit fühle ich mich ungeschützt. Nur zuhause fühle ich mich sicher. Ich wurde immer öfter krank. Obwohl ich keinen Leistungssport mehr mache, wollte mein Körper einfach nicht heilen. Die Arbeitswelt ist mir so fremd, ich vermisse meinen Sport.«

Seit etwa einem Jahr werde sie von einem Stalker belästigt, seitdem hätten sich ihre Ängste aus der Kindheit wieder verschlimmert. Sie könne keine Nacht schlafen, habe Angst, in der eigenen Wohnung zu sein, habe Durchfälle und könne sich schlecht konzentrieren.

Unter Berücksichtigung der aktuellen Beschwerden sowie aufgrund der bekannten biografischen Daten konnten einige psychodynamische Hypothesen gebildet werden. Frühkindliche Bedürfnisse der Sportlerin nach Schutz und Anerkennung wurden offenbar von den Eltern massiv enttäuscht. Sie waren nicht in der Lage, sie gegen den gewalttätigen älteren Bruder zu beschützen. Die seelische Not der Sportlerin im Kleinkindalter wurde vermutlich verstärkt durch das Verhalten der Mutter. Sie hatte ihr das Versprechen abverlangt, über die Geschichten mit dem Bruder mit niemandem zu reden. Aus Loyalität zur Mutter hielt sich die Patientin lange Zeit an dieses Versprechen. Durch einen weitgehend unbewussten Kompromiss versuchte die junge Sportlerin, Antworten auf sich wiedersprechende Motive und innere Konflikte zu finden.

Sie versuchte, ihre Wut zu neutralisieren, indem sie sich sowohl dem Wunsch der Mutter nach einer Sportkarriere als auch dem Wunsch des Vaters nach einem Betriebswirtschaftsstudium beugte. Mit ihrem ausgeprägten sportlichen Talent, ausgeprägter Selbstdisziplin und Fleiß gelang es ihr, beide Ziele zu erreichen und sich die Anerkennung der Eltern zu sichern. Die Angst vor der Trennung von den Eltern und vor der eigenen Autonomie konnte sie während ihrer sportlichen Karriere gut kompensieren, indem sie sich von einem Physiotherapeuten während der Wettkämpfe intensiv begleiten ließ. Er spielte offenbar eine Rolle als Ersatzvater für sie, beruhigte sie, war während des gesamten Wettkampfs in ihrer Nähe und gab ihr die nötige Sicherheit. An eine psychotherapeutische Behandlung habe sie immer wieder gedacht, sie habe diese aber durch die gefundene Betreuung nicht für dringend notwendig empfunden. Die sportlichen Resultate haben gestimmt.

Der intrapsychische Kompromiss brach allmählich zusammen, als die Patientin nach Ende der sportlichen Laufbahn begann, ihren Beruf auszuüben. Sie wurde zunehmend den Anforderungen des Berufsalltags ausgesetzt und war diesen nicht gewachsen. Als sie sich von ihrem letzten Freund trennte und allein war, verschlechterten sich ihre seelischen Beschwerden zusätzlich. Nach einer langen Zeit der Arbeitsunfähigkeit wegen Erschöpfungszuständen und Infektionsanfälligkeit empfahl ihr der sie betreuende Sportmediziner eine psychotherapeutische Behandlung.

Beispiel 3: Psychogene Muskelstörung im Handball

Ein hoch gewachsener Handballspieler klagt seit Jahren über bestehende Muskelfunktionseinschränkungen im rechten Wurfarm. Man habe schon alles untersucht und nie eine orthopädische Ursache gefunden. Dies habe schon früh in seiner Karriere begonnen, und zwar unmittelbar nach dem Abschluss des ersten Profivertrages. In seiner sportlichen Laufbahn habe er in der Junioren-Nationalmannschaft gespielt und stand mit dem Verein zweimal im Halbfinale um den Landespokal. Durch die Muskelverspannungen und -schmerzen in der rechten Schulter und im Oberarm musste er immer wieder Trainingseinheiten und Spiele ausfallen lassen.

Schließlich habe er große sportliche Pläne aufgegeben und sich damit abgefunden, ein gutverdienender durchschnittlicher Bundesligaspieler zu sein. Nach einer Hepatitis-Infektion vor etwa 3 Monaten wurden die Beschwerden so ausgeprägt, dass er sich Gedanken über das Karriereende machen musste. Außerdem sei er durch die Geburt des zweiten Kindes und die anstehende Vertragsverlängerung stark belastet. Er müsse für die Familie sorgen und wisse nicht, wie er das ohne Sport und einen guten Vertrag machen könne.

Der Sportler ist das einzige Kind eines Bauarbeiters und einer Kauffrau. Die Mutter habe nach der Geburt nicht mehr gearbeitet und habe sich ganz der Erziehung des Sohnes gewidmet. Er habe das Gefühl gehabt, dass sie ihr Leben für ihn geopfert habe. Aus der Vorschulzeit erinnert er finanzielle Probleme der Familie und beengte Wohnverhältnisse. Er habe bis zum 10. Lebensjahr im Ehebett neben der Mutter geschlafen. Der Vater schlief im Kinderzimmer, weil er früh aufstehen musste.

Den Vater beschreibt er als einen lustigen und geselligen, aber auch sehr aufbrausenden und manchmal bedrohlichen Mann. Er war immer sehr nervös und habe sich schon immer Sorgen um das Geld gemacht. Nach den ersten sportlichen Erfolgen sei der Patient sein Mittelpunkt geworden. »Er hat mich zum Training und zum Spiel gefahren. Das war schön, aber gleichzeitig auch immer belastend. Manchmal hat er sich über meine Erfolge mehr gefreut als ich selbst.«

Es folgte die Berufung in die Junioren-Nationalmannschaft und mit 18 Jahren der erste Profivertrag. Die finanziellen Angelegenheiten übernahm der Vater, führte die Verhandlungen und legte das Geld an. Der Patient war sehr erfolgreich, hatte sehr schnell eine wichtige Rolle in der Mannschaft eingenommen und galt als junger Spieler mit großem Potenzial. Leider kamen schnell die ersten Verletzungen, die ihn immer wieder zu Pausen zwangen. Neben den Gelenkverletzungen litt er seit der ersten Bundesligasaison an Muskelverspannungen und manchmal an Muskelschmerzen im rechten Schultergelenk des Wurfarms. Dadurch konnte er nie die ganze Saison durchspielen und konnte sich nie ganz auf seine Würfe verlassen. Alle sportmedizinischen Untersuchungen waren ohne pathologischen Befund. Aufgrund des überragenden Talents und der ausgezeichneten Wurftechnik konnte er trotzdem über 12 Jahre spielen und sicherte damit sich und der Familie ein gutes Leben. Er habe sich an das eigenwillige Ziehen und die schmerzhafte Einschränkung eigentlich gewöhnt und sich auch damit abgefunden, dass die Verletzung nicht behandelt werden kann. Er habe darauf sein Spiel ausgerichtet.

Nach der letzten Infektion und dem Trainingsbeginn wurden die schmerzhaften Einschränkungen jedoch viel stärker und ließen sich nicht mehr verdrängen. Er schaffte es auch nicht mehr, die Einschränkungen mit anderen Fähigkeiten auszugleichen und konnte seine Aufgabe in der Mannschaft als wertvoller Spieler eigentlich nicht mehr erfüllen.

Psychodynamisch kann vermutet werden, dass die schwierige und unglückliche Ehebeziehung der Eltern offenbar zu einer starken Bindung des Sohnes an die Mutter geführt hat. Dadurch wurden die Individuationsphase und das Autonomiebedürfnis des Patienten vermutlich zusätzlich erschwert. Gleichzeitig bot der an diversen Ängsten und Selbstzweifeln leidende Vater wenig Gelegenheiten, die männliche Identifikation zu stärken und in der Männerwelt Erfahrungen zu machen. Mit den ersten sportlichen Erfolgen konnte der Patient nun dem Vater offenbar gefallen, der ihn dann zwar aus der engen Bindung zur Mutter herauslöste, ihn aber zugleich in eine neue Abhängigkeit zwang. Er übernahm die Geldverwaltung und hielt den Sohn wieder in einer kindlich-abhängigen Position.

Da die Beschwerden mit Beginn des ersten Profivertrages auftraten, ist es zu vermuten, dass sie auch den unbewussten Versuch darstellten, sich gegen den vereinnahmenden Vater zu wehren. Die sportlichen Erfolge und die Stellung in der Mannschaft stärkten aber trotzdem sein Selbstwertgefühl und seine Autonomietendenzen und machten ihn dadurch ein Stück unabhängig vom Vater.

In einer Art unbewussten Kompromisses gelang es dem Sportler, jahrelang seine unzureichend gelösten Konflikte zu verdrängen und die Unsicherheiten zu kompensieren. Seine sportlichen Erfolge trugen vermutlich wesentlich dazu bei, sein Selbstwertgefühl zu stabilisieren und die Unsicherheit und Versagensängste zu verringern. Die erhoffte Autonomie konnte nur eingeschränkt gelebt werden, weil der Vater die Rolle des Beraters und Geldverwalters für ihn übernahm. Da er den Vater nicht enttäuschen konnte, blieb ihm vermutlich nur der unbewusste Lösungsversuch: einerseits im Sport zu bleiben und andererseits sich zu weigern, alle seine sportlichen Möglichkeiten auszuschöpfen und ganz großen Erfolg zu haben. Er verweigerte damit, vermutlich unbewusst, dem Vater die sportlichen und finanziellen Erfolge.

Der unbewusste Kompromiss brach allmählich zusammen, als der Patient nach langer Infektionskrankheit körperlich geschwächt und zusätzlich durch die anstehenden letzten Vertragsverlängerungen belastet war. Die Geburt des Kindes stellte eine zusätzliche Belastung dar. Die psychischen Abwehrmechanismen wurden dadurch immer häufiger überfordert und zwangen ihn zur sportpsychiatrischen Beratung.

Beispiel 4: Zwangsstörung eines Basketballspielers

Der noch junge Basketballspieler blickt auf eine wechselvolle sportliche Karriere zurück. Nach dem sehr verheißungsvollen Beginn und Berufung in die Junioren-Nationalmannschaft folgten 3 erfolgreiche Jahre in einem Bundesligaverein. Er hatte damals eine psychiatrische und psychotherapeutische tagesklinische Behandlung wegen Zwangsgedanken abgebrochen, um sich ganz dem Leistungssport widmen zu können. Er war überzeugt, dass der sportliche Erfolg auch seine Zwangsgedanken und Unsicherheiten positiv beeinflussen würde. Er hatte schon seit der Pubertät ein Zahlensystem entwickelt und versuchte, sowohl seine Spielvorbereitung und Aufwärmprogramm als auch sein Spiel damit in Einklang zu bringen.

Die Zahlen 3 und 4 waren die guten Zahlen, 2 und 5 bedeuteten eine zu erwartende schwierige Spielsituation. Deshalb versuchte er, schon beim Aufwärmen nur »positive Zahlen zu nehmen«. Zum Beispiel 3, 4, 6 oder 8 Würfe von einer Position oder genauso viele Pässe in einer bestimmten Zeit zu einem Spieler zu spielen. Wenn ihm das nicht gelang oder er daran gehindert wurde, geriet er oft schon vor dem Spiel in stressige Situationen. Dem Sportpsychologen in dem Verein habe er nicht die ganze Wahrheit erzählt, weil er Angst hatte, dass der Trainer davon erfahren könnte.

Zu den immer größer werdenden psychischen Belastungen, durch ständige Konkurrenz um seine Position kamen die Sorgen um die an einem Karzinom erkrankte Mutter hinzu. Er hatte zunehmend Angst, die einzige und wichtigste Bezugsperson in seinem Leben zu verlieren. Die Zwangsgedanken und Zwangshandlungen konnten von ihm immer weniger kontrolliert werden und engten sein Spiel immer mehr ein. Er hatte zudem die Fantasie entwickelt, dass er durch das Wiederholen der »positiven Zahlen« in Spiel- und Trainingssituationen auch die Gesundheit seine Mutter positiv beeinflussen könnte. Beim Nichterreichen oder Nichteintreten der vorgestellten Zahlen bekam er Schuldgefühle und versuchte immer verzweifelter, im Spiel eine Lösung zu finden. Nach dem der sportliche Leistungsabfall auch durch mehr Training und sportpsychologische Hilfen nicht mehr zu kompensieren war, entschloss er sich, ambulante sportpsychiatrische Hilfe in Anspruch zu nehmen.

Aus der Biografie des Sportlers ist hervorzuheben, dass er der jüngere von zwei Kindern eines Beamten und einer Erzieherin ist. Er habe noch eine 6 Jahre ältere Schwester. Der Vater war alkoholkrank und selten zuhause. Die Mutter war seine wichtigste Stütze und Bezugsperson. Er erinnert, große Angst gehabt zu haben, der Mutter könnte etwas Schlimmes passieren. Die Eltern trennten sich, als er 10 Jahre alt war. Erstmalig traten die Zwangsgedanken im Einschulungsalter auf, als er den starken Drang verspürte, die Mutter mit dem Küchenmesser verletzen zu müssen. Danach musste er lange Zeit kontrollieren, ob das Messer im Küchenschrank sicher vor ihm versteckt war.

Als sein sportliches Talent für das Basketballspiel entdeckt wurde und er mit dem intensiven Training begann, verschwanden seine Zwangsgedanken und Unsicherheiten fast vollständig. Als er zudem Angebote aus anderen Vereinen bekam, entschloss er sich, eine professionelle Karriere als Basketballspieler anzustreben. Mit dem sportlichen Erfolg, größeren Sporthallen und immer mehr Zuschauern wuchsen aber auch die seelische Belastung und der Druck.

Psychodynamisch kann vermutet werden, dass die unsichere familiäre Situation und frühkindliche Beziehungserfahrungen es dem Sportler als Kleinkind schwer gemacht haben, mit eigenen Ängsten, Unsicherheiten, Kränkungen und Wut allein umzugehen. Das magische Denken und die Zwangsgedanken haben ihm wahrscheinlich geholfen, die gefährliche Wut und Aggression besser kontrollieren zu können und nach außen zu verlagern. Durch die Zahlen hat er geglaubt, einen gewissen Einfluss ausüben zu können.

Durch die Betreuung der schwer erkrankten Mutter fühlte sich der Sportler auch noch in der Jugendzeit stark eingeschränkt. Seine Sorgen um die Mutter zwangen ihn, in der Rolle des abhängigen Sohnes zu bleiben, was er zunehmend als ambivalent erlebte. Er fühlte sich der überfürsorglichen und anhänglichen Mutter stark verpflichtet und wollte gleichzeitig sein eigenes Leben ohne familiäre Verpflichtungen führen. Durch seelische Belastungen und anhaltende Zwangsgedanken wurde es für ihn immer schwieriger, sich auf das Training und die Spiele zu konzentrieren. Gegen Ende der Saison und nach etwa einem Jahr ambulanter Psychotherapie wurde zunehmend deutlich, dass seine überdurchschnittlichen körperlichen Talente die Einschränkungen durch die Zwangsgedanken auf diesem Niveau im Leistungssport nicht werden kompensieren können. Er beschäftigte sich immer intensiver mit der Möglichkeit, seine sportlichen Ziele zu ändern und sich eine andere berufliche Existenz aufzubauen. Nach einer eher leichten Sprunggelenksverletzung und mehrwöchiger Spielpause entschloss er sich, den Bundesligaverein zu verlassen und weiter in einer Oberligamannschaft zu spielen, damit er ein gerade begonnenes Architekturstudium finanzieren kann.

Bedeutung der psychodynamischen Sichtweise

Die ausgewählten Beispiele sollen verdeutlichen, wie wichtig und hilfreich die psychodynamische Betrachtungsweise sowohl für das Verständnis der auftretenden seelischen Erlebens- und Verhaltensweisen als auch für die sportpsychiatrische Prävention, Diagnostik und Behandlung im Leistungssport sein können.

Psychodynamische Psychotherapiemethoden gehören nach der Psychotherapie-Richtlinie seit Jahren zum festen Bestandteil der vertragsärztlichen und psychotherapeutischen Grundversorgung. Sie werden als Weiterbildungsinhalte an vielen Einrichtungen in der Facharztausbildung der Psychiatrie, Psychotherapie und Psychosomatik sowie der Psychologischen Psychotherapie angeboten. Die Vermittlung der psychodynamischen Grundlagen spielt auch in der sportpsychiatrischen Weiterbildung eine entscheidende Rolle, um die subklinischen seelischen Phänomene im Leistungssport besser zu verstehen und früher zu diagnostizieren.

Sie stellen wichtige Ergänzungen zu dem biologischen Ansatz in der Psychiatrie und zur kognitiven Psychotherapie dar. Seelische Phänomene können nur zum Teil naturwissenschaftlich erklärt werden. Daher helfen psychodynamische Betrachtungsweisen, auch die bislang unverständlichen Phänomene der Erlebnis- und Verhaltensweisen in ihrem Entstehen besser nachvollziehen zu können.

Deren Integration in die sportmedizinische und sportpsychologische Betreuung im Leistungssport würde sich sowohl für die Athleten als auch für die dort tätigen Berufsgruppen als gewinnbringend erweisen. Insbesondere die emotional stark belastenden Wettkampfsituationen, die engen Beziehungen zu den Trainern und Mannschaftskollegen, aber auch die häufig unbewussten intrapsychischen Konflikte im Nachwuchsbereich bleiben wichtige Forschungs- und Behandlungsgebiete der Sportpsychiatrie.

Literatur

Beauvoir, S (1992). Das andere Geschlecht. Reinbek: Rowohlt.

Barschel, CA (28. 1. 2016). Jedem sein Ritual – Die Macken und Ticks der Tennis-Stars. Artikel in tennisnet.com. Abgerufen von http://www.spox.com/de/tennisnet/1601/Artikel/australian-open-jedem-sein-ritual-die-macken-und-ticks-der-tennis-stars-65986.html

Begel, D (2000). For the infant, the body is the primary source of knowledge of reality, and the mature athlete is similar in this regard. In D Begel, RT Burton (Eds.). Sport Psychiatry. New York: W. W. Norton.

faz.net (13. 09. 2005). Der klassische Libet-Versuch zum freien Willen. Abgerufen von https://www.faz.net/aktuell/wissen/experiment-1-der-klassische-libet-versuch-zum-freien-willen-1356690.html

Freud, S (1923). Das Ich und das Es. Studienausgabe Bd. III. Fischer.

Husserl, E (1952). Ideen zu einer reinen Phänomenologie und phänomenologischen Philosophie. Den Haag: Husserliana.

Lacan, JME (1975/76). Le sinthome, Seminar 23.

Libet, B (1999). Do we have a free will? Journal of Consciousness Studies, 5: 49.

Marahrens, L, Keil, JG (2004). Trainingsweltmeister – Eine Phänomenanalyse aus der Erlebnisperspektive der betroffenen Leistungssportler. Zeitschrift für Sportpsychologie, 11: 112 – 120.

Winnicott D (1971). Playing and Reality. London: Basic Books.

11 Sporteltern und sportpsychiatrische Beratung

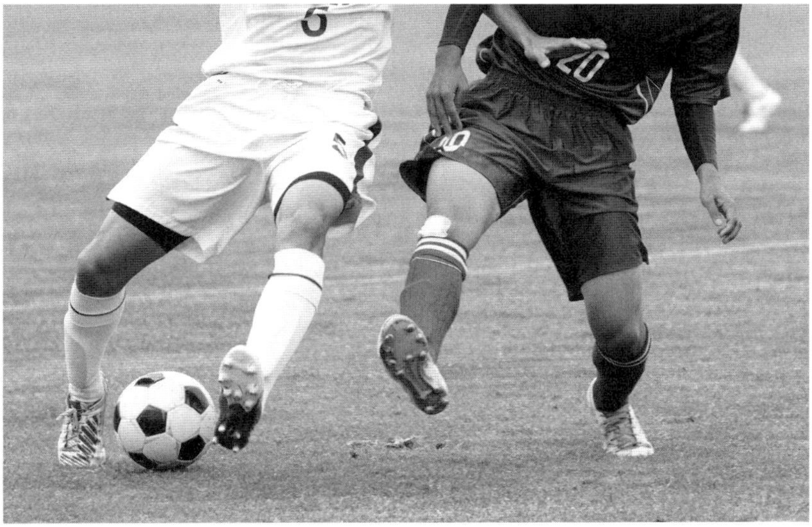

Den Eltern kommt oft eine Schlüsselrolle bei der Entscheidung zu, wann und wie die jungen talentierten Kinder mit Leistungssport beginnen. Sie entscheiden damit über die späteren Meisterschaften und Weltrekorde, aber auch über Krisen und Scheitern. Sie werden von den auf sie zukommenden Herausforderungen oft überrascht, nicht selten überfordert und mit ihren Fragen häufig allein gelassen. Wenn es um die seelische Gesundheit der jungen Athleten geht, muss man die Eltern in die gesamtmedizinische Betreuung mit einbeziehen. Deshalb ist eine der wesentlichen Aufgaben der Sportpsychiatrie, regelmäßige Gespräche anzubieten und den Sporteltern in der Begleitung ihrer jungen Athleten beratend zur Seite zu stehen.

Im Folgenden listen wir eine kleine Auswahl von Themen und Fragen auf, die Sporteltern beschäftigen. Sportpsychiatrische Bemühungen um die Erhaltung der seelischen Gesundheit im Leistungssport können nur dann effektiv sein, wenn die Sporteltern von Beginn der Sportkarriere an als wichtige Partner für eine Zusammenarbeit gewonnen werden können.

Das Kind klagt wiederholt vor dem Training und dem Wettkampf über Bauchschmerzen

Kinder drücken ihre Gefühle oft mithilfe der körperlichen Beschwerden aus. Nichtsdestotrotz können sie auch dabei körperlich krank sein. Deshalb sollte man beides beachten. Wenn eine körperliche Erkrankung durch den Kinderarzt ausgeschlossen wurde, sollte mit dem Kind darüber gesprochen werden, was ihm in der derzeitigen Sportsituation »Bauchschmerzen« bereitet. Die Kinder empfinden und bezeichnen häufig die durch Ärger und Angst erlebten Magenunruhen und Darmmuskelanspannungen als Bauchschmerzen. Das Kind erlebt den Stress eines Wettkampfes häufig körperlich. Ein Gespräch mit dem Kind, die Zuwendung der Eltern sowie das Angebot, mit dem Trainer über die Probleme zu reden, helfen dem Kind und lindern nicht selten die Bauchschmerzen.

Das Kind klagt nach dem Training und dem Wettkampf über Kopfschmerzen

Es gibt körperliche Gründe für Kopfschmerzen wie ernsthafte Erkrankungen oder im Training erlittene Gehirnerschütterungen. Aber auch seelische Belastungen und Probleme können dem Kind »Kopfzerbrechen« und »Kopfschmerzen« bereiten. Meist wissen die Sporteltern, wie ihr Kind auf verschiedene Ereignisse und Verletzungen reagiert. Dies einigermaßen zuverlässig zu unterscheiden kann man nur, wenn man das Kind täglich begleitet und sich für seine Gefühle interessiert. Da man sich nie ganz sicher sein kann, sollte bei fortbestehenden oder wiederholten Kopfschmerzen der Arzt aufgesucht werden.

Das Kind ist auffällig ruhig und still geworden

Kinder müssen viele sportbedingte intensive Emotionen verarbeiten und an ihr bisheriges Gefühlsleben anpassen. Viele Kinder werden still und ziehen sich in ihre eigene Welt zurück, wenn sie sich mit den neuen Herausforderungen beschäftigen. Wenn Eltern eine respektvolle und vertrauensvolle Beziehung zu ihrem Kind haben, werden sie früher oder später merken, ob das Kind ihnen etwas sagen möchte. Es ist für beide gut, wenn Sie sich um eine Atmosphäre bemühen, in der es dem Kind leichter fällt, ohne Angst vor Bewertung und Belehrung über wichtige Dinge zu sprechen.

Die körperlichen Verletzungen häufen sich im Training und Wettkampf

Körperliche Verletzungen und seelische Belastungen gehören zum Leistungssport. Es hilft nichts, dies in der Euphorie des Sieges auf Dauer zu verdrängen. Dem vorzubeugen und mit den Gefahren angemessen umzugehen, lernt das Kind nur, wenn es körperliche und seelische Belastungen als Risiken kennt und auch akzeptiert. Allzu häufige Verletzungen sind immer ein Grund, nach den Ursachen zu suchen, um mögliche Zeichen der Überforderungen ausfindig zu machen. Und dabei können die körperlichen Überforderungen mit den seelischen Beschwerden beantwortet werden und umgekehrt.

Auswirkung der sportlichen Erfolge eines Kindes auf das Familienleben

Sowohl für die nicht sportreibenden Geschwister als auch für die ganze Familie und für den Sportler selbst bedeutet der sportliche Erfolg eine ungewöhnliche Situation, mit der die ganze Familie erst einmal lernen muss umzugehen. Oft ist nicht ausreichend Zeit dafür vorhanden, da der sportliche Erfolg unerwartet und in dem Ausmaß an Konsequenzen eine vollkommen neue Erfahrung darstellt. Aber genauso oft gibt es gar kein Bewusstsein für die Gefahren einer solchen entwicklungspsychologisch problematischen Konstellation. Die erfolgreichen Kinder stehen im Mittelpunkt und die Gefahr der Vernachlässigung der anderen Geschwister steigt mit jedem sportlichen Erfolg. Eltern tun gut daran, sich der eigenen Wünsche und Motive bewusst zu werden und die von denen der Kinder zu unterscheiden. Dann bleibt die Chance bestehen, dass alle Kinder von den neuen Erfahrungen profitieren und sie für ihr eigenes Leben nutzen können.

Befreiung des Kindes von den Hauspflichten

Da die sportliche Laufbahn nur eine begrenzte Lebenszeit einnimmt und von Verletzungen bedroht ist, sollten die Eltern das Kind vor allem auf die Realität und das Leben auch außerhalb des Sports vorbereiten und ihm das Leben nicht vorenthalten. Natürlich gibt es, wie für jedes Kind, besondere Umstände. Aber das Kind kann ein vollwertiges Mitglied innerhalb der Familie nur werden, wenn von ihm im Rahmen seiner Möglichkeiten auch etwas erwartet wird. Und die Hauspflichten in einer Familiengemeinschaft gehören dazu.

Das Kind hat keine anderen Interessen als den Leistungssport

Jede Form von Einseitigkeit birgt Gefahren in sich. Und jede Erfahrung hat sowohl persönliche als auch sportliche Konsequenzen. Der Jugendliche ist mehr als nur ein sportliches Talent. Das gilt auch, wenn es sich um ein Jahrhunderttalent handelt. Je größer und früher der Erfolg kommt, desto schwieriger wird es, sich die Folgen bewusst zu machen. Ein Sportler mit vielseitigen Interessen an der Welt sammelt früher eine Menge Erfahrungen, die ihm auch im Leistungssport sehr hilfreich sein können. Zusätzlich kann sich der junge Sportler womöglich besser und intensiver erholen. Und die vielfältigen Interessen sind eine sehr gute Absicherung vor sportlichen Enttäuschungen oder verletzungsbedingten Karriereunterbrechungen. Wenn der Sportler dadurch sicherer und weniger ängstlich wird, verbessert das oft zwangsläufig auch seine sportliche Leistung.

Die Verwaltung der Gelder der jungen Sportler

Die Verwaltung der Gelder ist eine schwer zu lösende Aufgabe für alle Sporteltern. Viele Eltern wundern sich, wenn man das als ein Problem benennt. Aber die Auswirkungen des sehr früh sehr viel verdienten Geldes werden maßlos unterschätzt und mit ihrem Gefahrenpotenzial selten erkannt. Meist überwiegt die Freude bei dem jungen Sportler und in der gesamten Familie. Aber genau da fangen meistens die Probleme an.

Die Tatsache, dass ein junger Sportler mehr Geld verdient als die Eltern, hat mehr Einfluss auf die Beziehung zu den Familienmitgliedern als man oft bereit ist, sich einzugestehen. Das Bild der bis dahin oft idealisierten Eltern als erwachsene Vorbilder muss neu geordnet werden. Die Beziehungen zu den manchmal konkurrierenden Geschwistern verändern sich. Viele junge Sportler machen den Eltern teure Geschenke, kaufen ihnen Autos und Häuser. In vielen Sportraten reicht das verdiente Geld für die Finanzierung des Studiums und der ersten eigenen Wohnung und stärkt dadurch die Autonomie und das Selbstwertgefühl. Wenn aber ein junger Sportler schon früh so viel Geld verdient, dass er nicht weiß, was er damit anfangen soll, bieten sich oft die Eltern als Verwalter an.

Was im ersten Moment wie eine naheliegende Lösung aussieht, kann zu einer Zerreissprobe für die bis dahin guten Beziehungen werden. Die entscheidenden Fragen aus sportpsychiatrischer Sicht sind, wie lange die Verwaltung des Geldes die Sportler vor Überforderung schützt und ab wann sie beginnt, die Selbstständigkeit der Sportler zu beeinträchtigen und die Beziehung zu den Eltern zu belasten.

Einfluss der Zuschauer- und Zeitungskommentare auf junge Sportler

Die Presseberichte über ein Kind sind immer problematische Erlebnisse, da sie eine emotional und sozial empfindliche Entwicklungsphase betreffen. Unsere Persönlichkeit und unser Bild von uns selbst reift in der Interaktion und mit den Rückmeldungen, die wir von anderen Menschen bekommen. Auch erwachsene Sportler haben Schwierigkeiten, die Wucht der Berichterstattung über ihre eigene Person zu bewältigen. Bei der Selbsteinschätzung sind wir täglich auf die Meinungen und Rückmeldungen unserer Mitmenschen angewiesen und haben alle Hände voll zu tun zu unterscheiden, welche Meinungen wohlwollend sind und welche nicht, und welche für uns überhaupt wichtig sind. Bei einem erfolgreichen und vor allem sehr jungen Sportler ist die Wirkung um ein Vielfaches größer und ohne die Unterstützung der liebenden Eltern oder anderer Bezugspersonen kaum zu bewältigen. Es verwundert nicht, wenn die Sportler oft darüber klagen, nicht zu wissen, wer ihre wahren Freunde sind. Das Ausmaß der Meinungen und Kommentare der Leute, die die Sportler in der Regel persönlich gar nicht kennen, ist groß und unberechenbar wechselhaft, dass es einer oft emotionalen Traumatisierung gleichkommt. Die beste Hilfe und der wirksamste Schutz für junge Sportler ist die Begleitung durch liebende und kritische Eltern, Bezugspersonen und Freunde. Diese Beziehungen sind in der Lage, die Ruhe, Stabilität und den Realitätsbezug in den medial unruhigen Zeiten immer wieder herzustellen.

Wenn Spielen noch wichtiger ist als Gewinnen

Obwohl es im professionellen Sport hauptsächlich um das Gewinnen geht, sollten die Kinder nicht zu früh nur auf die einseitige und erfolgsorientierte Dimension des Sporttreibens reduziert werden. Zum einen weiß man nicht, ob die Kinder überhaupt im Leistungssport bleiben. Und zum anderen: Selbst wenn sie weiter erfolgreich und mit Lust Sport treiben, das Wertschätzen der sozialen und emotionalen Erfahrungen im Zusammenleben mit den anderen Jugendlichen ist nicht nur eine wertvolle Erfahrung für die eigene Persönlichkeitsentwicklung, sondern auch ein unverzichtbarer Schatz bei der Bewältigung der problematischen Belastungssituationen im Verlauf der erfolgreichen Sportkarriere. Und so gesehen auch hilfreich, um zu gewinnen und erfolgreich zu bleiben.

Blinde Flecken in der Selbstwahrnehmung der Eltern

Die Eltern können eine Menge über die Kinder, aber vor allem über sich selbst lernen, wenn sie aufmerksam und für die neuen Erfahrungen im Sportbereich offen sind. Wenn Sie mit dieser Haltung die jungen Sportler begleiten, dann werden Sie nicht nur sensibel mitbekommen, wie es um sie steht, sondern sie werden auch ausreichend Gelegenheit haben, über sich selbst etwas zu lernen. Dann werden sie nicht mehr unkritisch von ihrer Selbstlosigkeit überzeugt sein und werden die Siege und die verlockenden Angebote auch in ihrer Auswirkung für ihr Leben bedenken. Was völlig normal ist und sein darf. Aber nur wenn man sich dessen bewusst ist, hat man die Möglichkeit, es anzuschauen und in den Auswirkungen auf das Kind zu bedenken.

Mithilfe der Kinder bessere Sporteltern werden

Diese Feststellung wird manche verwundern. Und manche vielleicht beleidigen. Aber wenn wir ehrlich und aufrichtig sind, werden die meisten von uns zugeben müssen, dass wir nur unzureichend auf die Rolle als Eltern vorbereitet sind. Deshalb bleibt uns Eltern nichts anderes übrig, als mit den Kindern zu lernen. Das ist im Leistungssport noch ausgeprägter, weil man dort mit den im Leben selten vorkommenden Situationen konfrontiert wird. Ihre Autorität und ihre Achtung wird nicht weniger, wenn Eltern zugeben, in bester Absicht Fehler gemacht zu haben. Sie werden bei den Kindern noch mehr wertgeschätzt, wenn sie ihnen vorleben, wie man aus der Erfahrung lernt. Dadurch bringen sie den Kindern etwas Wertvolles bei: keine Angst vor den Fehlern zu haben. Nur die Kinder, die ausprobieren und Fehler machen dürfen, behalten ihre Neugier und können ihre Kreativität leben. Und für einen jugendlichen Leistungssportler sind das unverzichtbare Voraussetzungen, um zufrieden und erfolgreich zu werden.

Ratschläge auf dem Weg zum Leistungssportler

Den Kindern soll man möglichst viele Erfahrungen in verschiedenen Lebensbereichen ermöglichen, sie dabei begleiten und über die eigenen Erfahrungen reden. Ratschläge haben immer etwas von Besserwissen. Die Kinder wissen oft schon sehr früh, was für sie das Richtige und vor allem das Gute ist. Auch wenn sich dies bei Kindern oft ändern kann. Der eindringliche und voreilige Rat verrät oft mehr das mangelnde Vertrauen der Eltern in die Entscheidungsfähigkeit der Kinder als über das Unwissen der Kinder. Ratschläge, was den Kindern helfen könnte, sind nur sinnvoll, wenn sie von den Kindern selbst gewollt und verlangt werden.

Die Bedeutung der körperlichen und seelischen Gesundheit

Das ist ein sehr wichtiges und zugleich sehr schwieriges Thema, das schon am Anfang jeder Entscheidung zum Leistungssport steht. Zunächst muss man zwischen körperlicher und psychischer Gesundheit unterscheiden, um sich über die Risiken und Vorsorgemöglichkeiten für beide Bereiche angemessen und rechtzeitig zu informieren. Die sportmedizinischen Untersuchungen sollten heute ein fester Bestandteil der gesamtmedizinischen Betreuung auch im Jugendbereich sein. Wichtig ist es, bei dem Sportmediziner des Vertrauens zu bleiben, damit er die Chance bekommt, das Kind in der Entwicklung kennenzulernen und auch um das familiäre und soziale Umfeld des Kindes zu kennen. Viele körperliche Beschwerden werden in der Ausprägung auch von psychosozialen Faktoren mitgeprägt.

Schwieriger wird die Einschätzung und Prävention auf dem Gebiet der seelischen Gesundheit des Kindes. Entscheidend ist, nach unserer Erfahrung, die Fähigkeit der Eltern, dem Kind zu vermitteln, dass Leistungssport eine fantastische aber vorübergehende und nicht die einzig wichtige Sache im Leben ist. Wenn sie dem Kind helfen, seine ganze Persönlichkeit mit sozialen, kreativen, kulturellen und emotionalen Bedürfnissen gleichzeitig zu entwickeln, dann helfen sie ihm nicht nur, gesund zu bleiben, sondern auch ein besserer Sportler zu werden.

Die Gefahr sexueller Übergriffe und sexualisierter Gewalt

Das Thema ist besonders in Einzelsportarten extrem wichtig und wird zum großen Teil sowohl von den Eltern als auch von den Sportverantwortlichen verleugnet und tabuisiert. Davon profitieren noch immer manche übergriffigen Trainer und Betreuer.

Die wichtigen Informationen über die Gefahren im Umgang mit den Trainern und erwachsenen Betreuern sollen ausgewogen sowie altersgerecht und realitätsorientiert sein. Das Kind muss es auf seine unmittelbare Situation beziehen können, ohne sich ohnmächtig und ausgeliefert zu fühlen. Für das Kind, aber auch für die Eltern ist es zunächst einmal wichtig, sich darauf zu einigen, was sexuelle Übergriffe sind, wann und wie sie beginnen können und was und wann man dagegen etwas unternehmen kann. Dabei können Bespiele aus der Sportwelt sehr hilfreich sein, am besten mit einem bekannten Sportler oder einer verwandten Sportart. Die gutgemeinten Ratschläge, ohne die besondere Lage des Kindes zu sehen, beruhigt nur das eigene Gewissen. Sehr wichtig ist es, dem Kind zu vermitteln, dass es nicht allein ist und sich jederzeit während der Trainingsvorbereitung und Turnierreisen an die Eltern wenden kann. Und dass alles, was ohne sein

Einverständnis passiert, nicht seine Schuld ist und es sich stets die Hilfe der Erwachsenen holen kann.

Wenn den Sporteltern der Erfolg der Kinder zu wichtig ist

Es ist menschlich und verständlich, sich über die Entwicklung der sporttalentierten Kinder zu freuen und auf deren Erfolge als Eltern stolz zu sein. Das freut die Kinder auch und unterstützt deren Bemühungen im Sport. Es kommt jedoch, wie bei allen Dingen im Leben, auf das Maß an. Wenn Eltern merken, dass die Beschäftigung mit den sportlichen Aktivitäten des Kindes ihnen wichtiger wird als die eigenen Interessen oder sogar ihre Arbeit, dann wird es höchste Zeit, sich wohlwollend und selbstkritisch die eigenen Motive anzuschauen. Wenn sie den sportlichen Erfolg ihres Kindes für das eigene Wohlbefinden und soziale Ansehen brauchen, sind sie auf dem besten Weg, dem Kind sowohl als Mensch als auch als Sportler zu schaden. Weil die sportlichen Karrieren in den meisten Sportarten bereits im Kindesalter beginnen, ist es unausweichlich, viele Aufgaben für die Kinder zu übernehmen, bis sie alles allein machen können. Aber mit der Zeit müssen Kinder selbst lernen, sich z. B. um die Verwaltung der finanziellen Angelegenheiten zu kümmern, wenn sie autonome und gesunde Erwachsene werden wollen. Der Verzicht auf die stellvertretend für die Kinder ausgeübten Funktionen fällt manchen Sporteltern sehr schwer. Viele schaffen es nicht, sich freiwillig davon zu trennen. Es gibt zahlreiche Beispiele aus der Sportwelt, die diese unheilvolle Zusammenarbeit und so gutgemeinte Hilfe belegen. So verführerisch der Job eines Managers oder Trainers beim eigenen Kind auch sein mag, er hat immer, über den sportlichen und wirtschaftlichen Erfolg hinaus, weitreichende Auswirkungen auf die persönliche Entwicklung der Kinder und der Eltern.

Regelmäßige Trainings- und Wettkampfbesuche der Eltern

Viele besonders engagierte Sporteltern haben die Neigung, jedes Training und jeden Wettkampf zu besuchen und zu kommentieren. Das Kind braucht aber seinen eigenen Lebens- und Sportraum. Wenn die Eltern diesen Wunsch bei sich nicht unterdrücken können, dann sollten sie sich dringend über die eigenen Motive bei der Begleitung des Kindes Gedanken machen.

Schutz vor seelischen Überlastungen

Entspannungsübungen, Stressverarbeitungsmethoden oder Resilienztrainings werden gerne und verbreitet in den Leistungszentren angeboten und helfen den jungen Sportlern, ihre Unruhe, Unsicherheit und Ängste vor dem Wettkampf zu bekämpfen. Sie haben ihre Berechtigung, wenn sie richtig eingesetzt werden. Aber auch ihre Grenzen. Bei leichten und erstmalig auftretenden Ängsten könnte man mit den mentalen und sportpsychologischen Techniken der Entspannungsübungen versuchen, eine Besserung zu erreichen. Bei wiederholten und gesteigerten Ängsten sollte man die Beratung und diagnostische Einschätzung eines Sportpsychiaters hinzuziehen. Oft werden die problembezogenen mentalen Techniken mit mäßigem Erfolg weiter angewendet und die zugrunde liegenden Konflikte nicht gesehen. Entsprechend wird dann das Problem immer größer und kommt meist verstärkt im Verlauf der Karriere oder erst nach Ende der sportlichen Laufbahn zum Ausdruck. Um die seelische Gesundheit der jungen Sportler zu erhalten, bedarf es einer intensiven und regelmäßigen Zusammenarbeit zwischen Sportmedizinern, Sportpsychologen und Sportpsychiatern. Ohne ergänzende sportpsychiatrische Maßnahmen zur Risikovermeidung dienen die genannten Techniken oft nur der weiteren Leistungsoptimierung.

Sportpsychiatrische Beratung der Sporteltern

Die Eltern tragen eine große Verantwortung beim Einstieg des Kindes in den Leistungssport. Je früher das geschieht, umso größer ist diese Verantwortung. Und das können die Sporteltern nur gut bewältigen, wenn sie sich über die anstehenden körperlichen und psychischen Belastungen im Leistungssport bewusst werden. Nicht nur die Kinder werden vielen neuen belastenden Situationen ausgesetzt. Auch die Eltern werden oft mit sich schnell ändernden Anforderungen und Rollenerwartungen konfrontiert und sind dabei nicht selten überfordert. Dazu kommen noch die eigenen Erwartungen, die jetzt unter veränderten Bedingungen angepasst werden müssen. Die elterliche Beziehung und Begleitung der jungen Sportler wird zunehmend von dem Wettkampfkalender und den Sportverbänden bestimmt. Die psychische Entwicklung des Kindes, die bisherige Stabilität des Familienverbandes und die psychische Gesundheit der Eltern werden oft auf eine harte Probe gestellt. Schon deshalb ist aus unserer Erfahrung eine sportpsychiatrische Beratung wichtig, um sich über die Gefahren für die psychische Gesundheit und mögliche präventive Maßnahmen zu informieren.

Der Schatten von sportlich erfolgreichen Eltern

Kinder erfolgreicher Sportler haben es sowohl leichter als auch schwerer im Leistungssport, ähnlich erfolgreich wie ihre Eltern zu werden. Einerseits werden sie sehr früh in den Leistungssport eingeführt und lernen früh die Stimmung und die Anforderungen in diesem Bereich kennen. Andererseits haben sie kaum die Möglichkeit zu unterscheiden, ob die Entscheidung für den Leistungssport auch ihre eigene Entscheidung war. Für die Eltern besteht die größte Herausforderung darin, zwischen den eigenen Wünschen und den Wünschen des Kindes zu unterscheiden und abweichende Wünsche des Kindes genauso wie die eigenen zu respektieren.

Enttäuschung über Niederlagen und Misserfolge der Kinder

Die Enttäuschungen über die sportlichen Misserfolge des Kindes zu verbergen oder offen zu zeigen, ist gar nicht das Problem. Die Enttäuschung zu empfinden ist das eigentliche Problem in dieser Situation. Abgesehen davon, dass man seine Gefühle vor dem Kind kaum verbergen kann, muss man sich klarmachen, ob das nicht mehr die eigene Enttäuschung als die des Kindes ist. Manchmal sind die Eltern viel enttäuschter als die Kinder selbst und vergessen, dass es eigentlich um die Kinder und nicht um die Wünsche der Eltern geht.

Wenn sich Eltern mehr über die Erfolge freuen als die Kinder selbst

Das ist ein weiteres untrügliches Zeichen dafür, dass man dabei ist, die Wünsche und Interessen der Kinder aus den Augen zu verlieren. Spätestens jetzt sollte man nachdenken und mit einem guten Freund oder Freundin darüber reden, ob man vielleicht etwas übersehen hat. Sonst ist man auf dem besten Weg, sein Kind für seine eigenen Ziele zu missbrauchen. In dieser Situation hilft es oft, eine sportpsychiatrische Beratung in Anspruch zu nehmen, um sich seine eigenen Motive und seine Beziehung zum Kind bewusster zu machen.

Bemühungen um die Selbstständigkeit und das Selbstbewusstsein des Kindes auch außerhalb des Sportbetriebs

Auch wenn die Kinder und Jugendlichen früh Erfolge feiern und hochdotierte Verträge angeboten bekommen: Sie sind noch keine Erwachsenen. Sie befinden sich daher auch auf einem anderen psychischen Entwicklungsstand. Das Kind will mit seinen Fähigkeiten und Begrenzungen respektiert und nicht wie ein Erwachsener behandelt werden. Für die wachsende Selbstständigkeit des Kindes ist es wichtig, wenn man mit ihm spricht, es ernst nimmt, begleitet und respektiert. Dann wird es auch für die Sporteltern leichter zu sehen, was das Kind will und wo es Hilfe braucht.

Verdacht auf Gehirnerschütterung

Eine Gehirnerschütterung kann schwere Folgen und somit auch Konsequenzen für die persönliche und sportliche Entwicklung des Kindes haben. Zunächst muss man abklären, ob es sich um eine oberflächliche Kopfhautverletzung oder um eine ernste Kopfverletzung handelt. Bei leichten Kopfverletzungen kommt es meistens nicht zu einer Gehirnerschütterung und sie können vom Hausarzt oder Sportmediziner versorgt werden. Bei Unsicherheit und Verdacht auf eine Gehirnerschütterung sollte man zuerst einen erfahrenen Sportmediziner, Sportpsychiater oder Neurologen konsultieren und eine diagnostische Abklärung veranlassen. Wie gefährlich die Spätfolgen der Verletzungen sind, erkennt man auch an der Tatsache, dass der Deutsche Fußball Bund Kopfballtraining erst bei Kindern ab 13 Jahren empfiehlt. In den USA haben die Sporteltern mit einer Sammelklage erreicht, dass Kopfballtraining unter 10 Jahren verboten bleibt (T-Online, 2016).

Weil Eltern oft unsicher sind, ob und wie schwerwiegend Kopfverletzungen sein können, sei an dieser Stelle die Gehirnerschütterung und ihre mögliche Folgen noch einmal dargestellt:

Eine Gehirnerschütterung ist die leichteste Form des Schädel-Hirn-Traumas und als Reaktion des Gehirns auf die mechanische Gewalteinwirkung zu verstehen. Sie geht mit vorübergehenden Funktionsstörungen des Gehirns einher. Es können unter anderem Kopfschmerzen, Verwirrtheit, Schwindelgefühle, Gleichgewichtstörungen, Gedächtnisbeeinträchtigung, undeutliche Aussprache, Übelkeit sowie Apathie und Leistungsminderung auftreten.

Die Bewusstseinsstörung kann einige Sekunden bis Minuten anhalten. Sie ist immer ein Warnsignal, um den Neurologen oder Sportpsychiater aufzusuchen. Manchmal besteht eine Gedächtnislücke für die Zeit vor dem Ereignis. Alle Beschwerden und Funktionseinschränkungen bilden sich nach einer Gehirnerschütterung zurück, auch wenn sie mehrere Wochen bestehen können.

Ein Problem besteht vor allem in der Unsicherheit, die Schwere der Verletzung zu beurteilen. Manchmal ist das Ausmaß verdeckt und zeigt sich erst nach einer Phase der Symptomfreiheit, beispielsweise bei später auftretenden Hirnblutungen oder bei anhaltenden Kopfschmerzen, Krampfanfällen, unterschiedlich großen Pupillen und ausgeprägten Gleichgewichtsstörungen. Deshalb sind bei jedem Verdacht einer ernsthaften Schädigung eine neurologische Abklärung und manchmal eine Beobachtung im Krankenhaus erforderlich.

Aufgaben und Ausbildung der Sportpsychologen und Mentaltrainer

Die Hauptaufgabe der Sportpsychologen und Mentaltrainer im Leistungssport ist die Leistungsoptimierung. Da die Berufsbezeichnungen rechtlich nicht geschützt sind, arbeiten viele Berufsgruppen in diesem Bereich. Die bekanntesten sind Sportpsychologen, Mentaltrainer, Mentalcoaches oder Personalcoaches. Zur Ausbildung zugelassen werden in Deutschland nicht nur Personen mit einem abgeschlossenen Psychologiestudium. Auch nach Abschluss eines Studiums der Sportwissenschaft oder eines Masterstudiums in »einer einschlägigen Fachrichtung« kann man die Ausbildung zum »Sportpsychologischen Experten« machen und »mit Bundesmitteln mitfinanzierte sportpsychologische Betreuungstätigkeiten im Leistungssport ausüben« (Arbeitsgemeinschaft für Sportpsychologie, 2018).

Bei den Mentaltrainern ist die Ausbildung nicht einheitlich, weder was die Zugangsvoraussetzungen noch was die Inhalte betrifft. Beiden gemeinsam ist das Bemühen, leistungsorientierten Sportlern zur mentalen Höchstleistung zu verhelfen. Dabei wird die körperliche und seelische Gesundheit als Grundlage vorausgesetzt. Die Mentaltrainer konzentrieren sich auf die beschriebenen Aufgaben. Von den Sportpsychologen wird von den meisten Sportverbänden, Sportvereinen, Sportmedizinern, Sportlern und Trainern auch die Versorgung der seelischen Gesundheit erwartet. Da ihnen die dafür notwendige medizinische, psychiatrische, neurologische, psychosomatische und psychotherapeutische Ausbildung fehlt, können sie im modernen Leistungssport dies effektiv nur gemeinsam mit den Sportpsychiatern leisten.

Chancen der Kinder im professionellen Leistungssport

Obwohl es nur vereinzelte und unzuverlässige Statistiken dazu gibt, kann man davon ausgehen, dass es weniger als 10 Prozent der 15-Jährigen langfristig in den professionellen Sport schaffen. In einer Untersuchung aus dem Jahr 1987 beschrieb Feigley (1987), dass 80 % der Jugendlichen zwischen dem 12. und 17. Lebensjahr den Leistungssport verlassen, bevor sie ihre individuelle Höchstleistung erreichen. Dies unterstreicht umso mehr die Notwendigkeit, sich nicht nur auf den Leistungssport zu konzentrieren und die berufliche Weiterbildung nicht zu vernachlässigen.

Beginn des systematischen Leistungstrainings im Kindesalter

Wann ein Kind mit dem systematischen Leistungstraining beginnen soll, hängt von dem entwicklungspsychologischen Stand des Kindes und von der Sportart ab. In der Regel sind die Kinder unter 6 Jahren nicht in der Lage, sicher zu erkennen, worin der Sinn eines leistungsorientierten Trainings besteht und warum man heute Entbehrungen auf sich nehmen muss, um später sportlichen Erfolg zu haben. Kinder in diesem Alter sind oft weder kognitiv in der Lage, die Spielregeln und taktischen Vorgaben gänzlich zu verstehen, noch können sie emotional für sich selbst sorgen und ihre Bedürfnisse auf eine spätere Zeit aufschieben.

Die Kinder wollen spielen und Spaß haben. Und sie wollen und sollen auch die Freiheit haben, nicht trainieren zu müssen. Wenn die Eltern das nicht akzeptieren, dann haben sie die persönliche Entwicklung des Kindes aus den Augen verloren und sind womöglich auf dem besten Weg, trotz bester Absichten, das Kind zu benutzen, um eigene sportliche Wünsche zu erreichen.

Viele weitere Themen und Fragen können in den sportpsychiatrischen Beratungen mit den Sporteltern vertieft und beantwortet werden. Vergleichbar mit den sportmedizinischen Untersuchungen könnten die regelmäßig angebotenen Beratungen in den Sportinternaten und Olympiastützpunkten jungen Athleten helfen, mit seelischen Belastungen und Risiken besser umzugehen.

Literatur

Arbeitsgemeinschaft für Sportpsychologie (o. J.) Sportpsychologische Expertise im Leistungssport. Abgerufen von https://www.asp-sportpsychologie.org/content.php?cont=183

Feigley, DA (1987). Coping with fear in high level gymnastics. In JHS Almela, B Petiot, TB Hoshizaki (Eds.), Psychological nurturing and guidance of gymnastic talent (S. 13–27). Montreal: Spot Psyche Editors.

T-Online (31.5.2016). Sind Kopfbälle wirklich gefährlich? Abgerufen von https://www.t-online.de/gesundheit/fitness/id_57054008/kopfball-beim-fussball-eine-gefahr-fuer-das-gehirn-.html

12 Sportpsychiatrie als medizinische Disziplin für seelische Gesundheit im Leistungssport

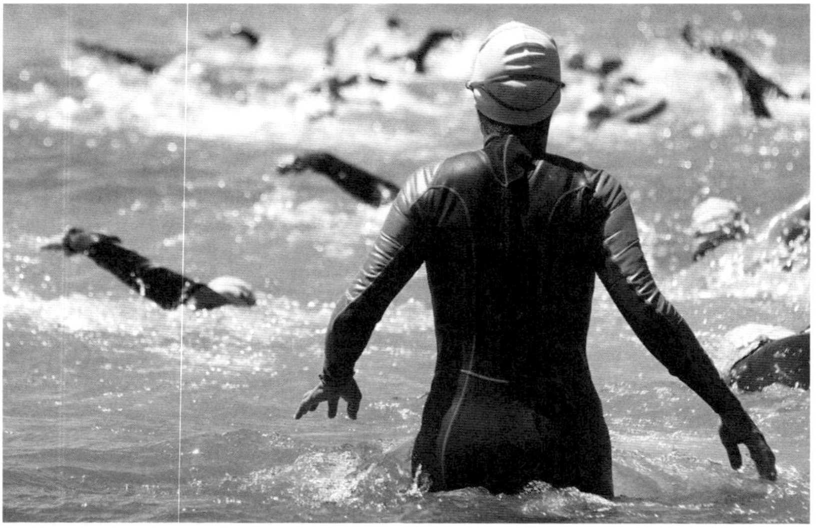

12.1 Gesundheit im Leistungssport

Gesundheit zu definieren, ist viel schwieriger als man denkt. Als Gesundheit wird im Leistungssport heute allgemein die Fähigkeit verstanden, eine Leistung zu erbringen. Wer sportlich leistungsfähig ist, gilt als gesund. Und wer die Olympianorm schafft und ins Olympiateam berufen wird, ist definitiv leistungsfähig und nach den bisher geltenden Normen und Überzeugungen auch gesund. Entsprechend verwundert es nicht, dass die Olympiamannschaft seit Jahrzehnten von zwei Pfarrern seelsorgerlich begleitet wird, aber keinen Fachmann für seelische Gesundheit in ihren Reihen hat. Genauso sieht es auch bei dem größten Sportverband der Welt, dem Deutschen Fußballbund aus. Es gibt Stadionpfarrer und Gottesdienste vor dem Finale um den Deutschen Pokal, aber einen Koordinator und Fachmann für seelische Gesundheit im Fußball gibt es nicht. Die zunehmende Anzahl der Sportpsychologen und Mentaltrainer sowie die Anwesenheit der Seelsorger sind aber auch ein Zeichen dafür, dass die alleinige Versorgung der körperlichen Gesundheit schon lange nicht mehr ausreicht, um sportliche Spitzenleistungen zu erzielen.

Bereits 1980 schätzte Morgan den Anteil der psychologischen Variablen an der sportlichen Leistung auf 20 bis 45 %. Gemeint war damit der Beitrag für die Leistungssteigerung. In den letzten Jahrzehnten wurden die sportpsychologische Betreuung und die Anwendungen des mentalen Trainings in allen sportlichen Disziplinen des Leistungssports massiv ausgebaut. Das Hauptinteresse gilt dabei der Wettkampfpersönlichkeit des Athleten und der Leistungsoptimierung. Mit der zunehmenden Professionalisierung kommt es zur massiven Ausnutzung aller körperlichen und auch mentalen Ressourcen. Bei immer mehr Wettbewerb und immer höheren Leistungen steigt aber auch die Bedeutung der psychologischen Fähigkeiten. Der Olympiasieger und mehrmalige Welt- und Europameister im Diskuswerfen Robert Harting beschrieb zugespitzt diese Bedeutung in der Welt der Athleten: »Im Sport sind 90 Prozent mental, der Rest ist Kopfsache« (Achilles & Priefer, 2016). Damit ist jedoch ausschließlich der Beitrag für die Leistungsoptimierung und Leistungssteigerung und nicht der für die seelische Gesundheit gemeint.

In der Erklärung des Internationalen Olympischen Komitees (IOC) zum Training der jungen Hochleistungssportler werden die Besonderheiten der körperlichen, emotionalen und sozialen Bedürfnisse der jungen Sportler beschrieben und die Bedeutung des sportlichen Trainings für die körperliche und psychische Gesundheit betont. Nach der Aufzählung der neuesten sportwissenschaftlichen Empfehlungen zum körperlichen Training, zur Ernährungsberatung und zur Vermittlung der sportpsychologischen Techniken bleiben aber nur ganze drei Sätze als Hinweise zur seelischen Gesundheit der jungen Athleten (IOC, 2008).

Die Bedeutung der seelischen Gesundheit wird meistens in den überraschend auftretenden Krisensituationen von Sportlern und Trainern kurz diskutiert, im überfüllten Sportterminkalender dann aber schnell wieder verdrängt. Nach einem Bombenanschlag auf den Mannschaftsbus von Borussia Dortmund unmittelbar vor dem Spiel der Champions Leage gegen AS Monaco am 11.4.2017, wo ein Abwehrspieler verletzt und operiert werden musste, äußerten sich Spieler und Trainer besorgt über ihre psychische Verfassung. Torwart Roman Bürki sagte nach dem Spiel: »Man hat uns keinen Gefallen getan, dieses Spiel anzusetzen, nicht mal 24 Stunden nach einem Anschlag. Ich hatte nicht eine Stunde Schlaf in der Nacht, das ist nicht die optimale Vorbereitung auf solch ein Spiel« (RP ONLINE, 2017). Und der damalige Trainer Thomas Tuchel machte sich Gedanken über das Verhältnis des Sportverbandes zu den Spielern: »Wir wurden überhaupt zu keiner Zeit gefragt. Die Uefa hat das in der Schweiz entschieden. Das hat sich nicht gut angefühlt Minuten nach diesem Sprengstoffanschlag. Wir hatten das Gefühl, als wäre eine Bierdose gegen den Bus geflogen« (Meininghaus, 2017).

Für die Gesundheit ist wenig Platz im Leistungssport. Die Gründe dafür sind vielfältig. Aufgrund der extremen Fokussierung auf die körperliche Leistungsfähigkeit werden alle Beschwerden und Schwächen zunächst nicht ernst genommen, verheimlicht und verdrängt. Die Sportler trainieren täglich hart für den Erfolg, stellen ihr gesamtes Leben in den Dienst der Karriere, verzichten auf so viele Dinge in ihrem privaten Leben und lassen sich verständlicherweise nur im Notfall durch körperliche oder seelische Beschwerden aufhalten. *Und am besten, man empfindet auch keine Schwächen.* Die Athleten sind gewohnt, die körperlichen Grenzen zu überschreiten und entlang der Schmerzgrenze zu trainieren. Daher sind sie sehr leidensfähig auf dem Weg zum sportlichen Erfolg.

»Der extreme Leistungsdruck führt zwangsläufig dazu, dass langfristige Gesundheitsrisiken bei einem Großteil der Athleten und auch der Trainer ausgeblendet werden. Eigentlich werden nur traumatische Verletzungen wie etwa Frakturen, Sehnen- oder Bänderrisse, die ein Weitermachen unmöglich machen, wirklich ernst genommen. Körperliche Schmerzen, Überlastungssyndrome oder chronifizierte Beschwerden werden oft solange nicht thematisiert, bis die Athleten ausfallen« (Thiel, 2009).

Unterstützt wird diese Haltung von den Sportverbänden und Sportvereinen, die den Sport als Vermarktungsware in einem immer stärker expandierenden Finanzmarkt nicht beschädigt sehen wollen und die um ihre Werbewirksamkeit fürchten. Eine wissenschaftliche Begründung und Rechtfertigung wird dann in den sportwissenschaftlichen, sportmedizinischen und sportpsychologischen Veröffentlichungen gesucht und gefunden, wo die seelischen Belastungen und die seelische Gesundheit bislang Randthemen sind. Dort wird bis heute nicht eindeutig zwischen mentaler Stärke und seelischer Gesundheit unterschieden und dort werden bis heute zwei Hypothesen diskutiert: die Selektionshypothese, wonach sich nur die gesündesten und mental stärksten Sportler im Leistungssport durchsetzen, sowie die Entwicklungshypothese, wonach der Leistungssport die Sieger gesünder macht.

Erst nach Beendigung der Karriere beschreiben mittlerweile zunehmend auch erfolgreiche Sportler in Interviews und Autobiografien ihre Schwächen, Beschwerden und Krankheiten. Die nicht mehr zu verheimlichenden seelischen Probleme und Lebenskrisen der Athleten offenbaren das, was lange Zeit geheim gehalten wurde und nicht behandelt werden durfte.

12.2 Wer sorgt für die seelische Gesundheit im Leistungssport?

Der erste Ansprechpartner für die Sportler mit psychischen und psychosomatischen Beschwerden im Leistungssport sind derzeit meistens die Physiotherapeuten, Sportmediziner, Sportpsychologen, Mentaltrainer und Spielerberater. Die Sportvereine gehen davon aus, dass der eingestellte Sportmediziner für alle gesundheitlichen Probleme verantwortlich und ausgebildet ist. Falls ein Sportpsychologe oder ein Mentaltrainer beschäftigt wird, wird die Zuständigkeit für die seelischen Belastungen und die seelische Gesundheit in der Regel bei ihm gesehen. Oft sind es aber die Physiotherapeuten, die durch regelmäßige vertrauensvolle Arbeit mit den Athleten von deren Belastungen und Schwierigkeiten als erste erfahren. Sie lernen den Körper der Athleten und die Empfindlichkeiten schnell kennen und machen oft die Erfahrung, dass es auch seelische Belastungen hinter den körperlichen Symptomen gibt. Und schließlich sind es die Manager und Spielerberater, die ein sehr enges und intensives Verhältnis zu den Sportlern pflegen und die sich dann um die meist geheim gehaltenen Behandlungen kümmern. Sie alle bemühen sich, entsprechend ihrer Ausbildung und ihrem Wissen das Beste aus der Situation zu machen. Eine Koordinationsstelle für notwendige Behandlungen sowie speziell ausgebildete Fachleute für die seelische Gesundheit im System Leistungssport sind derzeit nicht vorgesehen.

Lange werden die Sportler für gesund erklärt. Die angebotenen Maßnahmen bei auftretenden Schwierigkeiten bedürfen daher keiner qualifizierten diagnostischen Einschätzung und keiner Überprüfung einer therapeutischen Indikation. Es werden allgemein gehaltene Maßnahmen zur Gesundheitsförderung, Persönlichkeitsentwicklung, Karriereberatung oder zum Coaching angeboten, obwohl manchmal schon längst Behandlungen angesagt wären. Die erfahrenen Sportmediziner, Physiotherapeuten und Sportpsychologen vermuten, dass sich hinter vielen beklagten, versteckten und hartnäckigen körperlichen Beschwerden auch ernsthafte seelische Störungen verbergen können. Aber auch viele Athleten wissen und erkennen selbst, wie es um ihre Gesundheit steht. In einem Interview beschreibt der Spieler des F. C. Köln Marcel Risse seine Muskelprobleme: »In der Arbeit mit meinem Sportmentor haben wir entdeckt, dass es durchaus einen Zusammenhang zwischen meiner Persönlichkeit, daraus resultierenden Alltagserlebnissen und meinen Verletzungen gibt. Eine sehr unangenehme und belastende Situation hat sich auch auf mein Fußballspiel ausgewirkt. Der Verlauf dieser Anspannung ließ meinen Körper reagieren und so kam der Zeitpunkt, es hat im Muskel zweimal ›Bäng‹ gemacht, und ich hatte mir einen Muskelfaserriss zugezogen« (t-online.de, 2016). Es stellt sich die Frage, ob man Fachleute für seelische Gesundheit im Leistungssport braucht und welche wissenschaftliche Fachdisziplin am besten in der Lage sein könnte, diese Anforderungen zu erfüllen.

Etwa 20 % der Arbeitsunfähigkeitstage in der Allgemeinbevölkerung sind psychisch bedingt und fast die Hälfte der Erwerbsminderungsrenten, nämlich 40 %, sind Folgen psychischer Störungen (Kruse, 2016). Überproportional und zunehmend vertreten sind dabei die funktionellen Störungen, also Organfunktionseinschränkungen ohne pathologische organische Ursachen, wovon wiederum Muskel- und Skeletterkrankungen stark verbreitet sind. Im Leistungssport gibt es bislang keine methodisch verlässlichen wissenschaftlichen Arbeiten zu diesem Themenbereich, doch aufgrund der sportpsychiatrischen Erfahrungen können wir davon ausgehen, dass ein erheblicher Anteil der krankheitsbedingten Spielausfälle und vorzeitigen Karriereenden auf psychisch bedingte Beeinträchtigungen zurückgeht. Wenn man die Karriereverläufe und das Ausscheiden vieler junger Talente dazurechnet, kommt man auf eine viel größere Zahl. Jede krankheitsbedingte Beeinträchtigung bedeutet Leid und Verunsicherung der Zukunftsplanung für den Sportler und oft ein Millionenverlust für den Verein.

Die derzeit geltende Praxis im Leistungssport und die weit verbreitete Haltung der Sportvereine, Verbände, Sportler und Trainer ist, dass Sportmediziner und Sportpsychologen eine ausreichende Qualifikation besitzen, um zu entscheiden, ob die seelische Reaktion oder das Verhalten des Sportlers gesund ist oder bereits pathologische Züge aufweist. Psychiater und Psychotherapeuten werden nur bei klinisch relevanten Symptomen hinzugezogen. Um aber subklinische Ausprägungen von seelischen Beschwerden im Leistungssport zu erkennen und rechtzeitig eine Behandlungsindikation stellen zu können, bedarf es auch einer fachlichen Qualifikation. Und sie ist derzeit im System Leistungssport nicht gegeben. Schon deshalb ist eine schnellere Vermittlung der Sportler an die Therapeuten vonseiten der Sportpsychologen zwar eine Verbesserung, aber keine grundlegende Änderung der mangelhaften Versorgung auf diesem Gebiet. Das derzeitige Versorgungsmodell kann weder der Komplexität der seelischen Belastungen und Erkrankungen im Leistungssport gerecht werden, noch entspricht es den heute möglichen präventiven und therapeutischen Behandlungsmöglichkeiten. Um eine frühzeitige diagnostische Einschätzung und Behandlungsindikation im Leistungssport treffen zu können, bedarf es einer psychiatrischen, psychotherapeutischen, psychosomatischen und neurologischen Grundausbildung. Leistungssport ist heute ohne die regelmäßige sportmedizinische Betreuung undenkbar. Ähnliches müsste auch für den Bereich der seelischen Gesundheit im Leistungssport gelten. Neben den positivpsychologischen Methoden des Mentaltrainings und der Optimierung der Wettkampfpersönlichkeit wird in Zukunft der gesamten Persönlichkeit der Sportler mit Stärken und Schwächen mehr Bedeutung geschenkt werden müssen. Dies wird nicht nur der Leistungsoptimierung dienen, sondern auch wesentlich zu einer besseren Versorgung der seelischen Gesundheit im Leistungssport beitragen. Diese Notwendigkeit wird mittlerweile auch von der Internationalen Gesellschaft für Sportpsychologie erkannt. In einem Positionspapier von 2017 werden unter anderem mehr Forschung auf dem Gebiet, Beachtung der Risikofaktoren und der langfristigen Folgen für die seelische Gesundheit und Destigmatisierung der Maßnahmen zur Erhaltung der seelischen Gesundheit gefordert (Schinke et al., 2017).

Nach unserer Erfahrung und Überzeugung kann die seelische Gesundheit im Leistungssport nur verbessert werden, wenn die sportpsychologischen Bemühungen eine Ergänzung durch eine qualifizierte Fachdisziplin erhalten. Eine breite Ausbildung ist notwendig, weil die ohnehin engen Zusammenhänge und komplexen Wirkungen zwischen den körperlichen Veränderungen und den seelischen Beschwerden im Leistungssport eine größere Beachtung verdienen. Einer der Mitbegründer der Sport- und Bewegungstherapie in Deutschland stellt fest »dass ca. 69 % der Patienten mit einer depressiven Erkrankung ihren Hausarzt zunächst ausschließlich aufgrund von körperlichen Beschwerden aufsuchen« (Broocks, 2014, S. 57). Die Psychiatrie ist die einzige Disziplin, die aufgrund der medizinischen, psychiatrischen, neurologischen, psychosomatischen und psychotherapeutischen Weiterbildungsinhalte in der Lage ist, diese Aufgabe zu erfüllen.

12.3 Gesundheit, Krankheit und Psychiatrie – Begriffsklärungen

Die optimale Versorgung der seelischen Gesundheit im Leistungssport fordert zunächst die Klärung, wie man Gesundheit und Krankheit definiert, und dann, welche Psychiatrie im Leistungssport gebraucht wird.

Mit *Gesundheit* wird ein Zustand optimalen Wohlbefindens gemeint, der idealtypisch nie erreicht werden kann. Unter *Krankheit* wird in der Regel eine Leistungseinschränkung eines Organs oder des gesamten Organismus als Folge von strukturbedingten Funktionsstörungen verstanden. Die Zuschreibung erfolgt durch eine objektive Feststellung der Krankheit durch Fachleute, subjektives Erleben oder die gemessene Leistungseinschränkung. Während in der somatischen Medizin meist der Nachweis einer Strukturveränderung gelingt und man daher relativ objektiv die Symptome zu den Diagnosen einordnen kann, gelingt diese Art der Klassifikation bei psychischen Krankheiten nicht so reibungslos.

Trotz jahrhundertelanger Bemühungen der Mediziner, Krankheit genau zu definieren, bleibt die Abgrenzung zu Gesundheit historisch und kulturell bedingt unscharf. Dies wird besonders deutlich bei dem Versuch, eine seelische Krankheit von Gesundheit abzugrenzen. Während in den Anfängen der Psychiatrie ein materialistisch-biologischer Krankheitsbegriff nach dem Vorbild der naturwissenschaftlichen Organmedizin sinnvoll war und man sich dadurch gegenüber den spekulativen und unwissenschaftlichen Definitionen abgrenzen konnte, ist man sich heute auch seiner Einschränkungen zunehmend bewusst. Auch wenn große Teile der Universitätspsychiatrie und die derzeitige psychiatrische Forschung noch oft von dem materialistischen Menschenbild ausgehen und hoffen, die neuropathologischen Veränderungen für das psychische Erleben abschließend finden zu können, ist man sich heute darüber einig, dass auch seelische Krankheiten von psychischen und sozialen Belastungen entscheidend mitgeprägt werden.

Und zuletzt bleibt die Frage offen, was wir unter *Psychiatrie* verstehen, was besonders im Zusammenhang mit dem Leistungssport nach Erläuterung sucht. Obwohl fast jeder meint zu wissen, was Psychiatrie ist, ergeben sich beim genauen Hinsehen, ähnlich wie beim Begriff Sport, große Unterschiede. Folgende Definition der Psychiatrie findet eine breite Zustimmung: Die Psychiatrie ist eine medizinische Fachdisziplin zur Vorbeugung, Diagnostik und Behandlung von psychischen Störungen und Untersuchung des Zusammenwirkens biologischer, entwicklungspsychologischer und psychosozialer Belastungen.

Schwieriger wird es, wenn man nach der Definition von psychischer Störung oder Krankheit fragt. Bis heute existieren in der Psychiatrie nebeneinander unterschiedliche Schwerpunkte mit unterschiedlichen Antworten auf die Frage, was eine psychische Erkrankung ist. Entscheidend dabei ist, wie das Biologische, Psychologische und Soziale aufeinander einwirken und welchen Ursachen die entscheidende Bedeutung beigemessen wird. Da in den Lehrbüchern der Psychiatrie die Auseinandersetzungen mit den zugrunde liegenden anthropologischen Grundannahmen in der Regel fehlen, stehen sich diese unterschiedlichen Ansätze alternativ gegenüber. Jeder dieser Ansätze beansprucht für sich, die Psychiatrie zu repräsentieren, und die unterschiedlichen Antworten bestimmen dann maßgeblich sowohl die Diagnostik, Behandlung, Forschung als auch die Prävention auf dem Gebiet der seelischen Gesundheit.

Die biologische Psychiatrie bemüht sich, durch intensive organische Forschung möglichst alle psychischen Störungen auf körperliche hirnorganische Ursachen zurückzuführen. Damit werden psychische und soziale Faktoren zwangsläufig vernachlässigt, da ihnen keine entscheidende Rolle in dem Zustandekommen der Störung beigemessen wird. Dies erklärt auch, warum eine so verstandene Psychiatrie bislang im Bereich des Leistungssports nur bei manifest gewordenen psychischen Störungen Behandlungen anbieten kann, aber bei alltäglichen psychischen und sozialen Belastungen sowie sich entwickelnden psychischen Störungen keinen sinnvollen Beitrag zu leisten vermag. Aufgrund unserer klinischen Erfahrung und Beobachtungen im Leistungssport sind wir überzeugt, dass neben neurobiologischen Faktoren auch die psychischen und sozialen Belastungen bestimmend für die seelische Gesundheit sind und diese daher in der Definition miteingeschlossen werden müssen.

Die Feststellung der Leistungseinschränkung der psychischen Funktionen ist wesentlich schwieriger und entzieht sich weitgehend quantitativer Messmethoden. Der subjektive Anteil der Selbstwahrnehmung und Selbsteinschätzung ist unvergleichlich größer und trotzdem unverzichtbarer Bestandteil der Krankheitseinschätzung. Sowohl die Leistungsfähigkeit als auch die subjektive Selbsteinschätzung bereiten im Leistungssport aufgrund der dort herrschenden Besonderheiten zusätzliche Probleme. Hier sind die Grenzen zwischen Gesundheit und Krankheit noch fließender, weil die Athleten in der Lage sind, trotz großer körperlicher Schäden und seelischer Belastungen weiterhin außergewöhnliche Leistungen zu vollbringen. Leistungssportler sind bestrebt und gezwungen, jede mögliche Schwäche, Unsicherheit und Einschränkung gerade vor dem Wettkampf zu ignorieren und zu verdrängen. Die Einschränkung der Leistungsfähigkeit als entscheidendes Kriterium für das Vorliegen eine Krankheit kann also im Leistungssport nur bedingt angewandt werden. Bei verschiedenen mehr oder weniger deutlichen Schwerpunkten der Psychiatrie stellt sich die Frage, welche Psychiatrie im Leistungssport gebraucht wird. Letztlich wird nicht nur das Gehirn, sondern der ganze Mensch in seinem sehr individuellen Erleben behandelt. Deshalb sind wir davon überzeugt, dass ein Menschenbild, das körperliche, soziale und psychische Faktoren gleichermaßen beachtet, geeigneter ist, die Erhaltung der seelischen Gesundheit im Leistungssport zu gewährleisten.

Wir brauchen aber alle Schwerpunkte in der Sportpsychiatrie. Für präventive und diagnostische Maßnahmen werden eher psychosomatisch und psychotherapeutisch ausgebildete Sportpsychiater gebraucht. Bei der Behandlung von manifest gewordenen schweren seelischen Störungen sind Sportpsychiater mit zusätzlichen pharmakologischen Kenntnissen gefragt. Für die ambulante psychotherapeutische Behandlung nach der sportpsychiatrischen Diagnose sind sowohl ärztliche als auch psychologische Psychotherapeuten unerlässlich.

Wir nennen in dem Zusammenhang Psychotherapie und Psychosomatik nicht gesondert neben der Psychiatrie, weil die psychiatrische Facharztausbildung wesentliche Weiterbildungsinhalte von beiden enthält. Psychiatrie ist eine medizinische Disziplin für die seelische Gesundheit und bedarf einer somatischen ebenso wie einer neurologischen, psychotherapeutischen und psychosomatischen Grundausbildung. Daher benutzen wir Begriffe Psychotherapie und Psychosomatik nur für die Berufsgruppen ohne psychiatrische Ausbildung.

Psychiatrie im Leistungssport bedarf aber aus mehreren Gründen einer sportspezifischen und damit einer ergänzenden sportpsychiatrischen Weiterbildung. Wir brauchen im Leistungssport eine Psychiatrie, die nicht nur Krankheiten heilt, sondern sich präventiv um die Erhaltung der seelischen Gesundheit bemüht. In der klinischen Praxis und vor allen in der Forschung hat sich vielerorts eine auf Pathologie und naturwissenschaftliche Forschungsmethoden reduzierte Auffassung der Psychiatrie durchgesetzt. Verstärkt wird diese Tendenz durch die Einführung und das oft falsche Verständnis evidenzbasierten methodischen Vorgehens in der Psychiatrie. Die Bemühungen um die naturwissenschaftlichen Forschungsmethoden der randomisierten kontrollierten Studien und die wissenschaftlich evidenzbegründete Medizin sind unverzichtbar. Aber bei einem Gegenstand wie der seelischen Gesundheit beziehen sich empirisch gewonnene Erkenntnisse vom allgemeinen Charakter immer auf einen Durchschnitt. Im Leistungssport braucht man eine Ergänzung durch qualitative Forschungsmethoden, um den individuellen Bedürfnissen der Athleten gerecht zu werden.

Wir brauchen mehr als nur evidenzbasierte medizinische und naturwissenschaftlich orientierte psychiatrische Forschung. Eine Psychiatrie, die sich nur als angewandte Neurologie und neurowissenschaftliche Grundlagendisziplin versteht, kann im Leistungssport wenig bewirken und wird nur in Notfällen gebraucht. Und das gilt für die Sportpsychiatrie im besonderen Maße. Im Mittelpunkt des Interesses stehen die Sportler mit und hinter ihrem sportlichen Erfolg.

12.4 Die zwei Hauptbetätigungsfelder der Sportpsychiatrie

Genau genommen ist die Sportpsychiatrie schon längst die Realität im Leistungssport. Die Beschäftigung mit den seelischen Belastungen und Störungen wurde von Beginn des Leistungssports immer wieder vereinzelt von den im Bereich tätigen Sportmedizinern und später von den Sportpsychologen betrieben. Bereits auf dem ersten deutschen Sportärztekongress in Oberhof 1912 wurde ein Vortrag über Sportübertreibung und deren Folgen gehalten. Schon 1932 veröffentlichte Jokl (Jokl & Guttmann, 1932), ein Pionier der Sportmedizin, psychiatrisch-neurologische Beispiele aus der sportärztlichen Praxis.

Die meisten wissenschaftlichen Arbeiten auf dem Gebiet im deutschsprachigen Raum verdanken wir bislang jedoch den Sportpsychologen. Manchmal wurden sie durch klinisch psychologische Erfahrungen ergänzt und in einigen Veröffentlichungen wurde sogar die Notwendigkeit eines wissenschaftlichen Schwerpunktes der klinischen Sportpsychologie diskutiert. Regelmäßige psychiatrische Beiträge zum Thema gibt es nicht. Im nordamerikanischen Gebiet waren es ebenfalls bislang die Sportpsychologen, die die meisten Arbeiten beigesteuert haben. Erwähnenswert dabei sind die Veröffentlichungen von Ogilvie »Problem athletes and how to handle them« aus dem Jahr 1966 und das 1967 erschienene Buch »The Madness in Sport« von Beisser. Wichtig waren die Beiträge von Massamino (1987), der den Begriff Sportpsychiatrie geprägt hat, sowie die Veröffentlichung über die sportpsychiatrische Praxis von Glick (Glick & Marcotte, 1989). Begel verdient besondere Beachtung durch seine Pionierarbeiten »An Overview of Sports Psychiatry« aus 1992 und dem gemeinsam mit Burton herausgegebenen ersten systematischen Buch über Sportpsychiatrie aus dem Jahr 2000.

Seit 1994 gibt es die Internationale Gesellschaft für Sportpsychiatrie (ISSP) mit Sitz in den Vereinigten Staaten, die sich um die Forschung, Etablierung und Verbreitung des Wissens auf diesem Gebiet bemüht. In Deutschland wurde 2010 das Referat für Sportpsychiatrie und -psychotherapie bei der Deutschen Gesellschaft für Psychiatrie und Psychotherapie, Psychosomatik und Nervenheilkunde (DGPPN) gegründet. Die Hauptaufgaben der mittlerweile etwa 50 Mitglieder bestehen in regelmäßigen Fortbildungen, Vermittlung der Behandlungen für Leistungssportler und Forschung auf dem Gebiet des Sports und seelischen Gesundheit. Da die überwiegende Anzahl der Behandlungen und Betreuungen im ambulanten Bereich stattfindet, wurde auch ein Ambulantes Netzwerk für Sportpsychiatrie und -psychotherapie (ANSPP) gegründet. Ein privates Institut für Sportpsychiatrie in Köln ergänzt das Angebot mit den Veröffentlichungen und Vorträgen zum Thema sowie mit den Angeboten der Konzepterstellung für die Sportvereine, Gespräche mit Sporteltern und gemeinsame interdisziplinäre Veranstaltungen mit Sportmedizinern und Sportpsychologen.

Auf der Suche nach der verbindlichen Definition wurden im amerikanischen Sprachraum Sportpsychiatrie als Anwendung des psychiatrischen Wissens und der Behandlungsmethoden in der Welt des Sports (Begel, 1992), aber auch als Anwendungen zur Leistungsoptimierung (Reardon & Factor, 2010) diskutiert. Im deutschen Sprachraum wurde zum ersten Mal die Sportpsychiatrie als medizinische Disziplin mit dem Ziel der Forschung, Behandlung und Prävention der ausgeprägten sportspezifischen seelischen Belastungen und Störungen im Sport 2011 beschrieben (Markser, 2011). Nach weiteren 4 Jahren der intensiven Diskussionen mit sportpsychiatrischen Kollegen wurde 2015 die jetzige Definition gefunden: Sportpsychiatrie ist die medizinische Disziplin, deren Aufgabengebiete die seelische Gesundheit im Leistungssport und die Anwendung von Sport- und Bewegungstherapie bei seelischen Störungen sind (Markser & Bär, 2015, ► Abb. 12-1).

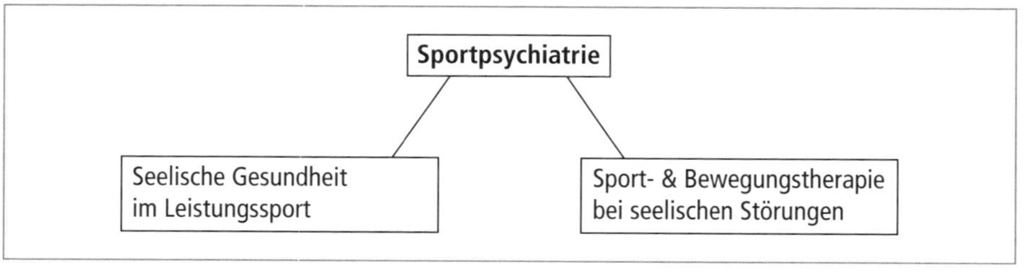

Abb. 12-1 Sportpsychiatrie als medizinische Disziplin für die seelische Gesundheit im Leistungssport und für Sport- und Bewegungstherapie bei seelischen Störungen

Dadurch wird die Aufnahme der protektiven und therapeutischen Wirkung der Bewegung in die psychiatrische Gesamtbehandlung unterstützt und die Unterscheidung zwischen der protektiven und schädlichen Wirkung der sportlichen Aktivität in der Forschung gefördert. Kurz gesagt: Wir versuchen mehr Sport in die Psychiatrie und mehr Psychiatrie in den Sport zu bringen. Sportpsychiatrie beschäftigt sich also sowohl mit den gesundheitserhaltenden als auch mit den gesundheitsschädigenden Auswirkungen der körperlichen Bewegung auf die seelische Gesundheit. In ihren zwei Schwerpunkten versucht sie herauszufinden, wie Sport und Bewegung bei seelischen Erkrankungen als Therapie eingesetzt werden können und wie die seelische Gesundheit im Leistungssport erhalten werden kann.

Nach dem 2015 in unserem Buch »Sport- und Bewegungstherapie bei seelischen Störungen« die neuesten wissenschaftlichen Forschungsergebnisse zum Thema beschrieben wurden, wird hier der Versuch unternommen zu begründen, warum eine medizinische Disziplin für die seelische Gesundheit im Leistungssport gebraucht wird. Eine sehr wichtige und in der öffentlichen Wahrnehmung zugleich schwer zu unterscheidende Frage ist die nach der Beziehung und Abgrenzung zur Sportpsychologie.

Die Forderung der deutschen Vereinigung der Vertragsfußballer (VdV), in jedem Fußballverein der Bundesliga Sportpsychologen zu beschäftigen, ist bei zunehmender Professionalisierung dringend notwendig. Doch dadurch wird sich die seelische Gesundheit im Fußball nicht automatisch verbessern. In dem Artikel »Sportpsychologen sind Leistungsoptimierer – und keine Problemlöser« in der taz wurde diese Entwicklung folgendermaßen kommentiert: »Die Forderung der VdV ist ehrenwert – und unrealistisch. Mentales Training hat sich als Methode im Sport bewährt. Es mag Menschen schneller machen, gesund kann es sie nicht machen« (Rüttenauer, 2009).

Nach der Definition der Arbeitsgemeinschaft für Sportpsychologie in Deutschland benutzt die angewandte Sportpsychologie »wissenschaftlich fundierte Methoden, um die psychische Leistungsvoraussetzungen von Athleten und Trainern nachhaltig zu optimieren« (www.asp-sportpsychologie.org). Die Hauptaufgabe der Sportpsychiatrie im Leistungssport ist die Erhaltung der seelischen Gesundheit der Athleten und der Trainer. Deshalb interessiert sich die Sportpsychiatrie nicht nur für die Wettkampf-, sondern auch für die Gesamtpersönlichkeit des Athleten. Die Überschneidungen in der täglichen Arbeit sind unumgänglich, wünschenswert und können wesentlich zur Verbesserung der Arbeit beider Disziplinen beitragen. Um eine nachhaltige Verbesserung erreichen zu können, bedarf es gemeinsamer Weiterbildungen und einer intensiven Zusammenarbeit zwischen Sportpsychologen und Sportpsychiatern. Obwohl der erst beginnende Dialog möglicherweise zunächst zu einer Abgrenzung beider Gebiete führt, trägt die Differenzierung dazu bei, dass man sein eignes Profil schärft, um konstruktiver zusammenarbeiten zu können. Je nach Fragestellung sind sich die Sportpsychologie und die Sportpsychiatrie in der täglichen Praxis des Leistungssports gegenseitig Hilfswissenschaften.

Die Angst der Sportvereine vor der Mitarbeit eines im Leistungssport erfahrenen Psychiaters ist verständlich, aber unbegründet. Abgesehen von den beschriebenen Vorteilen für die Sportler sowie betreuenden Ärzte, Sportpsychologen und Physiotherapeuten sind es auch die Vereine, die davon profitieren können. Die sportpsychiatrische Versorgung und die Bemühungen zur Erhaltung der seelischen Gesundheit sind nicht nur in Krisensituationen und in den Risikosportarten notwendig. In allen Sportarten beginnen die Athleten mittlerweile immer früher mit dem intensiven und systematischen Training. *Der Leistungssport macht zwar nicht krank, bedeutet aber ein Risiko sowohl für die körperliche als auch für die seelische Gesundheit.* Besonderen seelischen und sozialen Belastungen sind vor allem junge Sportler in vielen Disziplinen ausgesetzt, die schon im präpubertären Alter mit dem intensiven Training beginnen. Bei ausgeprägter Verengung und Konzentration auf die Ausbildung der körperlichen Fähigkeiten sind die Jugendlichen oft nur eingeschränkt in der Lage, die für das Alter notwendigen sozialen und emotionalen Erfahrungen zu machen. Sie sind von den erwachsenen Bezugspersonen im Leistungssport umgeben, und je erfolgreicher sie sind, umso mehr werden sie gezwungen, die Erwartungen der Öffentlichkeit zu erfüllen. Diese Entwicklung macht die Sportler besonders in Krisensituationen und nach dem unerwarteten Karriereende für seelische Störungen anfällig.

Die sportpsychiatrische Ergänzung der gesamtmedizinischen Betreuung trägt langfristig auch zur Leistungsoptimierung bei. Die wirtschaftlichen Ausfälle durch die Karriereabbrüche der an Wettkampfängsten leidenden Sportler und die Verletzungen der seelisch überforderten Spieler könnten dadurch minimiert werden. Sportpsychiatrische Erkenntnisse könnten auch für Sportwissenschaften und Trainingslehre von Nutzen sein. Einige experimentelle Befunde bestätigen, dass depressive Symptome bei Leistungssportlern bereits im subklinischen Bereich mit Veränderungen der körperlichen Anpassung einhergehen. Folglich wäre es denkbar, psychophysiologische Indikatoren verstärkt einzusetzen, um gezielte Trainingsprogramme oder Interventionsmethoden sowohl zur Selbstregulationsfähigkeit als auch zur Reduzierung depressiver Symptome im Leistungssport zu entwickeln.

12.5 Psychische und soziale Belastungen im Leistungssport

Auch wenn hauptsächlich die körperlichen Leistungen gesehen und bewundert werden, sind die seelischen Belastungen bereits seit Langem zu einem festen Bestandteil des Leistungssports geworden. Es ist nicht nur ein Wettbewerb mit den anderen, sondern auch mit sich selbst. Leistungssportler wollen vor allem ihre eigenen immer höheren Ziele erreichen und ihrem hochgesteckten Selbstbild entsprechen. Und dies tun sie immer wieder mit Ankündigung und unter Beobachtung der von ihnen oft nicht immer zugeneigten Zuschauer.

Durch die zunehmende Professionalisierung und Kommerzialisierung wird der auch immer größer werdende Erfolgsdruck von immer größer werdenden Ängsten und Selbstzweifeln wie auch von Risiken begleitet. Um eine Chance auf einen späteren Erfolg zu haben, müssen Leistungssportler mit dem intensiven und systematischen Training ihrer körperlichen Fähigkeiten in einer Zeit beginnen, in der die seelische Entwicklung oft nicht Schritt halten kann. Es gibt eine ganze Reihe von Disziplinen, insbesondere die ästhetischen Disziplinen, in denen schon aufgrund der Körperproportionen der Höhenpunkt der Karriere in die Jugendzeit und die trainingsintensivste Zeit in die Adoleszenz fällt. Aber der Trend hat schon längst alle Sportdisziplinen erfasst. Exprofi Patrick Kluivert erzählte stolz, dass sein Sohn Shane als jüngster Sportler in Europa einen lukrativen Werbevertrag mit Nike unterzeichnet hat. Dabei ist sein Sohn gerade mal 9 Jahre alt und steht bereits bei Paris Saint-Germain auf der Wunschliste (eurosport.de, 2017). Altersmanipulationen seitens der Sportverbände kommen erschwerend hinzu. Disqualifikationen der nationalen Verbände von den Weltmeisterschaften wegen Manipulation des Alters der Athleten sind keine Seltenheit. Das Mindestalter der Athleten bei den Olympischen Spielen ist seit 1997 auf 16 Jahren festgesetzt. Tatsächlich war der jüngste Olympiasieger gerade einmal 7 Jahre alt. Er gewann 1900 in Paris die Goldmedaille im Rudern. Leider ist sein Name nicht bekannt; man weiß nur, dass er damals als Steuermann in einem niederländischen Ruderboot saß.

Die massiven seelischen Belastungen übersteigen im Alltag bekannte Ausmaße bei Weitem und bestehen in Ängsten vor Versagen, Scheitern, Verletzungen, schnell wechselnden Reaktionen auf emotional intensive Erlebnisse, Spannungen zwischen Idealisierung und Verachtung sowie im Umgang mit einem ungeplanten Karriereende. Der frühere Fußballspieler von Werder Bremen, Hannover 96 und Arsenal London Per Mertesacker beschrieb in einem Interview 2018 seine Belastungen folgendermaßen: »Wenn ich nicht mehr konnte, war ich verletzt, so war es immer. Ich behaupte sogar, dass viele wiederkehrende Verletzungen psychisch bedingt sind. Dass der Körper der Seele damit zu Ruhe verhilft. Aber das hinterfragt niemand« (Abendzeitung, 2018).

Dass auch Erfolg ein Problem sein kann und eine dramatische Überforderung der psychischen Integrationsfähigkeit für die Persönlichkeit der Sportler darstellt, ist schon seit den antiken Olympischen Spielen bekannt. Überliefert ist die Geschichte von Milo, der wohl bekannteste Olympionike des Altertums gewesen sein muss und im Jahre 540 v. Chr. den Knabenringkampf und später fünfmal in Folge olympische Siege im Ringen gewann. Es wurde berichtet, dass er auf tragische Weise nicht in der Lage war, dass Nachlassen seiner Kräfte im Alter anzunehmen und sich vom sportlichen Kräftemessen zu verabschieden. Der Legende nach starb er einsam im Wald bei dem Versuch, einen Baumstamm mit bloßen Händen zu spalten. Dabei verließen ihn seine Kräfte und er blieb am Baumstamm eingeklemmt, ohne sich aus eigener Kraft befreien zu können (Fuller, 1987).

Alle Sportler wünschen sich den großen Erfolg, sind aber auf die Folgen meist nicht gut vorbereitet. Ein Profisportler zu werden, ist noch immer ein Traumberuf für viele junge Sportler. Aber ein prominenter Sportler zu sein, kann auch eine Hölle bedeuten. Magdalena Neuner, eine der erfolgreichsten Biathletinnen in der Geschichte des Weltcups, entschied sich bereits mit 24 Jahren, ihre sportliche Laufbahn zu beenden. 2012 sagte sie in einem Interview in der Frankfurter Allgemeinen Zeitung: »Ich will mein Leben zurück.«

Auch die erfolgreichen Sportler werden nicht nur körperlichen, sondern auch anhaltenden seelischen Belastungen ausgesetzt. Und manchmal entwickeln sich daraus trotz oder gerade wegen des Erfolges psychische Störungen. Diese können kurzzeitig während der sportlichen Laufbahn auftreten und für unverständliche Formschwankungen oder für körperliche Verletzungsanfälligkeit sorgen. Oder sie machen sich erst nach dem Karriereende bemerkbar. Die Öffentlichkeit erfährt davon nur selten. Man interessiert sich in der Regel wieder für die ehemaligen erfolgreichen Sportler, erst wenn sie spektakulär scheitern.

Um das Ausmaß der sozialen Belastungen im Leistungssport besser verstehen zu können, ist es hilfreich, sich die Definition der sozialen Rolle anzuschauen. Unter der sozialen Rolle werden in den Sozialwissenschaften die normativen und dauerhaften Erwartungen an einer Person verstanden. Diese Erwartungen richten sich mehr oder weniger fordernd an Menschen, die eine bestimmte Position bekleiden (Dahrendorf, 1958). Je erfolgreicher und bekannter ein Sportler ist, umso mehr ist er den sozialen Erwartungen und Belastungen ausgesetzt. *Der Preis des Erfolges ist meist mit dem Verlust oder der Einschränkung des Privatlebens erkauft.* Die soziale Rolle des Sportlers erlaubt den Zuschauern, eigene und oft kurzfristig wechselnde Erwartungen an die Sportler zu stellen und dies mit mehr oder weniger Nachdruck zu fordern. Bei Nichterfüllen der Erwartungen fühlen sich manche Zuschauer und ganze Gesellschaftsgruppen dazu berechtigt, die Sportler zu beschimpfen. Viel zu oft gibt es sogar Berichte über tätliche Angriffe der enttäuschten Zuschauer auf Sportler. Oliver Kahn sagte in einem Interview 2010: »Ich muss aufpassen, dass ich nicht das werde, was dieser Job und die Öffentlichkeit aus mir machen« (Süddeutsche Zeitung, 2010).

Im alten Rom bestand ein Ritual, nach dem die Feldherren als Sieger in einem Triumphzug gefeiert, aber auch von einem Sklaven begleitet wurden, der die Aufgabe hatte, immer wieder den Satz zu sagen: »Gedenke, dass du sterblich bist.« So eine Tradition, die hochbezahlten Athleten vor der blinden Idealisierung und Siegerverehrung schützen könnte, gibt es im modernen Leistungssport nicht (Schmidbauer, 2018).

Nicht alle und vor allem nicht die jungen Sportler sind darauf vorbereitet und dazu in der Lage, mit diesen Erwartungen umzugehen, ohne Schaden davonzutragen. Aus den Heroen, Symbolen für die Befreiung der Unterdrückten, Sympathieträgern ganzer Nationen werden über Nacht Versager, Verlierer und Verräter. Verstärkt werden die Belastungen oft von der Öffentlichkeit, die zwar die körperlichen Leistungen bejubelt, aber die Athleten als eigenständige Persönlichkeiten nicht sehen will. Massive, schnell wechselnde und unberechenbare Aufmerksamkeitszuwendungen bedeuten häufig eine Überforderung der Sportler und verstärken ihre Selbstwertproblematik. Eine seltsame Mischung aus Verehrung und Missachtung führt bei den Athleten dann zu schwer integrierbaren Gefühlen von Grandiosität und Minderwertigkeit. Einer der Autoren des ersten Buches für Sportpsychiatrie, Daniel Begel (2016), beschreibt Sportler, die glauben, geliebt zu werden, aber nicht merken, dass sie von vielen für eigene Zwecke missbraucht werden. Dies führt vor allem bei instabilen und sensiblen Sportlern zur Verunsicherung, zu Selbstzweifeln und zu Aggressionen.

Körperliche Verletzungen gefährden die sportliche Laufbahn und stellen zusätzliche seelische Belastungen und damit ein erhöhtes Risiko für die Entwicklung seelischer Störungen dar. Aber dieses gilt auch umgekehrt. Bei seelischen Störungen kommt es häufiger zu körperlichen Verletzungen. Manchmal werden sie bewusst genutzt, um sich psychiatrisch und psychotherapeutisch behandeln lassen zu können. Und manchmal wird den Athleten erst im Verlauf der Behandlung bewusst, welchen Anteil die seelischen Belastungen und der Wunsch nach Wettkampfpause an den körperlichen Verletzungen einnehmen.

Und schließlich ist das Karriereende für alle Athleten eine nicht zu unterschätzende Herausforderung. Die in letzter Zeit vermehrt angebotenen Karriereberatungen sind gutgemeinte, aber unzureichende Maßnahmen. Für die Athleten ist es eine umso größere psychische und soziale Belastung, je überraschender das Ende der Karriere kommt. Die Sportler haben durch ihre extreme Konzentration auf das Training und den Wettkampf nicht nur die Ausbildung anderer Fähigkeiten vernachlässigt. Sie müssen auch noch mit der Erfahrung fertig werden, dass ihr Lebenshöhepunkt vermutlich schon im ersten Drittel des Lebens vorbei ist. Selten schafft es ein Sportler, ohne Beifall und ohne regelmäßige Erfolge in das sportfreie Leben zu wechseln. Zahlreiche Beispiele des Scheiterns der prominenten und erfolgreichen Athleten im privaten und beruflichen Feld legen Zeugnis davon ab.

12.6 Sportpsychiatrische Weiterbildung

Die derzeit wichtigste Aufgabe der Sportpsychiatrie ist die Etablierung einer qualifizierten Weiterbildung auf dem neuen und immer schneller wachsenden Gebiet. Die Internationale Gesellschaft für Sportpsychiatrie ISSP bereitet gerade ein Curriculum als Weiterbildung auf dem Gebiet des Leistungssports an der Universität Wisconsin vor. Da unser Interessengebiet auch Sport- und Bewegungstherapie bei seelischen Erkrankungen umfasst, können wir auf keine Vorbilder zurückgreifen. Der Entwurf der Weiterbildung muss daher mit den gemachten Erfahrungen und nach Austausch mit den Athleten, Sporteltern, Vereinen, Verbänden und Kollegen immer wieder verändert und den Bedürfnissen aller Interessierten und Betroffenen entsprechend angepasst werden. Deshalb sind hier vorgeschlagene Inhalte das Resultat unserer bisherigen sportpsychiatrischen Erfahrungen und ein Vorschlag für die erste systematische Weiterbildung in Sportpsychiatrie.

Sportpsychiatrische Weiterbildung, Teil 1: Allgemeiner Teil

1. Praxisteil: sportliche Selbsterfahrung
2. Praxisteil: Erfahrung im Leistungssport
3. Sportlergespräche: regelmäßiger Erfahrungsaustausch mit den Sportlern
4. Grundlagenwissen in Neurobiologie, Sportmedizin, Sportwissenschaften, Sportpsychologie und Neuropsychologie

Sportpsychiatrische Weiterbildung, Teil 2: Leistungssport

1. Sportspezifische seelische Erkrankungen
1.1 Sport-Anorexie (Anorexia athletica)
1.2 Athletinnen-Trias (Female Athlete Triad)
1.3 Adipositas athletica
1.4 Sport-Bulimie (Exercise-Bulimie)
1.5 Dementia pugilistica (Chronisch-traumatische Enzephalopathie CTE)
1.6 Sportsucht
1.7 Depression im Rahmen des Übertrainingssyndroms (ÜTS)
2. Depression
3. Präsuizidales Syndrom
4. Angststörungen
5. Sucht und Sportsucht
6. Zwangsstörungen
7. Gehirnerschütterungen
8. Doping
9. Sexualisierte Gewalt im Leistungssport
10. ADHS im Leistungssport
11. Anpassungsstörungen nach dem Karriereende
12. Sportpsychiatrie als Disziplin für die seelische Gesundheit im Leistungssport. Besonderheiten der Diagnostik, Therapie und Prävention. Interdisziplinäre Zusammenarbeit
13. Grundlagen der kognitiven Verhaltenstherapie
14. Grundlagen der tiefenpsychologisch fundierten Psychotherapie
15. Psychodynamik im Leistungssport
16. Psychopharmakotherapie im Leistungssport
17. Psychotraumatherapie und Sport
18. Seelische Gesundheit im Kinder- und Jugendsport. Grundlagen der Entwicklungspsychologie
19. Beratung der Sporteltern, Trainern, Spielerberater, Vereine und Verbände

Sportpsychiatrische Weiterbildung, Teil 3: Sport- und Bewegungstherapie bei seelischen Erkrankungen

1. Sportanamnese und Beratung
2. Sportmedizinische Untersuchung
3. Motivationstechniken und -modelle
4. Depressive Störungen
5. Angststörungen
6. Schizophrene Psychosen
7. Essstörungen
8. Demenzerkrankungen
9. Suchterkrankungen
10. Besonderheiten der Anwendung der Sporttherapie. Ausgewählte Sportarten
11. Patientenratgeber und Praxistipps

Die Weiterbildung ist nicht nur für Psychiater, sondern auch für ärztliche und psychologische Psychotherapeuten sinnvoll. Für eine effektive Arbeit auf dem Gebiet der Sportpsychiatrie braucht man alle Berufsgruppen und unterschiedlich qualifizierte Fachleute zu unterschiedlichen Fragestellungen. Aufgrund der ausgeprägten psychosomatischen Wechselwirkungen und damit einhergehenden diagnostischen Schwierigkeiten sind die psychosomatisch und psychotherapeutisch ausgebildeten Sportpsychiater für die diagnostischen und präventiven Maßnahmen im Leistungssport die ersten Ansprechpartner. Nach der Diagnose einer klinischen Störung sind Berufsgruppen mit anderen Schwerpunkten unverzichtbar, um ergänzend an der Wiederherstellung und Erhaltung der seelischen Gesundheit der Athleten mitzuarbeiten.

12.7 Sportpsychiatrisches Versorgungsmodell

Die derzeitige Versorgungspraxis auf dem Gebiet der seelischen Gesundheit im Leistungssport basiert auf zwei Hypothesen. Der Selektionshypothese zufolge gibt es keine seelischen Störungen, da sich nur die gesündesten Sportler durchsetzen und auf hohem Niveau spielen können. Die Entwicklungshypothese geht davon aus, dass Sport mental stark macht und dass die mentale Stärke mit der seelischen Gesundheit gleichzusetzen sei. Man geht davon aus, dass dort beschäftigte Sportmediziner und Sportpsychologen sich darum kümmern, falls doch ausnahmsweise eine Gefährdung oder Störung auftreten sollte. Entsprechend gibt es keine Fachleute für seelische Gesundheit im Leistungssport, die qualifiziert sportspezifische Belastungen, Risiken und Ausprägungen frühzeitig erkennen könnten.

Bei einem sehr dichten Wettkampfkalender sind die Sportler gezwungen, die seelischen Belastungen und Störungen so lange es geht zu verdrängen und nicht ernst zu nehmen. Viele seelische Störungen nehmen eine sportspezifische Ausprägung an und sind schwerer zu diagnostizieren. Bei dem großen öffentlichen Interesse ist die Stigmatisierung der seelischen Störungen im Leistungssport noch größer als in der Allgemeinbevölkerung. Um weiterspielen zu können, werden die Athleten oft für gesund erklärt und ohne notwendige diagnostische Einschätzung mit Coaching-Maßnahmen und Stressbewältigungstraining nur unzureichend und kurzzeitig versorgt. Wenn man sich der Tatsache bewusst wird, dass für die qualifizierte diagnostische Einordung der gesetzlich Versicherten eine psychotherapeutische Ausbildung notwendig ist und die Frage nach den organischen Ursachen und der psychiatrischen Mitbehandlung vor der Behandlung geklärt werden muss, dann drängt sich der Eindruck auf, dass die Leistungssportler auf dem Gebiet der seelischen Gesundheit derzeit schlechter versorgt werden.

Sportmediziner, Sportpsychologen und Mentaltrainer sind nach wie vor unverzichtbar, um eine qualifizierte Versorgung gewährleisten zu können. Um den neuen Erkenntnissen auf dem Gebiet gerecht zu werden, braucht die derzeitige Versorgung aber eine Ergänzung mit psychiatrischen, psychotherapeutischen, psychosomatischen und neurologischen Grundkenntnissen. Das sportpsychiatrische Modell der Versorgung bezieht die tätigen Berufsgruppen intensiv ein und ist in der Lage, die Erhaltung der seelischen Gesundheit im Leistungssport langfristig zu gewährleisten.

- **1. Jährliche sportpsychiatrische Beratungen und Untersuchungen.** In regelmäßig stattfindenden jährlichen sportpsychiatrischen Untersuchungen und Beratungen könnte bereits die Bedeutung der psychischen Gesundheit und der frühzeitigen Erkennung von Risikofaktoren vermittelt werden. Ein zusätzliches Beratungsangebot für Spielerberater und Sportfunktionäre könnte helfen, die Kenntnisse und Sensibilität auch im Umfeld der Athleten zu verbessern. Vor allem junge Sportler würden dadurch lernen, psychische und soziale Belastungen selbst früher zu erkennen. Im Ergebnis könnten sich körperliche Verletzungen und Wettkampfpausen verringern und damit könnten auch bessere sportliche und finanzielle Erfolge für die Sportler und die Vereine erzielt werden.
- **2. Koordinationsstelle für Sportpsychiatrie.** Eine Koordinationsstelle in jedem großen Sportverband würde zunächst eine Anerkennung der seelischen Belastungen bedeuten und ein deutliches Zeichen gegen die Stigmatisierung der seelischen Störungen im Leistungssport setzen. Die betroffenen Athleten würden sich nicht isoliert fühlen und könnten die notwendige medizinische Versorgung rechtzeitiger und offener in Anspruch nehmen. In der Koordinationsstelle könnten alle notwendigen präventiven Maßnahmen, Informationsveranstaltungen und interdisziplinäre Zusammenarbeit mit den anderen Berufsgruppen in den Vereinen effektiver organisiert werden.
- **3. Informations- und Aufklärungsgespräche mit Sporteltern.** Die Sporteltern haben einen großen Einfluss auf die sportlichen Leistungen und die seelische Gesundheit der jungen Athleten. Oft werden sie aber mit den Herausforderungen überfordert und mit ihren Fragen und Sorgen allein gelassen. Die Aufklärung und Informationsgespräche über die Entwicklungspsychologie, sportspezifische seelische Belastungen und Risiken helfen den Eltern und ihren jungen talentierten und ehrgeizigen Kindern.
- **4. Interdisziplinäre Zusammenarbeit und gemeinsame Fortbildungen.** Eine intensive Kooperation mit den Sportmedizinern, Sportpsychologen, Mentaltrainern und Physiotherapeuten ist ein wichtiger Baustein in der verbesserten gesundheitlichen Versorgung. Auf diesem Weg können die wirksamen präventiven Maßnahmen frühzeitig eingeleitet und bestmögliche Behandlungen rechtzeitig begonnen werden. Der Erfahrungsaustausch und die Vermittlung des sportpsychiatrischen Wissens in gemeinsamen Fortbildungen dienen der effektiven und abgestimmten Zusammenarbeit.
- **5. Intervisionsgruppen.** Damit seelische Risiken und Symptome einer übermäßigen Beanspruchung rechtzeitig erkannt und das mentale Training und die sportmedizinische Behandlungen insgesamt darauf abgestimmt werden können, bedarf es eines regelmäßigen Austausches in den Intervisionsgruppen der dort tätigen Berufskollegen. Dadurch könnte man nicht nur die seelische Gesundheit verbessern, sondern auch das mentale Training optimieren.

- **6. Netzwerk sportpsychiatrischer und -psychotherapeutischer Behandler.** Die in bereits bestehenden Netzwerken organisierten Psychiater, ärztlichen und psychologischen Therapeuten (Referat der DGPPN und Ambulantes Netzwerk Sportpsychiatrie und -psychotherapie) nehmen regelmäßig an sportpsychiatrischen Fortbildungsveranstaltungen teil, haben Kenntnisse über die sportspezifischen Umstände und Belastungen und sind in der Lage, die Behandlungstermine den Trainings- und Wettkampfzeiten anzupassen.

Eine weitere wesentliche Frage ist die Finanzierung der sportpsychiatrischen Leistungen, soweit sie nicht den Richtlinien der kassenärztlichen Versorgung entsprechen. Dies hat nicht nur materielle Gründe, sondern auch eine entscheidende Auswirkung auf die Arbeit der Sportpsychiater. Eine direkte Anstellung bei den Sportvereinen würde die unvoreingenommene Arbeit der Sportpsychiater beeinträchtigen. Man kann nicht uneingeschränkt die Interessen der Athleten vertreten und gleichzeitig auf der Gehaltsliste der Vereine stehen.

Um die ärztliche Schweigepflicht zu wahren und größtmögliche Neutralität zu behalten, wäre die Einrichtung eines Fonds für die Versorgung der seelischen Gesundheit in einem Sportverband und Sportverein eine adäquate Finanzierungform. Die Einzahlungen könnten, in unterschiedlichem Maße, von allen Betroffenen wie Sportverbänden, Sportvereinen, Krankenkassen, Unfallversicherungen, Kommunen und auch Sportlern selbst geleistet werden. Die Beteiligung der Sportler ist wahrscheinlich eine ungewöhnliche und schwer zu realisierende Empfehlung. Sie ist dennoch wichtig, weil die Athleten ein Interesse an der Verbesserung der seelischen Gesundheit haben und einen Teil der Verantwortung dafür tragen. Die finanzielle Beteiligung ist vor allem für die Athleten aus nicht professionellen und wenig publikumswirksamen Sportarten schwierig, weil sie kaum genug Geld verdienen. In den Fällen könnte man diskutieren, die Kosten vom Deutschen Olympischen Sportbund, der Deutschen Sporthilfe, Sportstiftungen oder dem Gesundheitsministerium übernehmen zu lassen. So wie die Inhalte des sportpsychiatrischen Versorgungssystems ist auch das Finanzierungskonzept nur ein Vorschlag zur Diskussion, um eine bestmögliche Lösung für die Athleten zu finden.

12.8 Selbstverantwortung der Sportler

Als der Formel-1-Rennfahrer Jackie Stewart 1966 bei Regen im belgischen Spa verunglückte und in seinem Cockpit, der sich mit Benzin füllte, 25 Minuten eingeklemmt war, gab es keinen Arzt an der Rennstrecke. Nachdem er mit den Forderungen nach mehr Sicherheitsstandard keine Unterstützung bekommen hatte und von manchen Fahrerkollegen ausgelacht wurde, entschloss er sich, seinen Privatarzt und seinen Krankenwagen zu den Rennen zu bringen und sie auch den anderen Fahrern zur Verfügung zu stellen.

Zehn Jahre später weigerte sich Niki Lauda in Japan aufgrund des heftigen Regens und den gefährlichen Bedingungen an der Strecke, das Rennen fortzusetzen. Diesmal gab es mehr Mitstreiter und selbstbewusste Fahrer, denen ihre eigene Gesundheit wert genug war, um nicht jedes Risiko einzugehen. Zwei Jahre später sah sich Bernie Ecclestone, damals noch Manager von Brabham, gezwungen, die Anliegen der Fahrer mit eigenen wirtschaftlichen Interessen zu verbinden und setzte sich für die Mindestsicherheitsstandards und eine dauerhafte medizinische Versorgung an allen Rennstrecken ein. Erst seitdem gibt es bei jedem Rennen einen diensttuenden Arzt und einen Rettungsplan für die Notfälle sowie einen Krankenwagen und Rettungshubschrauber in Bereitschaft. Obwohl das Beispiel Schule machen könnte, ist heute die Skepsis über die Möglichkeiten der Sportler, Einfluss auf das System auszuüben, in allen Sportdisziplinen weit verbreitet. Der frühere Fußballspieler von Schalke 04 und Real Madrid Christoph Metzelder fasst das in einem Interview 2012 zusammen: »Psychische Erkrankungen werden immer ein Tabu bleiben. Selbst unter den Spielern werden solche Erkrankungen nicht thematisiert. Profifußball ist moderner Gladiatorenkampf. Innerhalb einer Mannschaft herrscht ein Verdrängungswettkampf. Es geht darum, persönlich voranzukommen – darum, Spiele und Titel zu gewinnen und in die Nationalmannschaft zu kommen. Das wird sich nie ändern, das ist einfach der Kern des Leistungssports. Deswegen ist es wichtig, dass die Vereine die Spieler im mentalen und psychologischen Bereich besser betreuen« (Ärzte Zeitung online, 2012).

Die Einstellung der Sportler ist von entscheidender Bedeutung, wenn die Prävention wirksam und die Erhaltung der seelischen Gesundheit gelingen sollen. Die Erwartung, dass die Sportverbände und Vereine die Sorge für die seelische Gesundheit der Athleten allein übernehmen, erweist sich oft als falsche Hoffnung. Nur die Übernahme der Verantwortung für die eigene Gesundheit ermöglicht den Athleten die Kontrolle über die notwendigen Maßnahmen zur Erhaltung der seelischen Gesundheit.

Ein Wasserspringer, der auf den Zehnmeterturm steigt und sich den Risiken bewusst ist, kann sich im Training darauf anders vorbereiten und mit den Folgen besser zurechtkommen als ein Sportler, der sich während des Sprungs wundert, dass die Wassertiefe eine andere ist, als er es sich vorgestellt hat. Das Warten auf die Initiativen der Sportverbände und Vereine hat in der Vergangenheit auch nur dann zu den gewünschten Verbesserungen geführt, wenn die Sportler konsequent Forderungen gestellt haben und sich für die eigenen Interessen eingesetzt haben.

Auch wenn es historisch bedingt aus anderen Bereichen nur wenig Anlass zu vorsichtigem Optimismus gibt (erst 7 % der Arbeiter sind weltweit gewerkschaftlich organisiert), bleibt die Selbstverantwortung der Sportler für ihre eigene Gesundheit und Risiken im Leistungssport die wichtigste und einflussreichste Kraft für die strukturellen Veränderungen auf diesem Gebiet.

Unabhängig davon, dass die Sorge für die seelische Gesundheit für Sportler auch im eigenen Interesse der Verbände und Vereine liegt, ist aus sportpsychiatrischer Sicht die Selbstverantwortung der Athleten viel wichtiger. In dem Prozess der Aufklärung, Ermutigung und Hilfestellung, gerade im Jugendbereich, könnten in der Zukunft die Spielergewerkschaften eine viel größere, wenn nicht die entscheidende Rolle spielen.

Literatur

Achilles, M, Priefer, C (2016). Hertha will Mental-Trainer verpflichten. Markus Flemming soll die Psyche der Spieler stärken. Artikel in Bild.de vom 15. 1. 2016. Abgerufen von https://www.bild.de/sport/fussball/hertha-bsc/will-mental-trainer-verpflichten-44152788.bild.html

Ärzte Zeitung online (24. 08. 2012). Metzelder: »Profifußball ist moderner Gladiatorenkampf!« Abgerufen von https://www.aerztezeitung.de/panorama/article/820223/schalke-profi-christoph-metzelder-profifussball-moderner-gladiatorenkampf.html

Begel, D (2016). Sport psychiatry: An emerging speciality. Psychiatry Adviser, 6.12. 2016.

Begel, D (1992). An overview of sports psychiatry. American Journal of Psychiatry, 49: 606 – 614.

Broocks, A (2014). Sport und Bewegung in der Behandlung depressiver Erkrankungen. In V Markser und KJ Bär (Hrsg.), Sport- und Bewegungstherapie bei seelischen Erkrankungen (S. 57). Stuttgart: Schattauer.

Dahrendorf, R (1958/2006). Homo Sociologicus: Ein Versuch zur Geschichte, Bedeutung und Kritik der Kategorie der sozialen Rolle. 16. Aufl. Wiesbaden: VS Verlag für Sozialwissenschaften.

Frankfurter Allgemeine Zeitung (18. 3. 2012). Lena bekommt ihr Leben zurück. Abgerufen von https://www.faz.net/aktuell/sport/mehr-sport/magdalena-neuner-lena-bekommt-ihr-leben-zurueck-11689040.htmlFuller, P (1987). Die Champions. Frankfurt a. M.: Fischer.

Glick, ID, Marcotte, DB (1989). Psychiatric aspects of basketball. Journal of Sports Medicine and Physical Fitness, 29: 104 – 111.

IOC (2008). Consensus statement on training the elite child athlete. British Journal of Sports Medicine, 42: 163 – 164.

Jokl, E, Guttmann, E (1932). Psychiatrisch-neurologische Kasuistik aus der sportärztlichen Praxis. Zeitschrift für die gesamte Neurologie und Psychiatrie, 141: 153 – 161.

Kruse, J (2016). Psychodynamische Psychosomatische Medizin auf neuen Wegen. In S Walz-Pawlita, B Unruh, B Janta (Hrsg.). Körper-Sprachen. Gießen: Psychosozial-Verlag.

Markser, VZ (2011). Sport psychiatry and psychotherapy. Mental strains and disorders in professional sports. Challenge and answer to societal changes. European Archives of Psychiatry and Clinical Neuroscience, 261 (Suppl 2): 182 – 185.

Markser, VZ, Bär, KJ (2015). Sport- und Bewegungstherapie bei seelischen Erkrankungen. Stuttgart: Schattauer.

Massimino H.J (1987). Sports Pychiatry. Annals of Sports Medicine and Research, 3: 55 – 58.

Meininghaus, F (2017). Thomas Tuchel nach Anschlag in Dortmund: »Als wäre eine Bierdose gegen den Bus geflogen.« Artikel im Tagesspiegel vom 13. 4. 2017. Abgerufen von https://www.tagesspiegel.de/sport/thomas-tuchel-nach-anschlag-in-dortmund-als-waere-eine-bierdose-gegen-den-bus-geflogen/19668204.htmlMorgan, WP (1980). The trait psychology controversy. Research Quarterly for Exercise and Sport, 51: 50 – 76.

Munoz, RF, Cuijpers, P, Smit, F et al. (2010). Prevention of major depression. Annual Review of Clinical Psychology, 6: 181 – 212.

Ogilvie, B, Tutko, T (1966). Problem athletes and how to handle them. London: Pelham Books.

Ogilvie, B, Tutko, T (1967). Problem athletes and how to handle them. London: Pelham Books.

Reardon, CL, Factor, RM (2010). Sport psychiatry: A systematic review of diagnosis and medical Treatment of mental illness in athletes. Sports Medicine, 40: 961 – 980.

Rüttenauer, A (2009). Sportpsychologen sind Leistungsoptimierer – und keine Problemlöser. Artikel in taz, Die Tageszeitung vom 13. 11. 2009.

Schinke, RJ, Stambulova, NB, Si, G, Moore, Z (2017). International Society of Sport Psychology position stand: Athletes' mental health, performance, and development. International Journal of Sport and Exercise Psychology. Abgrerufen von https://www.tandfonline.com/doi/abs/10.1080/1612197X.2017.1295557?journalCode=rijs20

Schmidbauer, W (2018). Die Geheimnisse der Kränkung und das Rätsel des Narzissmus. Stuttgart: Klett-Cotta.

Sundgot-Borgen, J, Klungland, M (1998). The female athlete triad and effect of preventative work. Medicine & Science in Sports & Exercise, 30 (Suppl. 5): S. 181.

Thiel, A (2009). Gesundheit im Spitzensport – Tabuisierung des Leidens. Artikel in der Ärzte Zeitung online vom 17. 11. 2009.

t-online.de (24. 11. 2016). Erfolgreich dank Psycho-Training. Warum Marcel Risses Traumtore kein Zufall sind. Abgerufen von https://www.t-online.de/sport/fussball/id_79641580/1-fc-koeln-darum-sind-die-traumtore-von-marcel-risse-kein-zufall.html

13 Besonderheiten von Diagnostik, Behandlung und Prävention der seelischen Gesundheit im Leistungssport

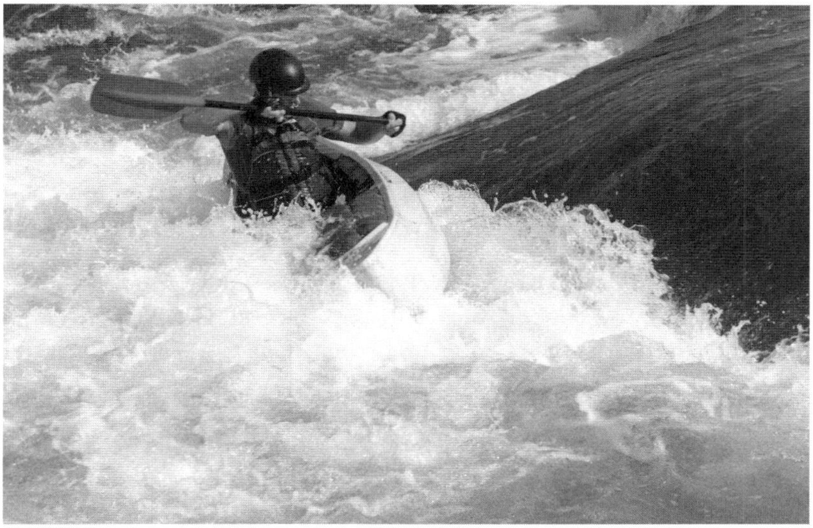

13.1 Die sportpsychiatrische Diagnostik

Leistungssport ist nicht nur die Arbeit an den eigenen Leistungsgrenzen, sondern auch gleichzeitig an der Verleugnung derselben. Der Leistungsdruck führt zwangsläufig dazu, dass körperliche und vor allem seelische Gesundheitsrisiken verdrängt werden. Um die körperlichen Höchstleistungen über eine sehr lange Zeit vollbringen zu können, neigen die Athleten dazu, jede Andeutung von Schwäche oder Störung nicht ernst zu nehmen. Dies wird durch die öffentliche Darstellung in den Medien meist als heldenhafter Sieg über die Schmerzen gefeiert. Mit den gut bezahlten Vorträgen über die Helden, supergesunden Athleten und Vorbilder einer Leistungsgesellschaft wird diese Haltung gesellschaftsfähig gemacht. Das mag für viele Sportler und ihre sportlichen Erfolge sowie die Wettkampfpersönlichkeit auch zutreffen. Aber es stimmt nicht für alle und schon gar nicht für die Gesamtpersönlichkeit, für das Leben nach der Karriere und für die seelisch sensiblen und anfälligen Leistungssportler.

Das, was in der Gesundheitsvorsorge vorausgesetzt wird, nämlich die Wahrnehmung und Beachtung der eigenen Grenzen der Leistungsfähigkeit, wird im

Training des Leistungssports gerade als Hindernis auf dem Weg zum sportlichen Erfolg betrachtet.

Athleten haben gelernt, diszipliniert und systematisch gegen die Lustlosigkeit jahrelang zu trainieren. Zusätzlich erreichen sie durch ihre Erfolge und ihre erlebte Selbstwirksamkeit eine vorübergehende subjektive Besserung. Außerdem beeinflussen die Sportleridealisierung und der Sportlerkult in unserer Gesellschaft sowohl die Eigen- als auch die Fremdwahrnehmung und verhindert dadurch oft die rechtzeitige Diagnose und Inanspruchnahmen der Hilfsmaßnahmen. Es ist zusätzlich davon auszugehen, dass die mit dem intensiven körperlichen Training einhergehenden neuroendokrinologischen Veränderungen kurzfristig die Stimmung der Athleten beeinflussen und zusätzlich zu einer verspäteten Wahrnehmung der Beschwerden beitragen können. Zahlreiche Beispiele dafür finden sich in der täglichen Arbeit mit den Athleten, die über funktionelle Störungen, psychosomatische Beschwerden und vor allem das Übertrainingssyndrom berichten.

Die meisten Athleten lügen nicht, sie empfinden und deuten die Zustände dementsprechend nicht als Beschwerden. Im Leistungssport wird immer wieder der Versuch unternommen, nicht nur die Grenzen der körperlichen Leistungsfähigkeit, sondern auch die der seelischen Belastbarkeit zu überwinden. Das mentale Training ist ein Hilfsmittel dazu.

Weil die Athleten unbedingt Wettkämpfe bestreiten wollen, ignorieren oder verheimlichen sie die körperlichen und noch mehr die seelischen Beschwerden. Auch die Trainer, die normalerweise ansprechbar und offen für Probleme sind, wollen gewinnen und geben sich deshalb schnell zufrieden, wenn ein Athlet keine Probleme meldet. »Erst wenn die Verletzungen oder die Krankheiten so schwer sind, dass sie einen Wettkampf oder das Training unmöglich machen, gibt es einen ›Rollen-Switch‹: Der Athlet wird zum Patient, der Arzt zum Heiler und die Logik des Medizinsystems greift. Aber dies ist nicht selten zu spät« (Thiel, 2009).

Für die Früherkennung einer möglichen seelischen Störung kommt erschwerend hinzu, dass die Sportler, vergleichbar den Untersuchungen an der Allgemeinbevölkerung, ebenfalls häufig zuerst über körperliche Beschwerden klagen. Auch die bei der Depression regelmäßig anzutreffende Lust- und Antriebslosigkeit ist bei Leistungssportlern meist nur im Endstadium deutlich festzustellen. Deshalb sind die diagnostischen Einschätzungen der beginnenden seelischen Störungen im Leistungssport grundsätzlich auch für einen Psychiater schwierig und es ist eine zusätzliche Qualifikation im Bereich Sportpsychiatrie notwendig. Ohne die Kenntnis der sportspezifischen Umstände und Besonderheiten im Leistungssport wird die Indikation für eine fachgerechte Behandlung übersehen oder zu oft zu spät gestellt.

Der derzeitige Zustand der Versorgung der seelischen Gesundheit ist unbefriedigend und maßgeblich verantwortlich für späte Diagnosen und uneffektive Behandlungen im Leistungssport. Solange es keine Sportpsychiater im Leistungssport gibt, wird es umso mehr darum gehen, die dort tätigen Berufsgruppen für die seelischen Belastungen und Risiken zu sensibilisieren und über die diagnostischen und therapeutischen Möglichkeiten aufzuklären.

13.2 Sportspezifische seelische Störungen

Mittlerweile wurde durch die zunehmende Professionalisierung und Entwicklung des Leistungssports eine Reihe von sportspezifischen Ausprägungen von seelischen Störungen beschrieben. Allen gemeinsam ist das Vorkommen in bestimmten Disziplinen des Leistungssports und eine aufgrund des Vorherrschens von subklinischen Symptomen schwierige diagnostische Einschätzung. Als sportspezifische seelische Beeinträchtigungen, die beschriebene Kriterien erfüllen und in den vorangegangenen Kapiteln ausführlich beschrieben wurden, können heute folgende Störungen gerechnet werden:

1. Sport-Anorexie (Anorexia athletica)
2. Athletinnen-Trias (Female Athlete Triad)
3. Adipositas athletica
4. Sport-Bulimie (Exercise-Bulimie)
5. Dementia pugilistica (Chronisch-traumatische Enzephalopathie CTE)
6. Sportsucht
7. Depression im Rahmen des Übertrainingssyndroms (ÜTS)

Aus der Sicht der Sportpsychiatrie wird es in der Zukunft darum gehen, die sportspezifische Ausprägungen der seelischen Störungen bei der Diagnostik und Forschung und die sportspezifische Umstände des Auftretens bei der Behandlung stärker zu berücksichtigen.

13.3 Sportpsychiatrische Behandlung

Die psychiatrischen und psychotherapeutischen Behandlungsmaßnahmen werden genauso wie die diagnostischen Bemühungen von den sportspezifischen Umständen maßgeblich bestimmt. Die Sportler haben in der Regel zunächst keine Motivation, eine sportpsychiatrische oder psychotherapeutische Behandlung zu beginnen. Deshalb bestehen oft die ersten Behandlungsmaßnahmen in der Aufklärung, im Aufbau einer vertrauensvollen therapeutischen Beziehung und in der Stärkung der Behandlungsmotivation. Aufgrund des engen Wettkampfkalenders bleibt kaum Zeit für eine adäquate Behandlung. Die Sportler meiden die Wartezimmer und Medikamente können aufgrund von Dopingbestimmungen und Nebenwirkungen im Trainingsalltag der Sportler oft nur eingeschränkt angewandt werden.

Psychotherapeuten sollten einige Besonderheiten bei der Wahl der Behandlungsmethode beachten. Die Sportler brauchen eine gewisse psychische Stabilität für den Wettkampf. Deshalb ist die Anwendung der verhaltenstherapeutischen Methoden während der sportlichen Laufbahn meist die Methode der Wahl. Die Problem- und die Zielorientierung sowie das Training der neuen kognitiven, emotionalen und Verhaltensgewohnheiten ist den Athleten vertraut und ähnelt dem Training der körperlichen Fähigkeiten. Gleichzeitig muss man problematische und konflikthafte Themen ansprechen, um die Lösungen zu finden. Die sportspezifische psychotherapeutische Arbeit besteht in der Suche nach dem für den Sportler richtigen Zeitpunkt und nach den für ihn wichtigen Inhalten.

Aufgrund der sportspezifischen Bedingungen kommen die psychodynamischen Langzeitbehandlungen, wie die analytische Psychotherapie oder tiefenpsychologisch fundierte Psychotherapie, selten oder meistens nach dem Karriereende zur Anwendung. Sie könnten jedoch vielen Athleten helfen, Störungen zu vermeiden und langfristig gesund zu bleiben. Um der knappen Zeit der Athleten gerecht zu werden, kann hier eine tiefenpsychologische Kurzzeittherapie gewählt werden. Oft müssen die Sportler erst behutsam begleitet werden, bevor sie die Angst verlieren und sich trauen, eine solch intensive Beschäftigung mit der eigenen Person zu wagen.

Besonders bei funktionellen Störungen im Leistungssportbereich ist es manchmal hilfreich, die körperlichen Verletzungen und Rehabilitationszeiten zu nutzen, um in Abstand zum Sportbetrieb den Zugang zu den intrapsychischen Prozessen zu verbessern. So sehr die Verdrängung in Wettkampfzeiten notwendig ist, so wichtig ist auch die Selbstwahrnehmung in den Zeiten dazwischen, um die Belastungen rechtzeitig zu erkennen, entsprechende Behandlungsmaßnahmen einzuleiten und damit langfristig seelisch gesund zu bleiben.

Über die medikamentöse Behandlung der Athleten mit seelischen Störungen gibt es wenig Veröffentlichungen und keine uns bekannte prospektive Forschung. Gründe dafür sind die Stigmatisierung und Verleugnung der seelischen Störungen im Leistungssport und ein Mangel an systematischer sportpsychiatrischer Betreuung. Entsprechend wissen wir derzeit noch wenig über ihre Wirksamkeit und unerwünschten Effekte unter den Bedingungen des Leistungssports.

2016 führten Reardon und Shane im Auftrag von der Internationalen Gesellschaft für Sportpsychiatrie eine Umfrage unter Sportpsychiatern durch, um festzustellen, welche Medikamente am häufigsten in der Behandlung der seelischen Störungen beim Sportler eingesetzt werden. Bei der Depressionsbehandlung ohne Angstsymptomatik war Bupropion das Mittel der Wahl. Escitalopram wurde am meisten verwendet für die Behandlung der generalisierten Angststörung. Bei Schlafstörungen wurde Melatonin am häufigsten verschrieben, bei der Aufmerksamkeits-Defizit-Hyperaktivitäts-Störung kam Atomoxetin zum Einsatz. Bipolare Störungen wurden mit Lamotrigin und psychotische Störungen am häufigsten mit Aripiprazol behandelt. Die Auswahl der Psychopharmaka war unter Berücksichtigung der unerwünschten Nebenwirkungen wie Sedierung, Einschränkung der motorischen Funktion, Gewichtszunahme und kardialen Nebenwirkungen getroffen worden.

Obwohl die Veröffentlichungen über die Erfahrungen mit Psychopharmaka im Leistungssport selten sind, gibt es bereits Erfahrungen mit einigen häufig verschriebenen Substanzen. Darunter beschäftigen sich die meisten Arbeiten mit der Wirkung der antidepressiven Medikation. Fluoxetin (Fluctin®, Prozac®) scheint die körperliche Leistung nicht negativ zu beeinflussen (Parise et al., 2001). Paroxetin (Paroxat®, Paroxalon®, Seroxat®) kann möglicherweise temperaturabhängig zu Einschränkung der Leistung führen. Dies ist besonders relevant für die Wahl des Trainingslagers und bedarf Berücksichtigung bei der Wahl des

Wettkampfortes (Strachan et al., 2004). Dagegen scheint Bupropion (Zyban®, Elontril®) vor allem bei hohen Temperaturen die körperliche Leistung zu steigern (Piacentini et al., 2004). Aufgrund der möglichen Gefahren für den Leistungssport wurde es von der World Anti-Doping Agency (WADA) schon mehrmals auf die Liste der verbotenen Substanzen gesetzt.

Auch zu den Schlafmitteln gibt es bereits einige Untersuchungen und Erfahrungsberichte. Melatonin ist wegen der kurzen Halbwertzeit von 3,5 bis 4 Stunden als Einschlafmittel im Leistungssport besonders geeignet und wird oft verschrieben. Zusätzlich wird diskutiert, dass eine regelmäßige Einnahme dazu führen kann, die Körperkerntemperatur zu senken und eine Leistungssteigerung zu ermöglichen (Atkinson et al., 2003). Auch das Schlafmittel Zopiclon ist in mehreren Studien getestet worden. Tafti und Mitarbeiter (1992) sehen in einer Untersuchung keine signifikanten Unterschiede zur Placebogruppe und keine Beeinträchtigungen der Leistungsfähigkeit durch die Einnahme von Zopiclon.

Die Behandler sollten neben den Auswirkungen der verschriebenen Medikamente auf die körperliche Leistungsfähigkeit die jeweils aktuell geltenden Dopingbestimmungen, die sich häufig ändern, kennen. Neben den Bestimmungen der (WADA) gibt es noch oft abweichende Bestimmungen der internationalen Sportverbände. So gibt es beim Internationalen Bogensportverband immer wieder Diskussionen, alle Anxiolytika, Antidepressiva und Neuroleptika von der Liste der erlaubten Medikamente zu streichen. Deshalb ist es empfehlenswert, sich vor Beginn der Behandlung bei der jeweiligen Antidoping-Agentur und dem jeweiligen Sportverband ein schriftliches Einverständnis einzuholen.

Eine der wichtigen Fragen in der Behandlung ist der Umgang der Athleten mit der Einschränkung der eigenen körperlichen Leistungsfähigkeit. Die Sportler sind durch die seelischen Belastungen und Störungen auch in ihrem Vertrauen in die eigenen körperlichen Fähigkeiten oft tief verunsichert und wollen wissen, ob und in welchem Umfang sie während der Behandlung trainieren können und sollen. Die Trainingsempfehlungen während der Behandlung richten sich immer nach der Art und dem Schweregrad der Störung und sind ein wichtiger Therapiebestandteil. Viele Sportler berichten, dass ihre Ängste, Lustlosigkeit und Niedergeschlagenheit während des Trainings verschwinden. Nach dem Training sind sie dann wieder da. Es ist eine große Herausforderung, die notwendige Behandlung und die gewünschte Fortsetzung der sportlichen Laufbahn miteinander zu vereinbaren. Deshalb ist die Schaffung von adäquaten Behandlungsbedingungen wichtig und entscheidet oft schon zu Beginn über den Erfolg der Behandlungsbemühungen. Ein wesentlicher und unverzichtbarer Teil des Therapierahmens ist eine gemeinsame Haltung der Sportler und des Trainerteams, in der die Gesundheit während der Behandlung Priorität vor der sportlichen Leistung hat. Vor allem die Sportler mit außergewöhnlichen körperlichen Talenten und ausgeprägter mentaler Stärke können noch lange sehr gute Ergebnisse erzielen und sind schwer von der Notwendigkeit zu überzeugen, zeitbegrenzt mehr Gesundheitssport als Leistungssport treiben zu müssen.

Dies gelingt leichter bei gleichzeitig auftretenden körperlichen Verletzungen oder unklaren Infektionen, die oft als Gründe für die Wettkampfunterbrechung sowohl von den Vereinen und Trainern als auch von der Öffentlichkeit bereitwillig akzeptiert werden. Die Athleten erkennen in der Regel im Wettkampf körperliche Leistungsgrenzen nicht an. Doch in der Behandlung kommt es gerade darauf an, wie weit sie in der Lage sind, diese Grenzen als Grundvoraussetzung ihrer Genesung zu akzeptieren.

Und schließlich mangelt es derzeit neben den im sportpsychiatrischen Bereich ausgebildeten Psychiatern und Psychotherapeuten auch an stationären Angeboten für die Athleten. In anderen Ländern gibt es bereits Kooperationsverträge der nationalen olympischen Komitees mit den auf die Behandlung der Sportler spezialisierten Kliniken. Die Kliniken der allgemeinen Psychiatrie, Psychosomatik und Psychotherapie verfügen weder über ausreichend ausgebildetes Personal noch über die für Sportler geeignete Trainingseinrichtungen. Deshalb gehen die Athleten derzeit nur in späten Stadien der Störung und in Krisensituationen in die stationäre Behandlung. Wünschenswert wäre die Angliederung der sportpsychiatrischen Abteilung an die Einrichtungen, die bereits sportmedizinische und psychosomatische Gesamtbehandlung anbieten. Das erhöht die Akzeptanz der Athleten für die sportpsychiatrischen Maßnahmen zur Erhaltung der seelischen Gesundheit, wirkt der Stigmatisierung entgegen und trägt auch zur Verbesserung der sportmedizinischen Bemühungen bei. Zur Anwendung sollen lösungsorientierte multimodale Psychotherapiemetoden kommen, die sowohl die Introspektionsfähigkeit der Sportler unterstützen als auch die sportlichen Ziele der Athleten verfolgen. Die sportpsychiatrischen Abteilungen sollen über die Möglichkeiten verfügen, die Sportanlagen zum Aufbau und zur Erhaltung der Ausdauer, Beweglichkeit, Kraft und Schnelligkeit zu nutzen. Ein entsprechend den sportmedizinischen Empfehlungen aufgebautes Trainingsprogramm soll die sportpsychiatrische Behandlung unterstützen und den Athleten helfen, die für ihre Sportkarriere notwendigen körperlichen Fähigkeiten zu erhalten.

13.4 Sportpsychiatrische Prävention

Aufgrund der beschriebenen Schwierigkeiten in der Früherkennung und Behandlung sowie der persönlichen, sportlichen und finanziellen Nachteile sowohl für die Sportler als auch für die Vereine sollte Prävention psychischer Störungen eine zentrale Rolle in der Gesamtstrategie der Gesundheitsförderung im Leistungssport spielen. Vorbeugung ist erfahrungsgemäß immer leichter und billiger als eine langwierige Behandlung.

Als präventiv wird allgemein jede Maßnahme bezeichnet, die das neue Auftreten einer psychischen Störung verhindert. Prävention kann dabei auf bestimmte Risikogruppen (selektive Prävention) oder auf die gesamte Bevölkerung (universelle Prävention) gerichtet sein. Sie kann gezielt zur Verhaltensmodifikation (Verhaltensprävention) oder zur Veränderung von räumlichen, sozialen, kulturellen oder gesetzlichen Umweltfaktoren (Verhältnisprävention) eingesetzt werden. So spielen zum Beispiel in der Suchtprävention verhältnispräventive Ansätze durch Gesetzänderungen eine zentrale Rolle.

Bezogen auf den Leistungssport könnte der Diskussion über die Anpassung der Spielregel eine ähnlich präventive Rolle zukommen. Einer der erfolgreichsten Spieler im Tennis, Rafael Nadal, kritisierte in einem Spiegel-Interview 2016 die Entwicklung und das hohe Tempo in der Sportart. Der Sport müsse langsamer werden, andernfalls riskiere man die Gesundheit der Spieler. Wenn der Erhaltung der seelischen Gesundheit eine wichtige Rolle zukommen soll, dann müssen auch die Spielregeln, die Sportgeräte, die Sportkleidung und der Kopfschutz immer wieder neu diskutiert und den neuen wissenschaftlichen Erkenntnissen angepasst werden. *Die Spielregeln sind von Menschen gemacht und sind nicht nur da, um von den Sportlern befolgt zu werden, sondern auch, um sie zu schützen.*

Die Prävention durchzieht alle Bereiche medizinischen Handelns und ist genuin ärztliche Aufgabe. Das trifft für die primäre Prävention (Krankheitsvorbeugung), die sekundäre Prävention (Früherkennung und Frühbehandlung) sowie tertiäre Prävention (Rehabilitation und Verhinderung von Folgeschäden) zu. Die Begriffe Primärprävention und Gesundheitsförderung werden gerade im Leistungssport oft in einem Zusammenhang genannt. Beide Begriffe stellen unterschiedliche Blickwinkel auf dasselbe Ziel dar, nämlich Erkrankungen vorzubeugen. Dabei unterscheiden sie sich deutlich. Die allgemeinen Maßnahmen der Gesundheitsförderung (Salutogenese) dienen der Stärkung der Gesundheitsressourcen, dagegen versucht die Primärprävention die Vorbeugung durch Zurückdrängen der Risiken und Belastungen zu erreichen. In der letzten Zeit gibt es immer mehr Angebote an allgemeinen Maßnahmen zur Gesundheitsförderung wie Stressverarbeitung oder Resilienztraining. Systematische präventive Interventionen vonseiten der Sportpsychiatrie fehlen bislang. Dabei könnten beide Interventionsformen sich sinnvoll ergänzen und im Leistungssport deutlich effektiver eingesetzt werden.

Der Ausbau der Maßnahmen zur Stressverarbeitung und Resilienztraining ohne sportpsychiatrische Präventionsmaßnahmen verschlechtert oft die Situation für die Athleten, weil sie weiterhin die alleinige Verantwortung tragen sollen und den unveränderten Risiken für die seelische Gesundheit ausgesetzt bleiben. *Bei den Sportlern entsteht allmählich der Eindruck, dass sie immer widerstandsfähiger und damit leistungsfähiger gemacht werden, ohne dass seelische Belastungen und Risiken kleiner werden.* Erst eine ergänzende Zusammenarbeit beider Ansätze könnte in der Zukunft zu einer effektiveren Vorbeugung führen. Dann könnten die Anstrengungen der Vereine, mehr Sportpsychologen einzustellen, auch zur besseren seelischen Gesundheit im Leistungssport führen.

Dabei existiert bereits eine umfassende internationale Literatur, die die Effektivität von Präventionsprogrammen im Bereich der psychischen Gesundheit belegt. Mehr als 30 randomisierte und kontrollierte Studien zeigten, dass sich Neuerkrankungen einer Depression mithilfe von Präventionsmaßnahmen deutlich reduzieren lassen (Munoz, 2010).

Auf dem Gebiet des Leistungssports konnte bereits 1998 nachgewiesen werden, dass eine über 8 Jahre andauernde präventive Zusammenarbeit der Athleten, Trainer und Therapeuten dazu beitragen kann, die Prävalenz für Essstörungen bei Skifahrern von 33 auf 15 % zu reduzieren (Sundgot-Borgen & Klungland, 1998).

Die nordamerikanischen Sportpsychiater bieten im Rahmen der Internationalen Gesellschaft für Sportpsychiatrie Präventionsprogramme auf dem Gebiet der seelischen Gesundheit für junge Athleten an und arbeiten in Kooperation mit nationalen Sportverbänden. Dort lernen die Athleten nicht nur Methoden zur Stressverarbeitung, sondern werden auch umfangreich über die Risiken aufgeklärt und ermuntert, mehr Verantwortung für die eigene seelische Gesundheit zu übernehmen. Eine große Herausforderung der Präventionsarbeit ist die Früherkennung der Vulnerabilität der einzelnen Sportlerpersönlichkeiten, um die seelische Überforderung zu verhindern, das Trainingsprogramm anzupassen und die sportliche Laufbahn langfristig zu sichern. Nicht allen kann die Fortsetzung des Leistungssports empfohlen werden. Aber das ist im Bereich der körperlichen Gesundheit nicht anders.

Ein weiterer wichtiger präventiver Schritt wären die jährlichen sportpsychiatrischen Gespräche als Bestandteil der gesamtmedizinischen Untersuchungen. Beginnend im Jugendbereich würden sie dazu beitragen, Stigmatisierung der seelischen Störungen zu reduzieren, die seelischen Risiken frühzeitig zu erkennen und die Sensibilität für die seelische Gesundheit insgesamt zu erhöhen.

Zusätzlich könnten die im Leistungssport tätigen Berufsgruppen wie Sportmediziner, Physiotherapeuten, Sportpsychologen und Mentaltrainer in gemeinsamen interdisziplinären Fortbildungen sportpsychiatrische Grundkenntnisse erwerben. Diese Maßnahmen würden wesentlich dazu beitragen, dem Sportler zu helfen, die seelischen Belastungen als ein Bestandteil des Leistungssports zu akzeptieren und der seelischen Gesundheit mehr Beachtung zu schenken.

Die Vermittlung der sportpsychiatrischen Grundkenntnisse über die seelischen Belastungen und Störungen in der Trainerausbildung wäre ein weiterer wichtiger präventiver Ansatz. Derzeit gibt es aber noch keine deutsche Trainerakademie, an der sportpsychiatrische Inhalte ein fester Bestandteil des Lehrplans sind.

Eine ebenso vernachlässigte, aber wesentliche Präventionsmaßnahme ist die Beratung der Sporteltern. In vielen Disziplinen sind die Eltern über die gesamte Sportkarriere die wichtigsten Bezugspersonen der Athleten. Sie haben nicht nur großen Einfluss auf die sportlichen Leistungen, sondern tragen auch große Verantwortung für die seelische Gesundheit der Sportler. In einem Artikel aus dem Jahre 2005 bezeichnet Hellstedt (2005) die Familie als »unsichtbaren Spieler«. Dabei vergisst man leicht, dass die Sporteltern mit den unerwarteten Herausforderungen, Fragen und Sorgen oft allein gelassen werden. Ein regelmäßiges Angebot an sportpsychiatrischen Gesprächen würde helfen, die Verunsicherung der Eltern zu lindern und die seelische Gesundheit der jungen Athleten zu verbessern.

Die effektivste Prävention fängt aber mit der Anerkennung der Realität an. Eine wichtige präventive Maßnahme zum Abbau der Stigmatisierung und der Tabuisierung der seelischen Störungen im Leistungssport wäre die Einrichtung eine Koordinationsstelle für Sportpsychiatrie in jedem größeren Sportverband. Dadurch würde man die seelischen Belastungen als Bestandteil des Leistungssports anerkennen und den Sportlern helfen, offener über ihre eigenen Probleme zu reden und rechtzeitige Maßnahmen zur Erhaltung der seelischen Gesundheit zu ergreifen.

Schließlich ist die Einstellung der Sportler von entscheidender Bedeutung, wenn die Prävention wirksam und erfolgreich sein soll. Die Erwartung, dass die Sportverbände und Vereine gänzlich die Sorge für die seelische Gesundheit der Athleten übernehmen, erweist sich als falsche Hoffnung. Nur das Annehmen der Verantwortung für die eigene Gesundheit sichert den Athleten die Kontrolle über die notwendigen Maßnahmen zur Erhaltung der seelischen Gesundheit im Leistungssport.

Literatur

Abendzeitung (10.3.2018). Mertesacker rechnet mit Profi-Fußball ab – Seine schockierenden Aussagen. Abgerufen von https://www.abendzeitung-muenchen.de/inhalt.weltmeister-beendet-karriere-mertesackers-schockierende-abrechnung-mit-dem-profi-fussball.71a09ea9-9040-4a03-86a8-058f8ed43b9f.html

Atkinson, G, Drust, B, Reilly, T et al. (2003). The relevance of melatonin to sports medicine and science. Sports Medicine, 33: 809 – 831.

Begel, D, Burton, R (2000). Sport Psychiatry. New York: W. W. Norton.

Beissers, A (1967). The Madness in Sport. New York: Appleton-Century-Crofts.

Hellstedt, J (2005). Invisible Players: A Family Systems Model. Clinics in Sports Medicine, 24: 899 – 928.

Munoz, RF, Cuijpers, P, Smit, F et al. (2010). Prevention of major depression. Annual Review of Clinical Psychology, 6: 181 – 212.

Parise, G, Bosman, MJ, Boecker DC (2001). Selective serotonin reuptake inhibitore: Their effect on high-intesity exercise performance. Archives of Physical Medicine and Rehabilitation, 82: 867 – 71.

Piacentini, MF, Meeusen, R, Buyse, L et al. (2004). Hormonal responses during prolonged exercise are influenced by a selective DA-NA reuptake inhibitor. British Journal of Sports Medicine, 38: 129 – 33.

Reardon, CL, Creado, S (2016). Psychiatric medication preferences of sports psychiatrists. The Physician and Sportsmedicine, 44: 397 – 402.

RP ONLINE (16.4.2017). BVB-Torhüter Bürki: »Das ist doch die größte Frechheit, die es gibt.« Abgerufen von https://rp-online.de/sport/fussball/borussia-dortmund/borussia-dortmund-roman-buerki-kritisiert-neuansetzung-scharf_aid-20932301

Spiegel Online (14.10.2016). Rafael Nadal beklagt zu hohes Tempo im Tennis. »Das macht uns kaputt.« Abgerufen von http://www.spiegel.de/sport/sonst/rafael-nadal-fordert-tennis-muss-langsamer-werden-a-1116657.html

Strachan, AT, Leiper, JB, Maughan RJ (2014). Paroxetine administrations fails to influence human exercise capacity, perceived effort or hormone responses during prolonged exercise in a warm environment. Experimental Physiology, 89: 657 – 664.

Sundgot-Borgen, J, Klungland, M (1998). The female athlete triad and effect of preventative work. Medicine & Science in Sports & Exercise, 30 (Suppl. 5), S. 181.

Tafti, M, Besset, A, Billard M (1992). Effects of zopiclone on subjective evaluation of sleep and daytime alertness and on psychomotor and physical performance tests in athletes. Progress in Neuro-Psychopharmacology & Biological Psychiatry, 16: 55 – 63.

14 Zusammenfassung: Was wir über die seelische Gesundheit im Leistungssport wissen können

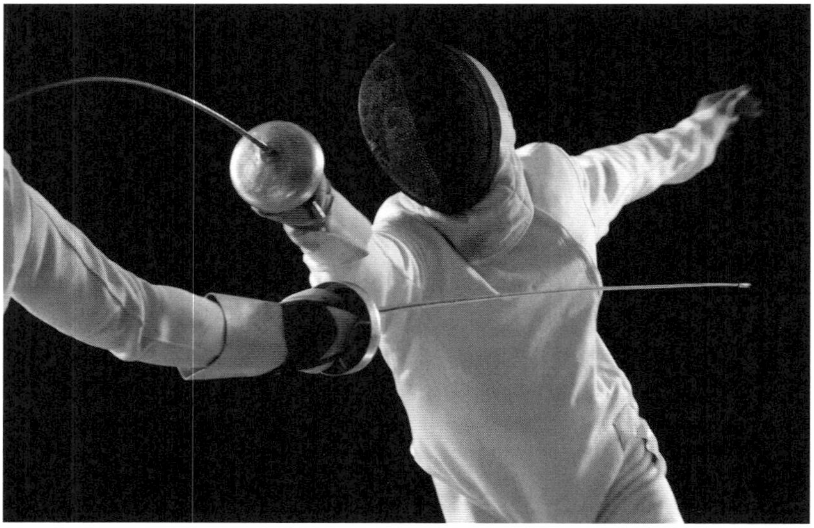

1. Im Leistungssport gibt es psychische Erkrankungen

Das Vorurteil, dass es im Leistungssport keine psychischen Störungen gibt, ist bis heute weit verbreitet und hält sich hartnäckig, sowohl in der Öffentlichkeit als auch unter den Sportlern, Trainern und anderen Berufsgruppen. Lange Zeit glaubte man, dass man im hochbezahlten Leistungssport keine seelischen Störungen finden kann, weil sich durch eine Selektion nur die seelisch gesündesten Athleten durchsetzen. Zudem war man lange überzeugt, dass durch hartes Training und Wettkampf bei den Sportlern auch Fähigkeiten trainiert werden, die seelisch stabiler und gesünder machen.

Wie bei ähnlichen sozialen Phänomenen haben viele Interessengruppen unterschiedliche Gründe und Motive, das Vorurteil weiter aufrechtzuerhalten. Die Sportler und Trainer sind auf ihre körperlichen und psychischen Fähigkeiten und Stärken konzentriert und verdrängen alle Beeinträchtigungen und Schwächen, um die sportlichen Höchstleitungen erbringen zu können. Die Vereine befürchten einen Imageschaden und finanzielle Einbußen. Manche im Sportbereich tätigen Berufsgruppen befürchten womöglich Beschäftigungsnachteile und den Verlust von Einflussnahme. Und die Zuschauer tun alles, um die Idealisierung der erfolgreichen Sportler aus eignen Interessen aufrechterhalten zu können.

Diese nicht abgesprochene, aber äußerst effektive Allianz verstärkt den öffentlichen Eindruck, dass es kein ausgeprägtes Interesse dafür zu geben scheint, wie es um die Sportler wirklich bestellt ist. Dabei gibt es seit Jahrzehnten Berichte über Athleten, die ihre Karriere aus unerklärlichen Gründen unterbrechen oder abbrechen mussten. Und immer mehr auch sehr erfolgreiche Sportler berichten nach ihrer Karriere über ihre seelischen Beschwerden. Dopingmeldungen verschonen mittlerweile fast keine Sportart und die amerikanischen Footballspieler bekommen in einer Sammelklage 100 Millionen US Dollar als Entschädigung wegen der erlittenen Gehirnerschütterungen und deren Folgen.

Inzwischen weiß man, dass die seelischen Störungen im Leistungssport vergleichbar häufig wie in der Allgemeinbevölkerung vorkommen, in manchen Sportarten (wie Essstörungen in gewichtabhängigen und ästhetischen Disziplinen) sogar viel häufiger auftreten und dass manche Störungen sportspezifische Ausprägung erfahren (wie Anorexia athletica oder Athletinnentrias). Zudem sind die Berichte über private, berufliche und gesundheitliche Schwierigkeiten ehemals erfolgreicher Athleten nach Ende der Sportkarriere so zahlreich, dass man von einer gestärkten seelischen Gesundheit nicht mehr ausgehen kann. Leider haben die in den wissenschaftlichen Veröffentlichungen ernsthaft diskutierten Hypothesen lange Zeit dazu beigetragen, dass die Forschung auf diesem Gebiet vernachlässigt wurde und erst allmählich wieder verstärkt aufgenommen wird.

2. Mentale Stärke und sportlicher Erfolg sind nicht gleichbedeutend mit seelischer Gesundheit

Lange Zeit galt ein erfolgreicher Sportler automatisch als körperlich und seelisch gesund. Genauso selbstverständlich ging man davon aus, dass die erfolgreichen Athleten nach ihrer Karriere auch im Geschäftsleben erfolgreich sein müssen. In der Fachliteratur wurde sogar diskutiert, ob man im Leistungssport davon ausgehen soll, dass es den »supergesunden« Sportler gibt. Mittlerweile ist dieses Vorurteil durch die vielen Berichte über die gesundheitlichen Probleme während einer erfolgreichen Karriere auch in der Allgemeinbevölkerung fraglich geworden.

Der erfolgreichste Sportler in der Geschichte der Olympischen Spiele, der nordamerikanische Schwimmer Michael Phelps, berichtete auf einer Konferenz in Chicago im Januar 2018 über seine depressiven Zustände und Selbstmordgedanken. Fast nach jeder Olympiade und meist nach großen Erfolgen verfiel er in einen Zustand der Depression mit Appetitlosigkeit und Desinteresse an der Welt und am Leben. Während die Öffentlichkeit seine Erfolge feierte, dachte er oft an Selbstmord. (Scutti, 2018)

Lindsey Vonn setzt ihre Karriere als eine der besten Skirennläuferinnen aller Zeiten trotz depressiven Phasen und Behandlung fort. Sie ist unter den Athleten bis heute eine Ausnahme, weil sie offen über ihre seelischen Probleme spricht und den Beweis liefert, dass es möglich ist, sich um die eigene seelische Gesundheit zu kümmern und sportlich sehr erfolgreich zu sein.

Die meisten Zuschauer und Sportinteressierten glauben, dass erfolgreiche

Hochleistungssportler mit allen seelischen Beschwerden genauso erfolgreich umgehen können und dementsprechend auch keine Probleme außerhalb des Sports haben dürften. Das Ziel der sportlichen Aktivität im Leistungssport aber ist nicht die Gesundheit, sondern die Verbesserung der körperlichen Leistung. Und mit immer höheren Leistungen und einer maximal möglichen Leistungsbereitschaft steigt auch das Risiko für körperliche und seelische Beeinträchtigungen. Viele erfolgreiche Sportler sind in der Lage, ihre seelischen Probleme und Beeinträchtigungen lange Zeit vor der Öffentlichkeit geheim halten zu können. Und dann gibt es andere Sportler, die das Talent haben, schonend mit sich umzugehen und dadurch die körperlichen Verletzungen und seelischen Belastungen auf ein Mindestmaß zu reduzieren. Das alles führt dazu, dass wir wenig über die wahre Befindlichkeit der Sportler während ihrer Karriere erfahren, und dies umso weniger, je erfolgreicher Athleten sind.

In einem Interview im Jahr 2017 spricht der Footballprofi Josh Gordon von den Cleveland Browns ausführlich über seine Drogenvergangenheit, die ihn bis an das Ende seiner körperlichen und seelischen Belastungsgrenzen brachte. So beschreibt er die Spieltage wie folgt: »Ich habe das Teamhotel früh am Morgen verlassen und bin zum Frühstücken nach Hause gegangen. Dort habe ich dann mein kleines Ritual abgehalten. Es gab Marihuana, Alkohol, und dann ging es zum Spiel« (Bild.de, 2017). Josh Gordon war offenbar trotz Drogen- und Alkoholkonsum noch unmittelbar vor dem Spiel in der Lage, sich zu konzentrieren und seine sportlichen Leistungen zu bringen. Er verfügte über eine überdurchschnittliche mentale Stärke, aber eben nicht über eine stabile und gute seelische Gesundheit.

Mentale Stärke wird in der Sportwissenschaft als die Fähigkeit definiert, die bestmögliche Leistung unabhängig von den Wettkampfbedingungen abrufen zu können. Der amerikanische Sportpsychologe James E. Löhr unterschied zwischen einer »Wettkampfpersönlichkeit« und einer »Gesamtpersönlichkeit«. Diese Sichtweise ermöglicht es, den Unterschied zwischen der mentalen Stärke und der seelischen Gesundheit besser zu verstehen. Mithilfe der Techniken des mentalen Trainings stärken die Sportler immer mehr ihre Wettkampfpersönlichkeit, die sie für ihre sportlichen Erfolge brauchen. Das bedeutet jedoch nicht, dass diese Fähigkeiten und Erfahrungen auch ausreichend sind, um mit den Erfordernissen des privaten Lebens zurechtzukommen. Mit der Vernachlässigung der nichtsportrelevanten Fähigkeiten steigt trotz sportlichen Erfolges auch das Risiko, den Kontakt zu den eigenen Gefühlen, Werten und Bedürfnissen zu verlieren. Damit wächst die Gefährdung für die eigene seelische Gesundheit. Solange der Erfolg anhält, fällt es den Athleten in der Regel leicht, die Defizite zu kompensieren. Wenn der Erfolg ausbleibt oder die Karriere unvorbereitet beendet wird, ist die Konfrontation mit der Realität und mit sich selbst oft umso heftiger.

3. Im Leistungssport gibt es bisher keine Fachleute für die seelische Gesundheit

Im heutigen Leistungssportsystem gibt es keine Berufsgruppe, die vornehmlich und ausschließlich für die seelische Gesundheit zuständig ist. Entsprechend gibt es auch noch keine Berufsgruppe, die für diese Aufgabe ausreichend ausgebildet wird.

Vor allem bei den verantwortlichen Sportmedizinern der großen Sportverbände ist nach wie vor die Meinung vorherrschend, die Sportpsychologen, Sportwissenschaftler, Mentaltrainer oder Personaltrainer seien für die seelische Gesundheit zuständig. Dies hat aber sowohl für die einzelnen Sportler als auch für das medizinische Versorgungssystem im Leistungssport weitreichende Folgen. Durch derartige Organisation des gesamten medizinischen Betreuungsteams werden sowohl die tägliche Versorgung der Athleten als auch die Ausbildungsinhalte der dort beschäftigten Trainer dadurch maßgeblich beeinflusst.

Die Sportpsychologen machen eine ausgezeichnete und wichtige Arbeit im Leistungssport und sind für ihre Aufgaben sehr gut ausgebildet. Die Arbeitsgemeinschaft für Sportpsychologie definiert die Ziele der angewandten Sportpsychologie als Nutzung »wissenschaftlich fundierter Methoden, um die psychischen Leistungsvoraussetzungen von Athleten und Trainern nachhaltig zu optimieren« (asp, o. J.) Die seelische Gesundheit gilt ebenso wie die körperliche Gesundheit als Grundlage von sportlichen Leistungen und wird vorausgesetzt. Sie ist nicht das primäre Ziel der sportpsychologischen Beschäftigung im Leistungssport.

Im Leistungssport werden viele Berufsgruppen auf dem Gebiet der Leistungsoptimierung, des Mentaltrainings und der Problemlösung beschäftigt. Die Abgrenzungen zu psychotherapeutischen Methoden sind dabei oft fließend. Die häufige Verwechslung der Begriffe »Psychotherapie« mit »Coaching« oder »Beratung« und »psychische Konflikte« mit »mentalen Problemen« verschleiern die Unterschiede und Ziele der verschiedenen Methoden.

Die im Leistungssport auftretenden seelischen Störungen haben häufig eine sportspezifische Ausprägung und sind auch schon für allgemein tätige Psychiater schwer zu diagnostizieren. Die Leistungssportler sind in der Regel sehr leidensfähig und in der Lage, trotz seelischer Beschwerden noch lange körperliche Leistungen zu vollbringen. Um die subklinischen Frühsymptome rechtzeitig zu erkennen, bedarf es einer medizinischen, psychiatrischen, neurologischen, psychosomatischen und psychotherapeutischen Ausbildung. Da auch die allgemein ausgebildeten Psychiater die sportspezifischen Ausprägungen der seelischen Störungen nicht gut genug kennen, ist zusätzlich eine sportpsychiatrische Qualifikation für die Arbeit im Leistungssport erforderlich.

4. Seelische Störungen im Leistungssport sind nicht nur genetisch-biologische Einzelschicksale

Entsprechend dem heute allgemein akzeptierten biopsychosozialen Verständnis der seelischen Störungen sind neben den biologischen bzw. genetischen Faktoren auch psychische und soziale Belastungen für die Entstehung maßgeblich verantwortlich. Die im Leistungssport auftretenden seelischen Störungen können nicht nur als Einzelschicksal eines Sportlers und seine biologisch-genetischen Veranlagung verstanden werden. Die mitgebrachte biologisch-genetische Prädisposition bleibt während der Sportkarriere und darüber hinaus zwar unverändert.

Das bedeutet aber nicht, dass man die Gefährdung und Diagnose einer seelischen Störung tatenlos hinnehmen muss. Man kann auf die psychischen und sozialen Belastungen im privaten Leben und im System Leistungssport durchaus Einfluss nehmen. Und da kommt es auf die Bereitschaft der Sportvereine, der Öffentlichkeit, des einzelnen Athleten und seine Bezugspersonen an, ihren Teil dazu beizutragen, die Belastungen zu reduzieren. Die psychischen und sozialen Umweltfaktoren entscheiden maßgeblich über die seelische Gesundheit auch im Leistungssport.

5. Sportpsychiatrie bedeutet keine Psychiatrisierung des Sports

Es geht nicht primär um die Krankheiten der Athleten, sondern um die Bemühungen, Gesundheit zu erhalten. Gesundheit ist nicht selbstverständlich für immer gegeben und unabhängig von den täglichen Belastungen. Daher versteht sich die beratende Tätigkeit eines Sportpsychiaters nicht als Versuch, den Sportler als krank zu definieren und dem Leistungssport zu schaden. Sie ist vielmehr ein Ausdruck für das sich wandelnde Bewusstsein, dass im Leistungssport Risiken für die seelische Gesundheit existieren. Mit der rechtzeitigen Information, Aufklärung und Vorsorge hilft man den Sportlern, ihre seelische Gesundheit zu verbessern und dem Sport, die Attraktivität zu behalten.

6. Ein Verein muss keine wirtschaftlichen Nachteile befürchten, wenn er sich von einem Sportpsychiater beraten lässt

Nach unserer Überzeugung entscheidet langfristig die Haltung des Vereins, ob die Maßnahmen zur seelischen Gesundheit wirtschaftlich von Vorteil oder Nachteil werden. Kaum jemand würde auf die Idee kommen, dass die Sportler körperlich krank sind, nur weil der Verein mit einem Sportmediziner zusammenarbeitet. Entsprechend bedeutet die Mitarbeit eines Sportpsychiaters auch nicht, dass die Sportler psychisch krank sind, sondern dass sie sich sportspezifischen Risiken aussetzen und sich deshalb bewusster um die eigene seelische Gesundheit kümmern wollen. Je nach der Haltung der Vereine und der Strategie der Öffentlichkeitsarbeit kann es von Anfang an wirtschaftlich neutral oder sogar positiv genutzt werden, um ein besseres Image zu bekommen.

Zum einen ist ein Verein, der sich sowohl um die körperliche als auch um die seelische Gesundheit der Sportler bemüht, ein Verein, der in der Öffentlichkeit, bei den Sportlern selbst und vor allem bei den Sporteltern und Fans ein höheres Ansehen genießen kann. Zum anderen wird der Verein deswegen attraktiver für die jungen Spieler und auch vermutlich wirtschaftliche Gewinne erzielen, weil das Risiko des vorzeitigen Karriereabbruchs wegen der seelischen Belastungen gemindert wird. Und zuletzt profitieren die Athleten ebenfalls von der Haltung, weil sie frühzeitig über die Risiken informiert werden und angeregt werden, mehr Verantwortung für die eigene seelische Gesundheit zu übernehmen.

7. Der Leistungssport formt nicht allein eine reife Persönlichkeit

Viele Menschen sind der Meinung, dass das harte Training und die Erfahrungen im Leistungssport eine gute Schule für das Leben sind und den Charakter prägen. Das stimmt aber nur bedingt. Sportler profitieren in der Tat auch nach ihrer Karriere von den erlernten Fähigkeiten wie Ausdauer, Selbstdisziplin, Umgang mit Niederlagen, Konkurrenzfähigkeit und Hartnäckigkeit sowie große Ziele verfolgen zu können. Gleichzeitig sind sie der Gefahr ausgesetzt, andere wichtige Fähigkeiten zu verlernen oder nur begrenzt auszubilden. Dazu gehören oft die Sensibilität für die eigenen Grenzen, Konfliktfähigkeit auf einem nichtkörperlichen Gebiet sowie die Fähigkeit, Probleme außerhalb des Sportfeldes selbstständig zu lösen. Die Folgen sind oft Berichte über die privaten, beruflichen, gesundheitlichen und finanziellen Probleme der Athleten während und nach der Karriere.

8. Die Persönlichkeitsentwicklung der Sportler im Leistungssport wird nicht maßgeblich von Mentaltrainern, Personaltrainern, Coaches und Sportpsychologen beeinflusst

Die Persönlichkeit eines Athleten entwickelt sich wesentlich bereits im Kindes- und Jugendalter. Gemeinsam mit den genetischen Prädispositionen werden dort, unter anderem durch die sozialen und emotionalen Beziehungserfahrungen mit den wichtigen Bezugspersonen, die Grundstrukturen einer Persönlichkeit ausgebildet. Die Persönlichkeit wird durch nachfolgende Erfahrungen zwar modifiziert, erfährt aber in der Regel nicht grundlegende und wesentliche Änderungen. Die Zusammenarbeit der Sportler mit den Personaltrainern, Coaches, Sportpsychologen und Mentaltrainern findet also in einer Phase statt, wo wesentliche Merkmale der Persönlichkeit schon längst ausgebildet sind. Der begrenzte zeitliche Rahmen erlaubt außerdem selten einen nachhaltigen Einfluss auf die Änderung der Persönlichkeit. Bei labilen Sportlern mit problematischen Beziehungserfahrungen aus der Vorgeschichte mag der Einfluss größer sein. Aber diese Athleten sind dann in der Regel auch anfälliger für andere Einflüsse aus der Umgebung.

9. Erfolgreiche Sportler haben nach ihrem Karriereende oft große Schwierigkeiten, beruflich erfolgreich zu werden

Viele Zuschauer und auch Sportler selbst glauben, dass die Kämpfe, die man auf dem Spielfeld gegen die anderen und vor allem gegen sich selbst gewonnen hat, den Weg bereiten für ebenso große Siege im Leben nach der Karriere. Und offenbar glauben das auch viele Wirtschaftsmanager. Es gibt zunehmend mehr von der Wirtschaft gut bezahlte Vorträge zum Thema »Was wir von den Leistungssportlern lernen können«. Leider entspricht das nur der halben Wahrheit und beschreibt nur eine Seite des wirklichen Lebens der Athleten. Die Liste der Namen der ehemals erfolgreichen und berühmten Sportler, die zu erfolglosen Geschäftsleuten wurden, ist lang.

Björn Borg war einer der erfolgreichsten Tennisspieler aller Zeiten und musste Insolvenz anmelden, und das, obwohl sein Vermögen am Ende der Karriere etwa 80 Millionen US Dollar betrug. Dem erfolgreichsten deutschen Tennisspieler Boris Becker droht derzeit ein ähnliches Schicksal. Der Golfspieler John Daly schreibt, dass er innerhalb von 20 Jahren etwa 60 Millionen Dollar verspielt habe.

60 % der nordamerikanischen Basketballspieler sollen laut einem Bericht des amerikanischen Fernsehsenders ESPN 5 Jahre nach dem Karriereende bankrott sein. Bei den Footballspielern sollen sich sogar 78 % in größten finanziellen Schwierigkeiten befinden. Der Basketballspieler Scottie Pippen gewann mit den Chicago Bulls sechs nationale Meisterschaften und verlor mit falschen Geschäftsideen die während der Sportkarriere verdienten 120 Millionen Dollar. Ähnlich erging es Allen Iverson. Er wurde elf Mal in das All-Star-Team berufen und meldete 2012 Insolvenz, trotz seiner verdienten 154 Millionen Dollar. Laut einem Gerichtsschreiben soll er monatlich 360 000 Dollar ausgegeben haben. Der ehemalige Boxweltmeister im Schwergewicht Mike Tyson verdiente ungefähr 500 Millionen Dollar und reichte 2003 die Bankrotterklärung ein. Evander Holyfield, der viermalige Schwergewichtsweltmeister, verdiente etwa 230 Millionen Dollar und musste 2012 sein Haus mit 109 Zimmern zwangsversteigern lassen.

In Europa sind vor allem finanzielle Misserfolge der ehemaligen Fußballstars bekannt. Die deutsche Fußballspielergewerkschaft VDV ermittelte in einer Statistik, dass 26 % der Fußballprofis am Ende ihrer Sportkarriere bereits verschuldet oder pleite sind (Schmieder, 2011).

Der kroatische Nationalspieler und Championsleague-Sieger mit dem AC Mailand Dario Simic versuchte, diese Entwicklung in einem Interview zu erklären: Man sei als Fußballer nicht trainiert und darauf vorbereitet, im Leben nach der sportlichen Karriere mit den erfolgreichen Leuten zu konkurrieren, die im Geschäftsleben bereits das erreicht haben, was man als Sportler erreicht hat (SN Sportske novosti, 2017).

Die extreme und schon frühe Konzentration auf den Sport geht meist mit dem Verlust der Möglichkeiten einher, in anderen gesellschaftlichen Bereichen Erfahrungen zu sammeln. Die Verführungen des Geldes, das Vertrauen in die falschen Berater, frühe Trennung von der Familie und die große Idealisierung tragen zusätzlich dazu bei, sich selbst und eigene Fähigkeiten außerhalb des Sports falsch einzuschätzen.

Unerwartete Verletzungen und das unvorbereitete Ende der sportlichen Karriere verstärken die Gefahr der Anfälligkeit für leichtsinnige Geschäftsaktivitäten. Die häufig beschriebenen depressiven Zustände, Alkoholsucht und Drogenmissbrauch, Spiel- und Wettsucht zeugen von einer langsam erworbenen mangelnden Autonomie und der Schwierigkeit, sich mit den Widrigkeiten des Lebens außerhalb des Sports auseinanderzusetzen. Grundsätzlich lernen die Leistungssportler, sich in extremen Wettkampfsituationen durchzusetzen. Aber im Leben nach dem Sport braucht man andere Fähigkeiten. Die Sportler werden mit den Nachteilen des Leistungssports konfrontiert und allein gelassen. Oft ist die Rede von »Schmerzensgeld« für die davor verdienten Millionen. In Wahrheit handelt es sich mehr um eine gesellschaftlich unterstütze Realitätsverzerrung, in der die Athleten die Hauptrolle während ihrer Karriere und oft die traurige Nebenrolle danach spielen.

10. Die besonders erfolgreichen Athleten sind nicht nur zu beneiden, denn es ist für sie nicht leicht ist, zwischen Freunden und Bewunderern zu unterscheiden

Je erfolgreicher und bekannter ein Sportler ist, umso schwieriger wird es für ihn, zwischen Freunden, Bekannten und Feinden zu unterscheiden. Das ist noch schwieriger, wenn man jung und unerfahren ist und die stabile Unterstützung der Ursprungsfamilie oder des alten Freundeskreises ausbleiben. Als Sportler erlangt man schnell einen Bekanntheitsgrad und bekommt eine soziale Rolle zugewiesen, mit der man erst lernen muss umzugehen, ohne beschädigt zu werden.

Die meisten Zuschauer und begeisterten Fans interessieren sich für die sportlichen Erfolge ihrer Idole und wollen daran teilhaben. Neben den materiellen sind das vor allem narzisstische Bedürfnisse der immer zahlreicher werdenden Bekannten, die dem Erfolg der Athleten nah sein wollen. Man wird berühmt und gefeiert, nicht weil man ein toller Mensch ist, sondern aufgrund der körperlichen Talente und sportlichen Erfolge. Das ist angenehm und ungefährlich, solange die Sportler nicht beginnen zu glauben, dass sie auch als Menschen mit allen anderen Fähigkeiten gemeint sind. Der Kontakt zu der Familie und den alten Freunden, die sich nicht nur für den Erfolg, sondern auch für den Menschen hinter dem sportlichen Erfolg interessieren, hilft den Athleten, die Einsamkeit zu überwinden und sich vor falschen Freunden zu schützen.

11. Der Leistungssportler kennt seinen Körper am besten, aber nur was die Leistungsfähigkeit betrifft

Bezogen auf die körperliche Leistungsfähigkeit und die Leistungsgrenzen sammeln die Sportler im jahrelangen Training und in Wettkämpfen sehr viel Erfahrung. In diesem Leistungsbereich kennt der Sportler seinen Körper sehr genau und ist sehr sensibel für Störungen und Begrenzungen. Was die Bedürfnisse hinsichtlich der Erhaltung und Stärkung der Gesundheit betrifft, ist der Leistungssportler selten ein Experte für den eigenen Körper. Anders als im Gesundheitssport geht es im Leistungssport darum, die Schmerz- und Leistungsgrenzen zu verschieben. Das geht selten ohne die, zumindest zeitweise, Verleugnung des Schmerzes, der den Beginn der Gesundheitsschädigungen signalisiert. Die Sportler trainieren geradezu, die Grenzen ihres Körpers nicht ernst zu nehmen. Sie sind daher eher als Nichtsportler bereit, die Schmerzen und körperlichen Beeinträchtigungen in Kauf zu nehmen. Leistungssportler setzen die Gesundheit voraus, sie ist nicht das Ziel und Hauptthema ihrer sportlichen Aktivitäten. Entsprechend neigen sie eher dazu, die Symptome zu spät oder gar nicht ernst zu nehmen.

12. Sportler müssen nach Auftreten einer seelischen Störung ihre sportliche Karriere nicht beenden

Man kann heute definitiv sagen, dass Leistungssportler nach Auftreten einer seelischen Störung ihre sportliche Karriere nicht beenden müssen. Werden die Symptome rechtzeitig erkannt und entsprechend behandelt, können die meisten Sportler ihre Karriere fortsetzen. Problemtisch an der heutigen Versorgungssituation im Leistungssport ist jedoch, dass die Anfänge einer seelischen Erkrankung oder Störung meist gar nicht oder erst sehr spät erkannt werden. Das hängt mit dem Umstand zusammen, dass es kein ausgeprägtes Bewusstsein für die Risiken und keine medizinische Disziplin für die seelische Gesundheit im Leistungssport gibt. Entsprechend gibt es auch kein ausreichendes Wissen über die Entwicklung einer seelischen Störung und auch keine diagnostische Kompetenz, dies rechtzeitig festzustellen. Die Athleten mit einer ausgeprägten seelischen Störung oder Erkrankung haben es dann viel schwerer, sowohl einen Behandlungsplatz zu finden als auch erfolgreich die Beschwerden behandeln zu lassen.

Wegen der Angst vor der Stigmatisierung in der Öffentlichkeit und den Konsequenzen im Sportbetrieb meiden die Sportler die rechtzeitigen diagnostischen Untersuchungen und riskieren damit ihre Gesundheit und ihre Sportkarriere. Die Skiläuferin Lindsey Vonn ist das beste Bespiel einer erfolgreichen Athletin, die zeigt, dass es auch anders geht. Sie spricht offen über ihre depressiven Episoden, lässt sich behandeln und ist weiterhin sportlich erfolgreich.

13. Die hohen Gehälter der Sportler sind keine Entschuldigung für die Vernachlässigung der seelischen Gesundheit im Leistungssport

Immer wieder hört man Kommentare, dass man mit den Sportlern nur begrenzt Mitleid haben sollte, weil sie hohe Gehälter als »Schmerzensgelder« bekommen. Damit werden die seelischen Belastungen negiert und die Sportler allein gelassen. Kein Geld kann die Belastungen und möglichen Spätfolgen ausgleichen, und es ist geradezu zynisch, das Leiden mit Geld vergelten zu wollen. Vielmehr gewinnt man oft den Eindruck, dass diese Haltung vor allem das eigene schlechte Gewissen der Zuschauer, Medien und Verantwortlichen in Sportverbänden und Sportvereinen beschwichtigen soll.

14. Man kann als Sportler seine beste Leistung langfristig erbringen, wenn man sich nicht nur ausschließlich auf Sport konzentriert

Für die unmittelbare Wettkampfvorbereitung und die zeitlich begrenzten Teile der Sportkarriere ist es unabdingbar, sich intensiv dem Sport zu widmen. In einer langen sportlichen Laufbahn ist es aber aus verschiedenen Gründen von Vorteil, sich auch für andere Lebensbereiche zu interessieren. Zum einen wird man als Persönlichkeit reifer sowie kompetenter und kann das auch im Sportbereich nutzen. Und zum anderen ist es wichtig, eine Ablenkung vom Wettkampf und Training zu haben.

Ein weiteres Interessengebiet kann auch dazu dienen, das Gleichgewicht aus Anspannung und Entspannung vor dem Wettkampf leichter zu finden. Ähnlich wie im körperlichen Leistungsbereich ist die Regeneration und Erholung im psychischen oder mentalen Bereich genauso wichtig. Nach den anstrengenden mentalen Übungen braucht der Sportler Ruhephasen und Ablenkungen, um besser zu werden.

15. Die Sportregeln sorgen nicht immer dafür, dass die seelische Gesundheit der Athleten erhalten bleibt

Die Regeln im sportlichen Wettkampf sind ein Versuch, die Attraktivität des Spiels zu erhöhen, und sie sollen helfen, die Gesundheit der Athleten zu erhalten.

Darauf verlassen können sich die Sportler jedoch nicht, weil die Interessen der Sportverbände, Sportvereine und Sportgerätehersteller nicht immer deckungsgleich sind mit denen der Athleten. Die trainingswissenschaftlichen Entwicklungen im Leistungssport haben in den letzten Jahrzehnten eine enorme Dynamik entwickelt und tragen dazu bei, dass die Ausdauer, Schnelligkeit und Kraft immer weiter verbessert werden. Zeitgleich bleiben jedoch die Spielregeln, Schutzbekleidung, Sportböden und Sportgeräte meist noch lange Zeit unverändert. Die alten lieb gewonnenen Gewohnheiten werden von den Zuschauern und Sportlern selbst meist hartnäckig verteidigt. Die notwendige Anpassung der Spielregeln erfolgt dann verzögert und für viele Sportler oft zu spät. Wie schwer das ist und wie die technischen Fortschritte dauernde Anpassungen der Regeln verlangen, zeigt das Beispiel im Skispringen.

Um den massiven Anstieg der Essstörungen zu reduzieren, entschloss sich der Internationale Skiverband FIS 2004 einen Mindestwert an Körpergewicht einzuführen. Bei Unterschreiten des Gewichts musste der Athlet mit kürzeren Skiern und damit weniger Tragfläche springen. Dieser Zusammenhang drohte aber bald ausgehebelt zu werden, weil die neuen Bindungen eine Skistellung in der Luft erlauben, die geeignet schien, die Nachteile der kürzeren Skier auszugleichen. Davor zeigten bereits die Ereignisse im Automotorsport nach Unfällen von Jackie Stewart und Niki Lauda, wie lange es dauern kann, bis die technischen Sicherheitsmaßnahmen angepasst und die medizinische Versorgung der Athleten angehoben werden. Die meisten Sportverbände und Sportvereine sind sich der Verantwortung, gerade den jungen Sportler gegenüber, bewusst und kümmern sich intensiv um deren Gesundheit. Damit es aber nicht nur tragische Unfälle sind, die Änderungen und Anpassungen der Spielregeln nach sich ziehen, bedarf es zusätzlich selbstbewusster und selbstverantwortlicher Athleten, die sich um ihre eigene seelische Gesundheit sorgen und dies nicht den anderen überlassen.

16. Die Beratertätigkeit sorgt nicht immer für Stärkung der Autonomie und der seelischen Gesundheit

Die vielen redlichen Berater machen eine gute Arbeit und sind für die Athleten unverzichtbare Helfer in einem immer komplizierter werdenden Leistungssportbetrieb. Eine weitreichende Entlastung des Sportlers von lästigen Aufgaben des Alltags durch den Berater ist zwar angenehm, birgt aber eine Menge Risiken. Zum einen muss der Athlet am Ende die Verantwortung für Entscheidungen in seinem Namen übernehmen und bei den Geschäften die Rechnung zahlen. Was als Entlastung beginnt, kann am Ende teuer bezahlt werden. Und zum anderen ist eine vollkommene Sorglosigkeit, was die eigenen Interessen anbetrifft, mit einem guten Leben auch im Sportbetrieb nicht vereinbar. Der Sportler kann sich die Arbeit leichter machen und einige Aufgaben delegieren. Aber die Kontrolle und die letzte Entscheidung aus der Hand zu geben, bedeutet nur vordergründig Entlastung. Dagegen stärkt die Verantwortungsübernahme die Autonomie, verbessert die seelische Gesundheit und hilft, den langfristigen sportlichen Erfolg zu sichern.

17. Effektivere Dopingkontrollen und härtere Bestrafungen bedeuten nicht eine bessere Gesundheit im Leistungssport

Es ist nachvollziehbar, sich einen Zustand zu wünschen, in dem bei bester körperlicher und seelischer Gesundheit unter fairen dopingfreien Bedingungen immer mehr Weltrekorde gebrochen werden. Leider ist dieser Wunsch mit der Realität im heutigen Leistungssport nicht vereinbar. Wir haben einen Leistungssport in einer Leistungsgesellschaft. Deshalb ist unsere Arbeit hauptsächlich der seelischen Gesundheit der Sportler gewidmet und vor allem der Frage, warum Leistungssportler sich oft in Lebensgefahr bringen, um sportlichen Erfolg zu haben. Unser Arbeitsschwerpunkt ist daher nicht das Verbot und die Bestrafung, sondern die Aufklärung über die Risiken der Dopingmitteleinnahme. Aufgeklärte Sportler sind besser in der Lage, die Risiken des Dopings einzusehen und sich leichter für einen Sport im Einklang mit der körperlichen und seelischen Gesundheit zu entscheiden.

18. Der Leistungssport ist nicht nur ein Spiel

Im Spiel kann man die Welt vergessen und sich seiner eigenen Welt hingeben. Man kann die Grenzen der Realität außer Kraft setzen. Im Leistungssport geht es aber um viel mehr als um ein Spiel. Auch wenn die werbepsychologischen Verkaufsstrategien auf das Spiel nicht verzichten können, es geht vor allem um ein großes Geschäft mit dem Spiel. Und die Sportler sind die Arbeiter des immer größer werdenden Kapitals. Entscheidend ist nur die Frage, inwieweit die Sportler das System verstehen und es für eigene Interessen nutzen können.

19. Es ist für die Sportvereine kostengünstiger, in die seelische Gesundheit im Jugendbereich zu investieren, als neue teure Sportler zu kaufen

Zu dieser Aussage gibt es zwar keine zuverlässigen Untersuchungen und Statistiken, aber die explodierenden Ablösesummen und Spielergehälter lassen kaum Zweifel zu: Die Investitionen in die seelische Gesundheit der jungen Sportler sind nur ein Bruchteil der später bezahlten Summen und ein sehr gut angelegtes Geld. Gleichzeitig werden durch die sportpsychiatrische Versorgung der vielen jungen Spieler die Risiken für die seelische Gesundheit im Leistungssport minimiert und dadurch die Leistungsfähigkeit langfristig gebessert.

20. Die Sportvereine sollen die sportpsychiatrischen Beratungen und Behandlungen nicht allein bezahlen

Sportpsychiatrische Versorgung mit dem Ziel der Erhaltung der seelischen Gesundheit ist sowohl im Interesse der Sportvereine als auch der Athleten selbst. Deshalb können im Idealfall die Kosten anteilig von Sportvereinen und den Athleten selbst getragen werden.

Wenn die Athleten finanziell in der Lage sind und sich um die Erhaltung der seelischen Gesundheit bemühen wollen, ist es sinnvoll, auch einen Teil der Kosten zu übernehmen. Nur bei den selbst im Auftrag gegebenen Maßnahmen hat man Gewissheit, dass sie auch den eigenen Interessen dienen. Im Falle einer ernsthaften behandlungsbedürftigen seelischen Störung sind die Sportler in der Regel versichert und die Kosten für die Behandlung werden von der Krankenversicherung übernommen.

21. Die seelischen Belastungen im Leistungssport sind nicht ganz vergleichbar mit den Belastungen der Schauspieler, Musiker, Manager oder Politiker

Nach unseren Erfahrungen sind die seelischen Belastungen im Leistungssport nicht ganz mit denen von anderen stressintensiven Berufen vergleichbar. Neben den vergleichbaren massiven psychischen und sozialen Belastungen kommen im Leistungssport die extremen körperlichen Belastungen hinzu. Diese sportspezifischen Veränderungen des Körpers, der Muskelmasse, der Hormone und die Wechselwirkungen mit dem Nervensystem stehen erst am Anfang der wissenschaftlichen Forschung, machen aber den Unterschied aus und lassen nur teilweise Vergleiche mit den anderen Berufsgruppen zu.

22. Sportpsychiatrische Interventionen dienen langfristig auch der Leistungsoptimierung und Leistungssteigerung

Da eine sportlich erfolgreiche Karriere nur bei stabiler seelischer Gesundheit wahrscheinlich und möglich ist, trägt auch die Sportpsychiatrie indirekt und langfristig zur Leistungsoptimierung und Leistungssteigerung bei. Das geschieht aber immer im Rahmen der gesundheitlichen Erhaltungsmaßnahmen und nicht auf Kosten der seelischen Gesundheit.

23. Berufsbezeichnungen des Sportpsychologen und Sportpsychiaters sind rechtlich noch nicht geschützt

Trotz der berufspolitischen Bemühungen ist es bislang nicht gelungen, die Inhalte der sportpsychologischen Betreuung rechtlich zu schützen. Deshalb bieten Personengruppen mit unterschiedlichen beruflichen Hintergründen sportpsychologische und mentale Techniken im Leistungssport an. Aus Gründen der Qualitätssicherung der sportpsychologischen Ausbildung wurden 2013 vonseiten des Deutschen Olympischen Sportbundes (DOSB), des Bundesinstituts für Sportwissenschaft (BISp) und der Arbeitsgemeinschaft für Sportpsychologie (asp) fachliche Qualitätskriterien als Richtlinien und Empfehlungen zur Qualifikation und Ausbildung festgelegt. Zur Ausbildung zugelassen werden nicht nur Psychologen, sondern auch Sportwissenschaftler und Master- oder Diplom-Abschlüsse in vergleichbaren Fachrichtungen. Nach Abschluss der Ausbildung dürfen sich die Personen »sportpsychologische Experte« oder »sportpsychologische Expertin« nennen. Als »Sportpsychologe« oder »Sportpsychologin« können sich in Deutschland nur Personen mit einem abgeschlossenen Diplomstudium oder Masterstudium der Psychologie bezeichnen (BISp, Homepage).

Die sportpsychiatrische Weiterbildung gibt es in Deutschland erst seit der Gründung des Referates für Sportpsychiatrie bei der Deutschen Gesellschaft für Psychiatrie, Psychotherapie, Psychosomatik und Nervenheilkunde (DGPPN) im Jahre 2010. Bislang bestand sie jedes Jahr aus einem Workshop und einem Symposium. Derzeit wird ein neuer Lehrplan vorbereitet, da wachsende Anforderungen im Leistungssport eine qualifiziertere und systematisch aktualisierte Weiterbildung notwendig machen. Diskutiert wird auch eine Zertifizierung durch die DGPPN oder eine neu zu gründende Gesellschaft für Sportpsychiatrie. An den Weiterbildungsveranstaltungen können alle im Sport tätigen Berufsgruppen teilnehmen, was für die praktische Zusammenarbeit und im Interesse der Athleten sinnvoll ist. Auch wenn die sportpsychiatrischen Inhalte nicht rechtlich geschützt sind: Sportpsychiater dürfen sich nur die Personen mit einem abgeschlossenen Medizinstudium und anschließender Facharztausbildung in Psychiatrie.

24. **Für effektive Prävention gegen seelische Erkrankungen im Leistungssport braucht man sportpsychiatrische Kompetenz**

Alle Berufsgruppen, die eng mit den Sportlern arbeiten, sind für die Präventionsarbeit wichtig und unverzichtbar. Aber um genau zu wissen, was man verhindern will, braucht man sportpsychiatrische Grundkenntnisse und sportpsychiatrische Erfahrung. Die im Leistungssport angebotenen allgemeinen Maßnahmen der Gesundheitsförderung wie Stressverarbeitung und Resilienztraining reichen nicht aus, um effektiv seelische Störungen vorzubeugen. Gemeinsam mit den sportpsychiatrischen Maßnahmen zur Risikovermeidung könnte die Gesundheitsförderung auch als präventive Maßnahme gezielter und wirkungsvoller eingesetzt werden. Ohne die flankierenden Maßnahmen sind Stressverarbeitung und Resilienztraining dann oft zusätzliche Techniken zur Stärkung der Wettkampfpersönlichkeit und zur weiteren Leistungsoptimierung.

Literatur

asp, Arbeitsgemeinschaft für Sportpsychologie in Deutschland e. V. (o. J.). Angewandte Sportpsychologie. Abgerufen von https://www.asp-sportpsychologie.org/content.php?cont=180

Bild.de (8. 11. 2017). NFL-Star gesteht! »Marihuana, Alkohol – dann ging es zum Spiel« Abgerufen von https://www.bild.de/sport/american-football/nfl/marihuana-gestaendnis-von-nfl-star-53787166.bild.html

Schmieder, J (2011). Fußball: Verschuldete Profis. Der große Traum. Artikel in sueddeutsche.de vom 2. 2. 2011. Abgerufen von https://www.sueddeutsche.de/sport/fussball-verschuldete-profis-der-grosse-traum-1.1054445

Scutti, S (2018). Michael Phelps: »I am extremely thankful that i didnt take my life.« CNN-Beitrag vom 20. 1. 2018. Aufgerufen von https://edition.cnn.com/2018/01/19/health/michael-phelps-depression/index.html

SN Sportske novosti (1. 1. 2017). Simic Dario: »Mi igraci nismo obrazovano kako upravljati svojim novcem.« Abgerufen von https://sportske.jutarnji.hr/nogomet/hnl/dario-simic-mi-igraci-nismo-obrazovani-kako-kvalitetno-upravljati-svojim-novcem.-zbog-jedne-zene-izgubio-sam-90-posto-novca-koji-sam-zaradio..../5455479/

15 Was will Sportpsychiatrie im Leistungssport?

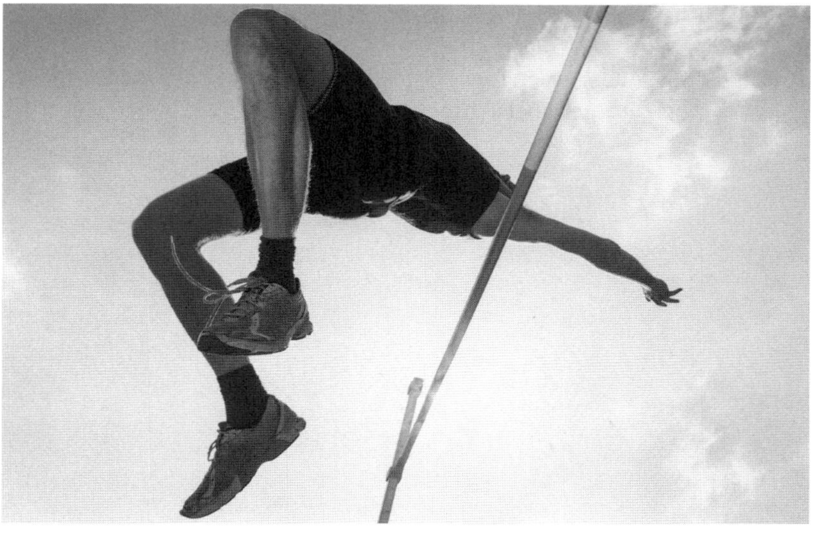

Wir Sportpsychiater wollen durch unsere Arbeit dazu beizutragen,

1. dass seelische Belastungen ebenso wie körperliche Beanspruchungen als Bestandteile des Leistungssports akzeptiert werden;
2. dass seelische Krisen und Erschöpfungszustände der Sportler genauso diagnostiziert und behandelt werden, wie Knieverletzungen und Muskelzerrungen;
3. dass sportspezifische psychische und soziale Belastungen als Teil des Systems Leistungssport anerkannt werden und dass seelische Störungen nicht nur als Einzelschicksale verstanden werden;
4. dass Sportpsychiatrie als eine medizinische wissenschaftliche Disziplin für die seelische Gesundheit ein fester Bestandteil der gesamtmedizinischen Versorgung im Leistungssport wird;
5. dass durch die interdisziplinäre Zusammenarbeit mit Sportpsychologen, Mentaltrainern, Sportmedizinern und Physiotherapeuten, die seelische Gesundheit im Leistungssport verbessert wird;
6. dass Netzwerke mit qualifizierten Sportpsychiatern und Sportpsychotherapeuten im ambulanten und stationären Bereich für die Behandlung von seelisch erkrankten Sportlerinnen und Sportlern aufgebaut werden;
7. dass es regelmäßige sportpsychiatrische Untersuchungen und Beratungen während der gesamten sportlichen Karriere gibt;
8. dass Sporteltern die Möglichkeit haben, sich in den sportpsychiatrischen

Gesprächen über die Risiken für die seelische Gesundheit und entsprechender Vorbeugungsmaßnahmen zu informieren;

9. dass die Prävention im Leistungssport effektiver gestaltet wird, indem die sportpsychologischen Bemühungen zur Gesundheitsförderung mit Methoden wie Stressverarbeitungs- und Resilienztraining- durch sportpsychiatrische Maßnahmen der Risikovorbeugung ergänzt werden;
10. dass die Sportlerinnen und Sportler mehr Verantwortung für ihre eigene seelische Gesundheit übernehmen.

Sachverzeichnis

A

B

E

H

I

K

L

P

R

S